JN142083

監著
水上哲也
長谷川嘉昭

著
相田 潤
天野敦雄
岩山智明
小濱忠一
杉 政和
高橋 啓
髙橋 聡
内藤 徹
蓮池 聡
福島正義
藤木省三
村上伸也

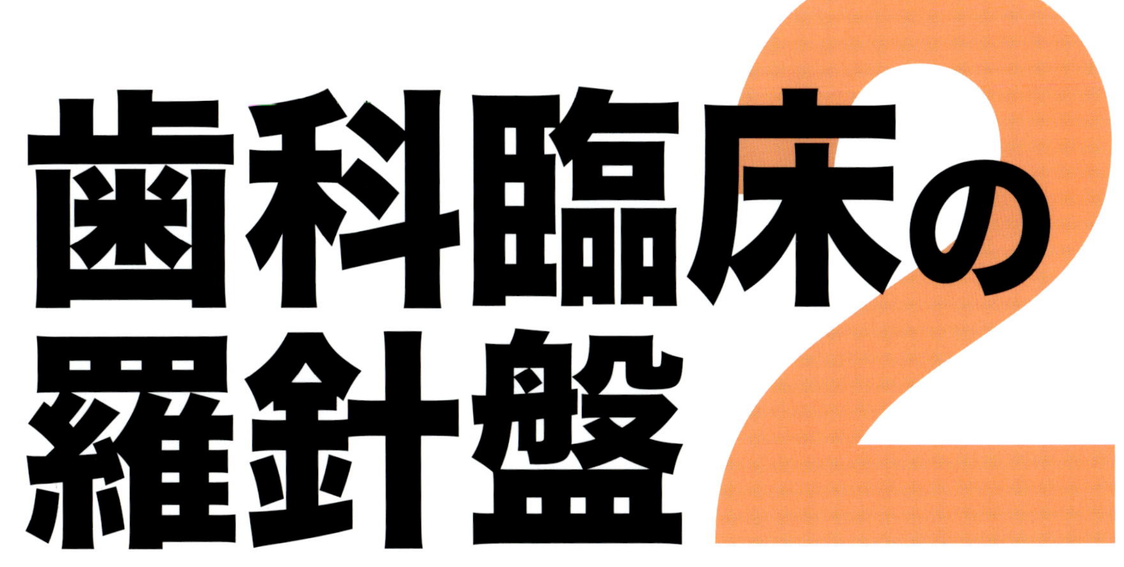

歯科臨床の羅針盤 2

思い込みの歯科医療からの脱却

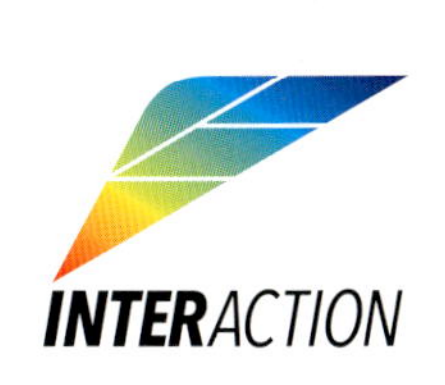

CONTENTS

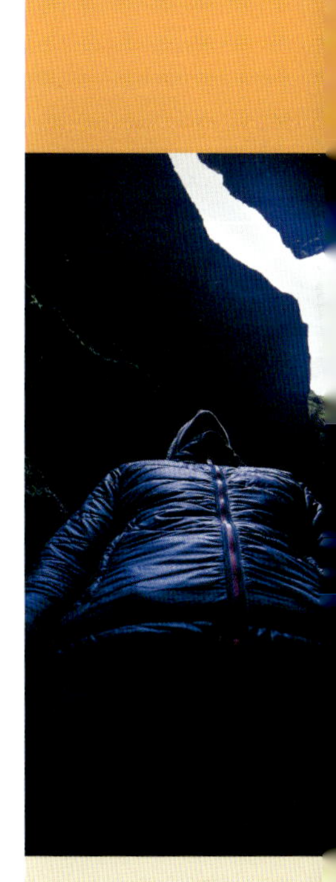

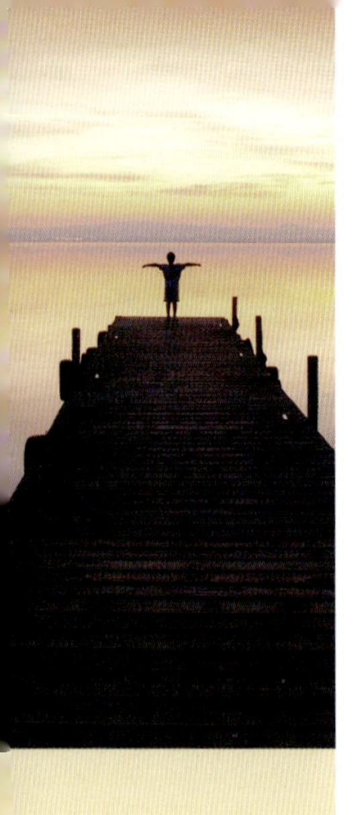

PART 2

著者一覧

[監修]
水上 哲也
福岡県・水上歯科クリニック 院長

長谷川 嘉昭
東京都・長谷川歯科医院 院長

[著]
相田 潤
東北大学大学院歯学研究科国際歯科保健学分野 准教授
臨床疫学統計支援室 室長

天野 敦雄
大阪大学大学院歯学研究科口腔分子免疫制御学講座予防歯科学 教授

岩山 智明
大阪大学大学院歯学研究科口腔分子免疫制御学講座（歯周病学） 助教

小濱忠一
福島県・小濱歯科医院 院長

杉 政和
石川県・杉歯科クリニック 院長

高橋 啓
愛媛県・たかはし歯科

髙橋 聡
福岡県・たかはし歯科クリニック

内藤 徹
福岡歯科大学高齢者歯科学分野 教授

蓮池 聡
日本大学歯学部歯科保存学第Ⅲ講座 助教

福島正義
福島県・昭和村国民健康保険診療所

藤木省三
兵庫県・大西歯科 院長

村上 伸也
大阪大学大学院歯学研究科口腔分子免疫制御学講座（歯周病学） 教授

（50音順）

最新トピック2018-2019

変わる歯周炎の分類

―新たに導入された「ステージ」と「グレード」とは？―

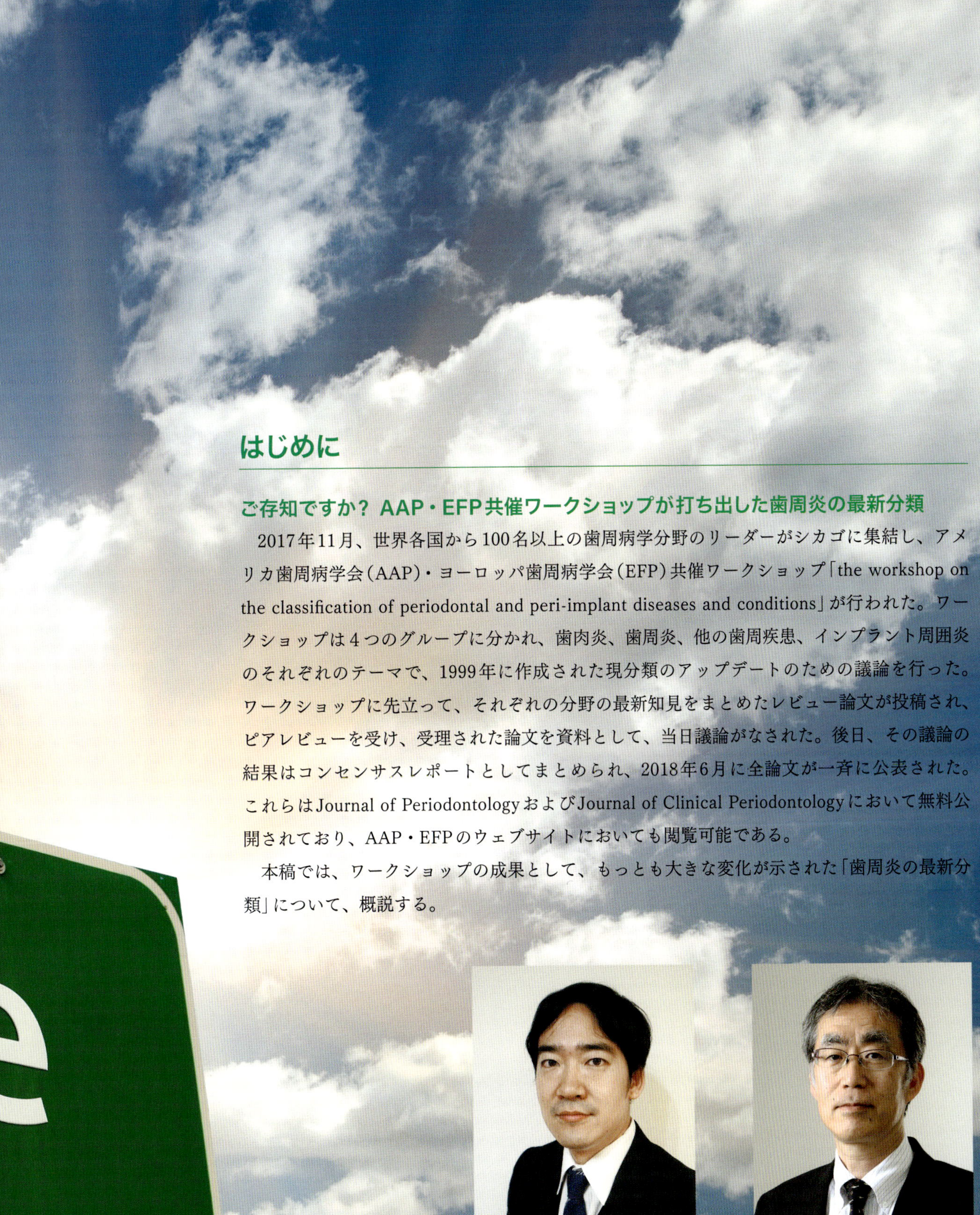

はじめに

ご存知ですか？ AAP・EFP共催ワークショップが打ち出した歯周炎の最新分類

2017年11月、世界各国から100名以上の歯周病学分野のリーダーがシカゴに集結し、アメリカ歯周病学会(AAP)・ヨーロッパ歯周病学会(EFP)共催ワークショップ「the workshop on the classification of periodontal and peri-implant diseases and conditions」が行われた。ワークショップは4つのグループに分かれ、歯肉炎、歯周炎、他の歯周疾患、インプラント周囲炎のそれぞれのテーマで、1999年に作成された現分類のアップデートのための議論を行った。ワークショップに先立って、それぞれの分野の最新知見をまとめたレビュー論文が投稿され、ピアレビューを受け、受理された論文を資料として、当日議論がなされた。後日、その議論の結果はコンセンサスレポートとしてまとめられ、2018年6月に全論文が一斉に公表された。これらはJournal of PeriodontologyおよびJournal of Clinical Periodontologyにおいて無料公開されており、AAP・EFPのウェブサイトにおいても閲覧可能である。

本稿では、ワークショップの成果として、もっとも大きな変化が示された「歯周炎の最新分類」について、概説する。

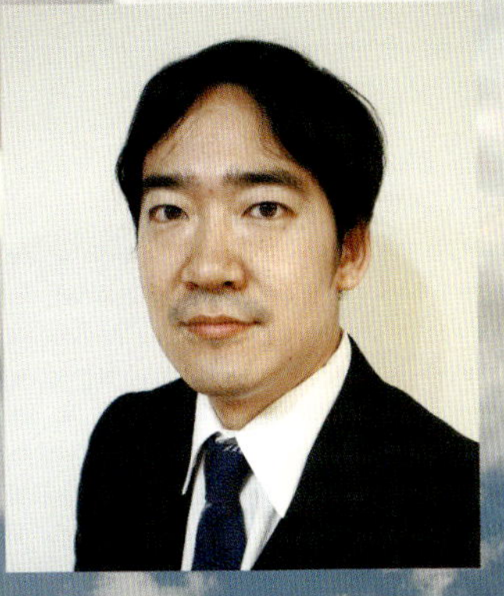

岩山 智明

大阪大学大学院歯学研究科 口腔分子免疫制御学講座(歯周病学) 助教

いわやま・ともあき ● 2006年、大阪大学歯学部卒業。2017年大阪大学大学院歯学研究科・助教。大阪大学で歯周病の臨床・研究・教育を担当。「自分がやらねば誰がやるのか」の心意気で、オリジナリティの高い研究を行い、歯周病学のより一層の発展に寄与したいと考えている。アメリカ研究留学経験を活かし、マウス遺伝学の手法を用いて歯根膜に存在する間葉系幹細胞を研究中。

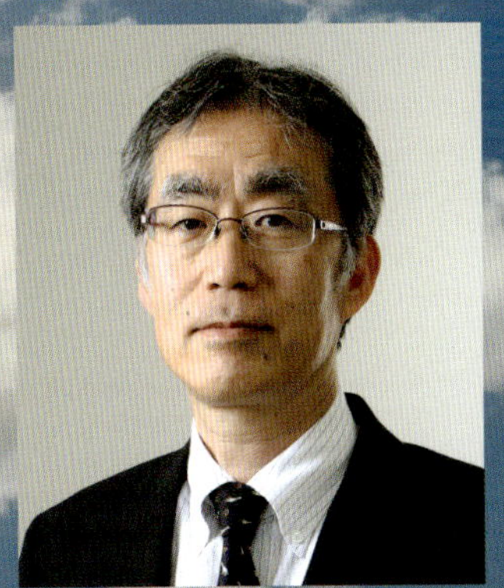

村上 伸也

大阪大学大学院歯学研究科 口腔分子免疫制御学講座(歯周病学) 教授

むらかみ・しんや ● 1984年、大阪大学歯学部卒業。2002年、大阪大学歯学研究科・教授。歯周病の病態解析と歯周組織再生療法に興味を持ち、細胞および分子生物学的手法を用いて、基礎から橋渡し研究に至るまでの幅広い研究を行い、歯周組織再生剤(リグロス)の開発にも尽力した。近年は歯周病関連遺伝子の解明に精力的に取り組んでいる。

POINT 1

歯周炎の最新分類では、慢性疾患の診断に用いられるフレームワークが導入された

1999年に定められた現在の分類は、いわゆる歯周炎を侵襲性歯周炎と慢性歯周炎に大きく２つに分けるものであったが、新分類ではこれらの分類は廃止され、１つの歯周炎としてまとめられた上で、「ステージ」と「グレード」という、腫瘍や線維症といった慢性疾患でしばしば用いられる診断のフレームワークが導入された。具体的には、歯周炎は重症度により４つのステージ（ステージ１がもっとも軽症、ステージ４がもっとも重症）に、リスクと進行度は３つのグレード（グレードＡがもっとも低いリスク、グレードＣがもっとも高いリスク）に分けられ、さらにグレードでは喫煙などのリスクファクターや糖尿病などの併発疾患が勘案されることとなった。

1999年の分類

1999年の分類では、
歯周炎は大きく侵襲性歯周炎と慢性歯周炎の
2つに分類された。

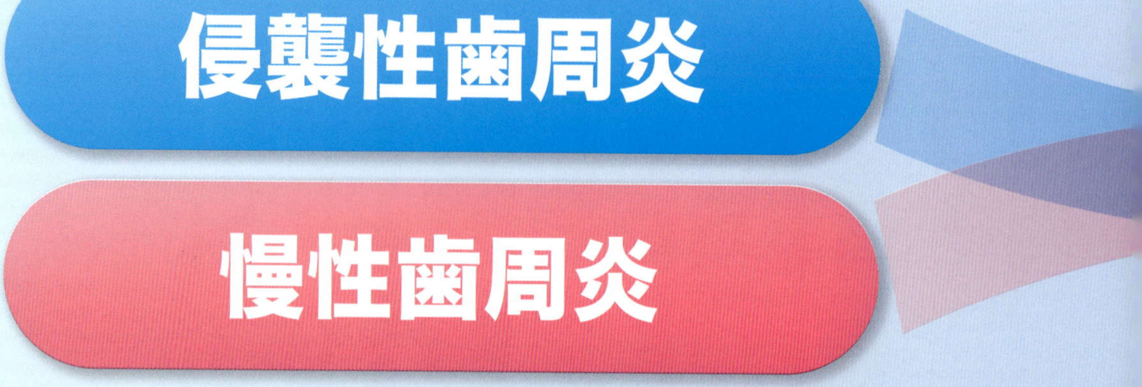

侵襲性歯周炎

慢性歯周炎

WHY?

歯周炎はなぜ1つにまとめられた？

賢明な読者の先生方は、「侵襲性歯周炎は慢性歯周炎と比べて、明らかな臨床所見の違いがあるではないか」と思われるだろう。事実、1999年の分類では、歯周炎の病態や臨床所見に着目し、急速なアタッチメントロスと骨破壊、家族内集積といった特徴を持って、侵襲性歯周炎が慢性歯周炎と異なる病気であると分類されていたわけである。

しかしながら今回のワークショップにおいては、両者にはオーバーラップがあり、病理学的な違いも明確でないため、これらが異なる病気だとするエビデンスが不十分とされたのであった。

2018年の最新分類

2018年の最新分類では、侵襲性・慢性の分類は廃止され
1つの歯周炎としてまとめられ、
ステージとグレードというフレームワークが導入された。

「歯周炎」に統合

重症度を示す4つのステージ
リスクと進行度を示す3つのグレード

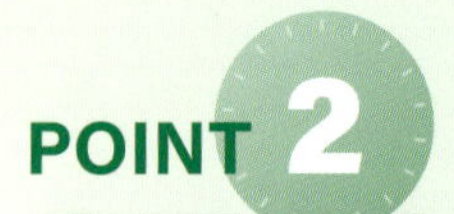

歯周炎患者の定義も変わった！

最新分類における歯周炎患者は、

▶**隣接しない2歯本以上の歯において、2mm以上の隣接面のCALが存在**

もしくは

▶**2歯以上に頬舌側に3mm以上のプローブ深さおよび3mm以上CAL が存在し、以下の状態ではない場合**

- 外傷要因による歯肉退縮
- 縁下う蝕
- 下顎第二大臼歯遠心面で、智歯の位置異常によるものやその抜歯後
- エンドペリオ病変のうちエンド由来であるもの
- 歯の垂直破折

と定義された。

表1　歯周炎のステージ。Key Criteriaは歯間部のもっとも大きなCALであり、次に歯間部のレントゲン的な骨吸収である。

歯周病のステージ分類		ステージⅠ	ステージⅡ
重症度	歯間部のもっとも大きなCAL	1〜2mm	3〜4mm
	歯間部のレントゲン的な骨吸収	歯間部1/3 (<15%)	歯間部1/3 (15〜33%)
	歯の喪失	歯周炎による喪失なし	
複雑度	局所	●最大のポケット深さ4mm以内 ●ほとんどが水平性骨吸収	●最大のポケット深さ5mm以内 ●ほとんどが水平性骨吸収
範囲と分布	ステージ分類に記述を加える	もっとも進行したステージの指数に基づき、限局性（智歯を除いて30%以下の歯）、全体性（同30%以上）か、前歯/臼歯パターンかを記載する	

POINT 3
歯周炎の重症度を示す指標「ステージ」とは?

表1に、歯周炎のステージを示す。

ステージ分類の診断のためのおもな基準(Key Criteria)は、臨床的な付着の喪失(CAL)であり、次に歯間部のレントゲン的な歯槽骨の喪失(RBL)である。また、歯周炎によって1本以上の歯の喪失の既往がある場合には、Key CriteriaによらずステージⅢ以上となる。

さらに、症例の複雑度(ポケット深さ、骨内欠損、根分岐部病変、歯の動揺、咀嚼機能不全)によって、ステージが変動する。たとえば、ルートトランクが短く、CALは少ないがⅡ度の根分岐部病変がある場合は、Key CriteriaによらずステージⅢもしくはⅣとなる。また、ステージⅢとⅣはKey Criteriaの基準に違いはなく、症例の複雑度によって決定される。そして、最後に病気の範囲(30%を境に限局型もしくは広汎型)を記述する。

以上より、「広範型歯周炎ステージⅡグレードB」などと診断され、これらの診断は初診時に決定し、もし症例の複雑度が改善したとしてもステージが下がることはない。

	ステージⅢ	ステージⅣ
	≧5mm	≧5mm
	歯根中央部から根尖部1/3に及ぶ(33〜66%)	歯根中央部から根尖部1/3に及ぶ(>66%)
	歯周炎により4本以内の喪失	歯周炎により5本以上の喪失
	ステージⅡに加えて ●ポケット6mm以上 ●3mm以上の垂直性骨吸収 ●2〜3度の根分岐部病変 ●中等度の歯槽堤の欠損	ステージⅢに加えて、複雑な治療を要する以下の障害 ●咀嚼障害 ●二次性咬合性外傷(動揺度2度以上) ●重度の顎堤欠損 ●咬合崩壊 ●歯の移動 ●フレアアウト ●20本以下の歯(10対合歯)の残存

STAGE

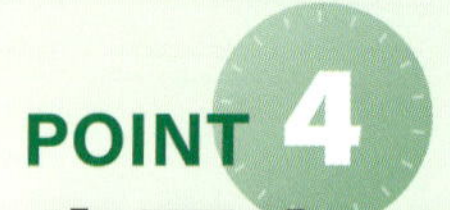

歯周炎の進行度とリスクを示す「グレード」とは?

表2に、歯周炎のグレードを示す。

グレードは病気の進行速度の指標である。グレードはBを基本として、AもしくはCとなる証拠を検討する。

グレード分類のKey Criteriaは進行の直接的・間接的な証拠であり、CALやRBLの増加の証拠(=直接的な証拠)が得られるなら、これが優先される。得られない場合には、間接的な証拠として、RBLを年齢で割った数字(たとえば60歳でもっとも大きなRBL

表2　歯周炎のグレード。まずはグレードBを基本とし、AもしくはCとなる証拠(直接的・間接的)を検討する。

歯周炎のグレード分類			グレードA　[遅い進行]
おもな基準	進行の直接証拠	CALもしくは 骨吸収	5年以上なし
	進行の間接証拠 (直接証拠を優先)	骨吸収 %/年齢	<0.25
		症状の表現型	バイオフィルムは重度蓄積も、 組織破壊は少ない
グレード分類 の修飾因子	リスクファクター	喫煙	非喫煙者
		糖尿病	血糖値正常 糖尿病の診断なし

が30％の場合、30÷60＝0.5）や、症状の表現型を用いる。

このようにして決まったグレードはリスクファクターの有無によって、上下動する。

	グレードB ［中等度の進行］	グレードC ［急速な進行］
	5年で2mm未満	5年で2mm以上
	0.25〜1.0	>1.0
	バイオフィルム蓄積と一致した組織破壊	バイオフィルム蓄積以上に組織破壊； 急速な進行 and/or 早期発症を示唆する臨床兆候 （例：臼歯/前歯パターン、標準的な原因除去療法に反応しない）
	1日10本未満の喫煙	1日10本以上の喫煙
	HbA1c 7%未満の糖尿病患者	HbA1c 7%以上の糖尿病患者

GRADE

POINT 5

「ステージ」と「グレード」による診断ステップ

表1、**2**を見ると、評価項目が多く、複雑で、優先順位がわかりにくいかもしれない。AAPではステージおよびグレード診断の3ステップ（**表3**）を示しており、日常臨床への新分類の適応は、これに沿って行うのがよいだろう。

具体的には、まず検査結果をもとに歯周炎が軽度・中程度なのか、重度・最重度なのかを見積もり、次いでステージ分類を、最後にグレード分類を決定し、最終的な診断とする。

表3　ステージおよびグレード診断の3ステップ

How to **DIAGNOSE** with **a NEW CLASSIFICATION**

STEP 1

診断のための Case Overview

- 全顎のプローブ検査
- 全顎のレントゲン検査
- 喪失歯の同定を行う
- 軽度から中等度の歯周炎はステージⅠかⅡ、重度から最重度の歯周炎はステージⅢかⅣ、と見積もる

おわりに

まだBabyの新分類をどう育て上げるかが鍵

1999年に引き続き筆者も本ワークショップに参加したが、前述のとおり、これら新分類は当日の議論だけで決定されたものではなく、最新のレビュー論文をもとに問題点を抽出し、導入のメリット・デメリットが話し合われた結果である。フレームワークの導入は、グレード分類により病気の進行度の概念に対応するなど改善が認められる。「『現分類が適切だ』というエビデンスがないから変えてしまおう」という裏返しに、「『新分類が適切だ』というエビデンスがある」といえるわけではなく、賛否両論はあるだろう。特に、プロービング時の出血、歯周病菌、宿主の疾患感受性決定因子といった記述が一切なくなったことは、近年の歯周病学の知見に十分に合致しているとはいいがたい。

新分類のワークショップのリーダーの１人であったProf. Mariano Sanzが、2018年６月に開かれたEuroPerio9のワークショップにおいて、「新分類はまだBabyである」と述べていたように、今後、さまざまなフィードバックを受けることで、臨床家、研究者、そして歯周病患者に益する新分類となることを願っている。

また、今後の歯周病学の進歩によって、侵襲性歯周炎患者の病因理解が進んだ場合には、この分類も再考されることになるだろう。事実、新分類のコンセンサスレポートのAppendixにおいては、「歯周炎の疫学調査や研究においては、日常臨床で用いる新分類より、精密かつ詳細な症例定義の必要がある」と述べられていることを付記しておきたい。われわれの研究室でも侵襲性歯周炎患者を対象とするオミクス研究などにより、同疾患の病因を解明したいとの決意を新たにするものである。

STEP 2

ステージ診断

軽度から中等度の歯周炎では、

- CALを確認
- 歯周炎によらないCALを除外
- 最大のCALもしくはRBLを決定
- RBLパターンを確認

重度から最重度の歯周炎では

- 最大のCALもしくはRBLを決定
- RBLパターンを確認
- 歯周炎によって喪失した歯を評価
- 複雑性を評価

STAGE

STEP 3

グレード診断

- RBLを年齢で割った数字を算出
- リスクファクターを評価
- 初期治療に対する反応性を測定
- 骨喪失の速度を評価
- 詳細なリスク評価を行う
- 医学的・全身的な炎症状態を勘案する

GRADE

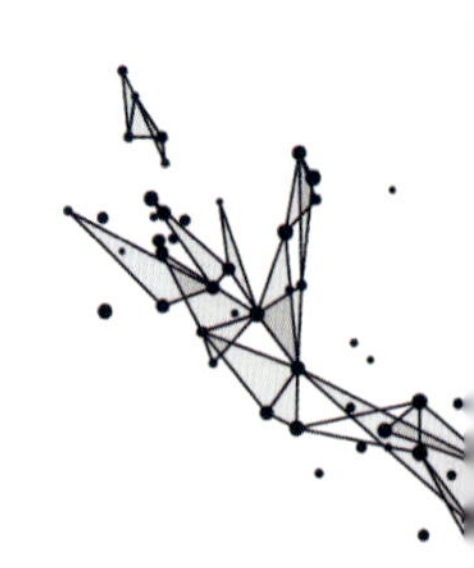

巻頭座談会

『思い込みの歯科医療』からの脱却

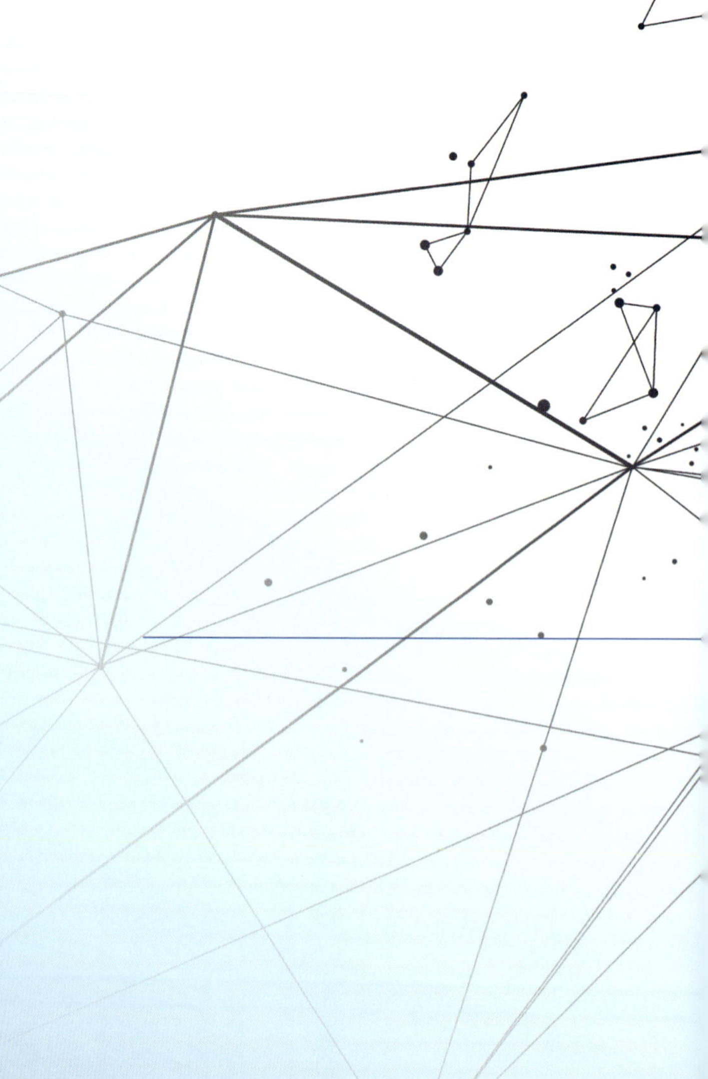

現在の歯科医療を取り巻く環境は、

- **世界にも類を見ない急速に進む高齢化**
- **病因論の解明**
- **エビデンスの蓄積**
- **技術革新**

などにより、種々の情報が目まぐるしく更新されています。歯科医療従事者はつねにこれら情報をアップデートし、目の前の患者や社会が求める歯科医療像に合わせて、提供する歯科医療や歯科医院の体制を変化させていく必要がありますが、臨床に追われる毎日のなかで情報をアップデートし続けていくことは難しく、また「変化・変革」には大きな決意と覚悟が必要であることから、現実は「このままで大丈夫」という「思い込み」から「現状維持」を無意識で選択してしまうことが多いことも否定できません。

そこで本書『歯科臨床の羅針盤２』では、時代にあった歯科医療を実践する上で障壁となる種々の「思い込み」を解消するべく、各分野で活躍されている歯科医師に「現在の歯科医療のありかた・考えかた」を解説いただきましたが、巻頭座談会ではそれらの理解をより深めるべく、監修の水上哲也先生・長谷川嘉昭先生に「読みどころ」を自身の臨床経験と照らし合わせながら語っていただきました。

「もしかして、これも思い込みかも……」

この座談会と本書掲載論文が、日常臨床を振り返るきっかけになればと思います。

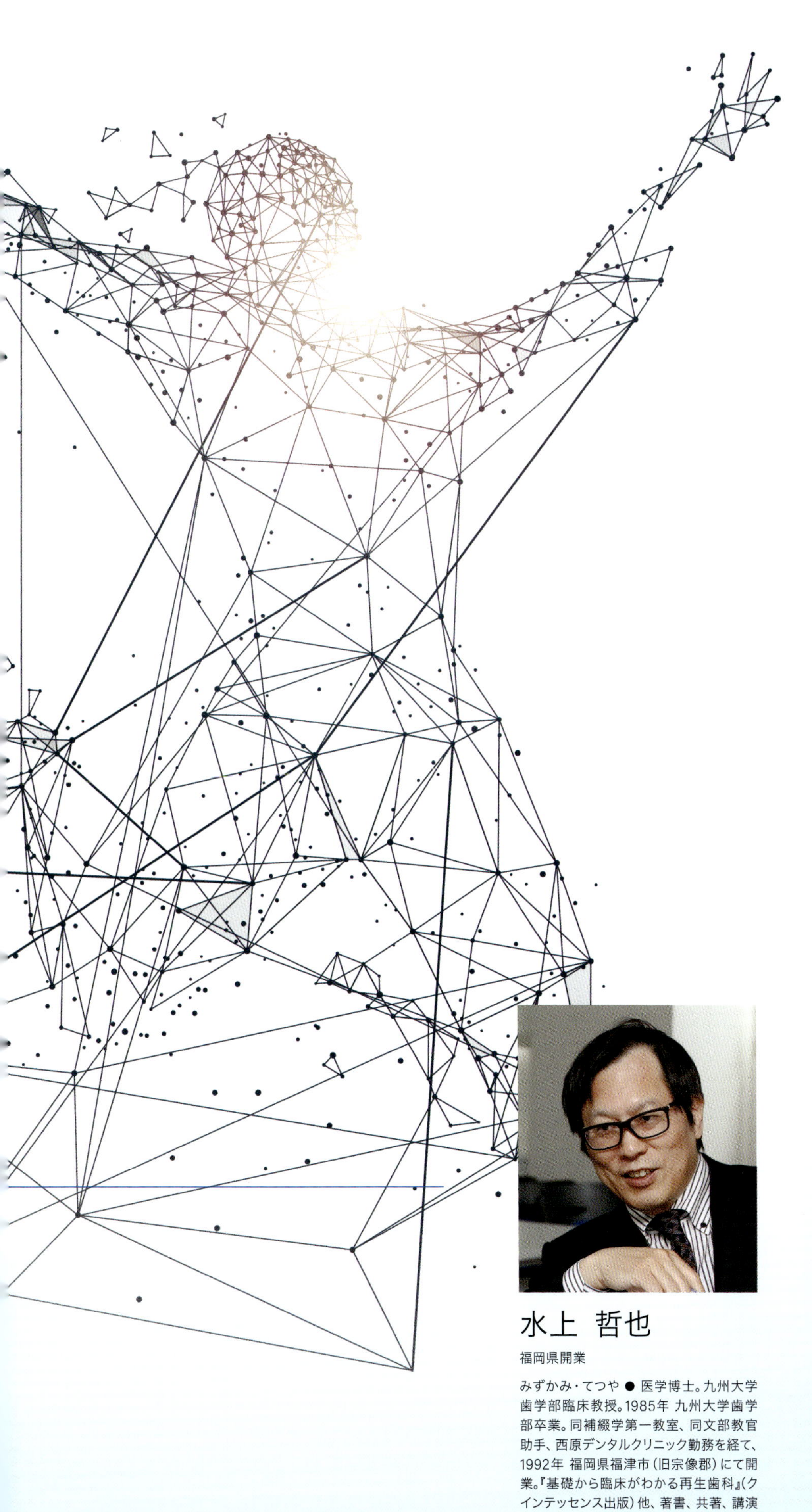

水上　哲也

福岡県開業

みずかみ・てつや ● 医学博士。九州大学歯学部臨床教授。1985年 九州大学歯学部卒業。同補綴学第一教室、同文部教官助手、西原デンタルクリニック勤務を経て、1992年 福岡県福津市（旧宗像郡）にて開業。『基礎から臨床がわかる再生歯科』（クインテッセンス出版）他、著書、共著、講演多数。日本歯周病学会指導医・専門医、日本顎咬合学会・指導医他所属学会多数。

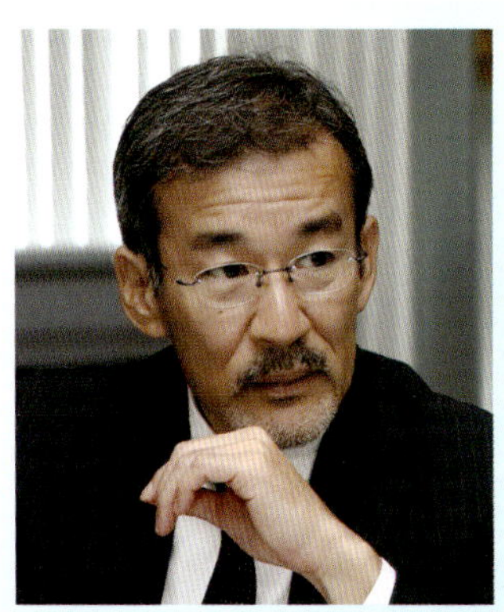

長谷川　嘉昭

東京都開業

はせがわ・よしあき ● 1988年 日本大学歯学部卒業。1993年 長谷川歯科医院開設。2012年 東京医科歯科大学非常勤講師。DENTAL DIAMOND誌、QDT誌での連載のほか、講演多数。日本歯周病学会専門医、日本臨床歯周病学会認定医・指導医・インプラント指導医、米国歯周病学会インターナショナルメンバーなど。

1 はじめに 「思い込み」に目を向けてみよう

1. 日常生活にも多く見られる『思い込み』

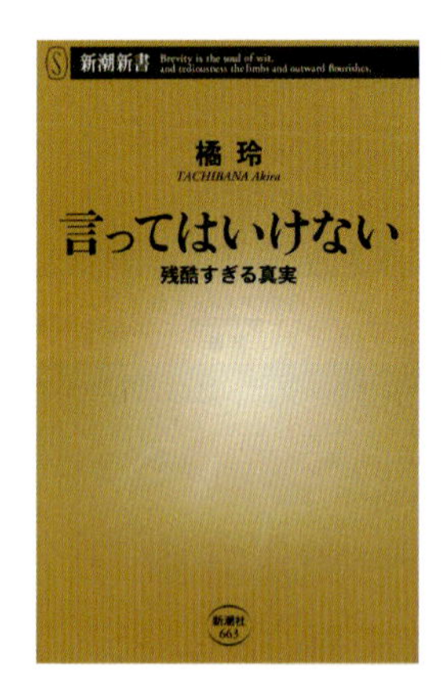

図1 『言ってはいけない』
（著・橘 玲／新潮社）

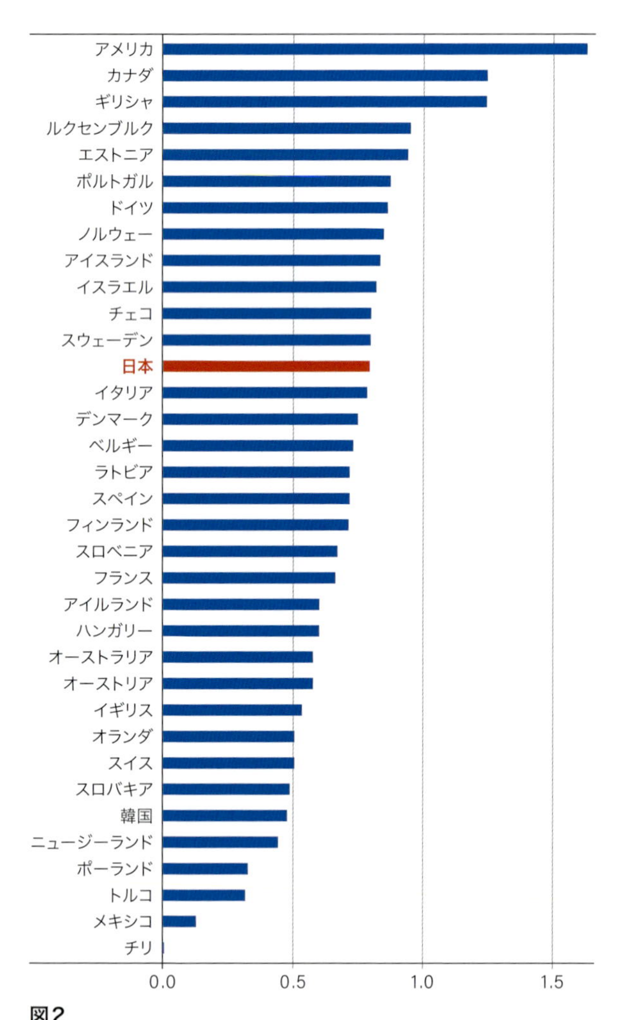

図2
人口1,000人あたりの歯科医師数（OECD加盟国）。日本の歯科医師数は13位であった。WHOホームページGlobal Health Observatory data repository（Last updated: 2018-04-05）より作成。各国データは2000年〜2016年の調査による。

1）「客観的事実」よりも「イメージ先行」

水上 本書『羅針盤２』のメインテーマである「思い込みの歯科医療からの脱却」について長谷川先生とディスカッションするにあたり、「思い込み」とはどういうことか、少し整理してみました。

『言ってはいけない』（著・橘 玲／新潮社）という書籍が流行しているのをご存知でしょうか（**図１**）。本書は、性差別のことなどかなりシビアなことが書かれているのですが、私は「すごい女性作家だなぁ」と思いながら読み進めていました。しかし、よくよく表紙を見てみると「TACHIBANA Akira」となっていまして——男性作家だったんですね。名前の漢字をパッと見たときに、私は女性と思い込んでいました。こういう思い込みって、いろいろな場面であるかと思います。

事実、この書籍には興味深いことがたくさん書かれています。たとえば「最近は凶悪犯罪が増えた。昔は安全でよかった」というイメージがありますが、『三丁目の夕日』の舞台である昭和30年台の殺人事件件数は現在の２〜３倍で、非常に残酷な少年犯罪も多かったようです。それに対し、我々が思っている以上に近年の若者犯罪は減少しているそうです。これは世界的な傾向のようで、マスコミなどから極端な情報が流されることで、「凶悪犯罪が増えた」というイメージが植えつけられているのかもしれません。

歯科においても、同じようなことがあります。たとえば、「歯科はコンビニよりも多い」「これからは歯科医師過剰で厳しくなる」という表現をよく耳にしますが、人口1,000人あたりの歯科医師数はOECD加盟35か国で13位であり、先進国では極端に多いというわけではありません（**図２**）。また、実は歯科医師の高齢化が始まっており（**図３**）、若い歯科医師にはチャンスが広がっているという見かたもできます。それに対して、「20年後には医師が過剰になる」と厚生労働省から報告されています（2016年）。つまり、「医師はよいが歯科医師は厳しい」というのは我々の単なる

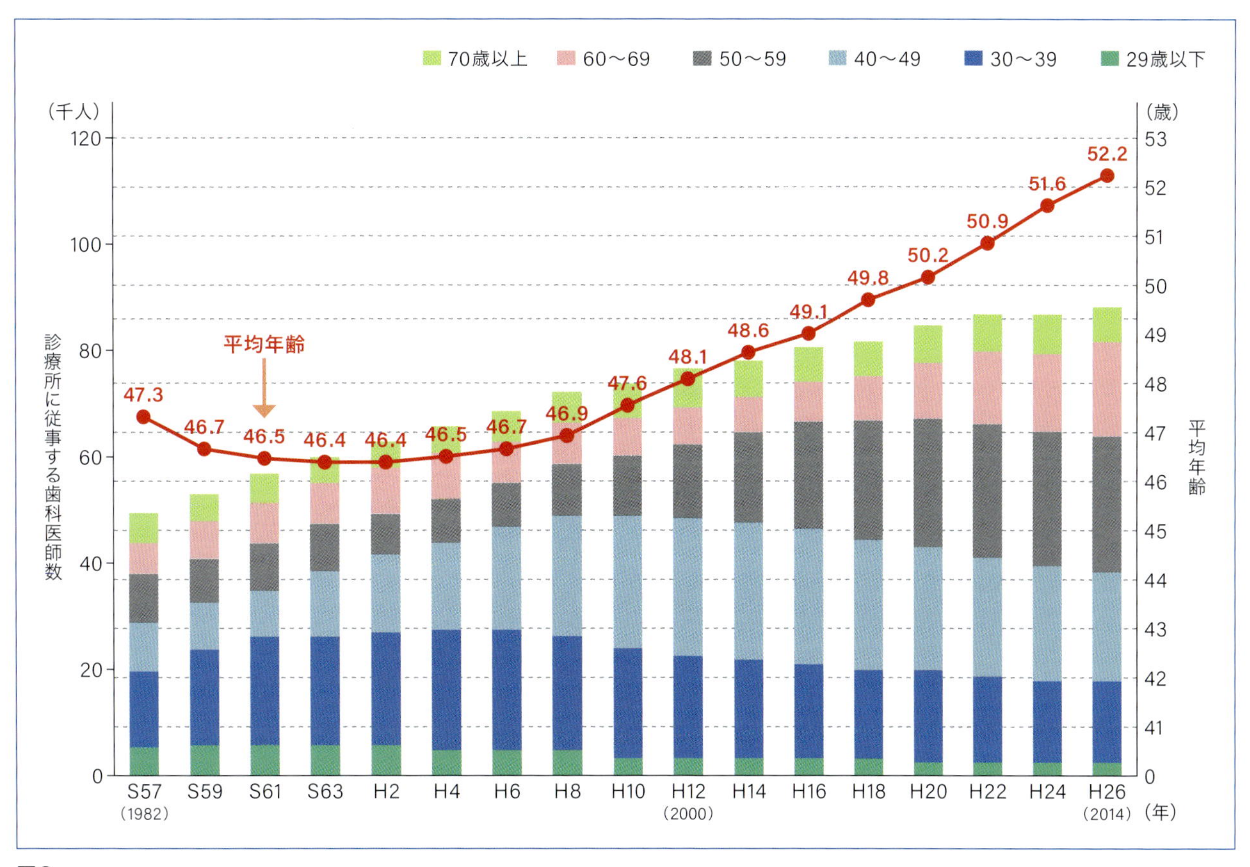

図3

年齢階級別にみた診療所に従事する歯科医師数および平均年齢の年次推移。
厚生労働省「平成26年医師・歯科医師・薬剤師調査（結果の概要）より引用。

❶過去の常識や事実
❷社会の慣習
❸過去の統計結果
❹うわさ、風評
❺強い願望

図4

思い込みが生じる5つの要因。最近話題のフェイクニュースは④に該当する。また、宗教的な要素、たとえば「そうあってほしい」という思いからくる思い込みは⑤に該当する。

思い込みかもしれません。

2）「思い込み」が生まれる５つの要因

水上 患者さんから、「５年前に治療した歯がなんで悪くなるんだ！」といったクレームを受けたことはありませんか？　患者さんのなかには、いまだに「歯は一度治療したら永遠に悪くならない」と思い込んでいる人がいます。同様に「インプラントは永遠に長持ちする」という思い込みも根強くあって、インプラント除去を伴う治療をしようした際に「なぜインプラントを外すのか」と怒鳴られたこともあります。

　また、いまだに「歯科医院は儲かっている」と思い込んでいる人もいて、我々が何かをしようとすると「歯科は医療だろう！そんなことは無料でやれよ」という人もいました。読者の皆さんも、多かれ少なかれ似たような経験をされたことがあると思います。まだまだ歯科に対してそのような思い込みを抱いている人がいるんですよね。

　どうしてこういった思い込みが生じるのかを考えてみると、大きく**図４**に示す５つの要因に分類できそうです。

　ただ、思い込みは悪い、とは必ずしもいい切れないところもあります。ここまでは「執着・偏見・バイアス・先入観・固定観念・頑固」といった「思い込みの悪いイメージ」ばかりあげてきましたが、「信念・プラセボ効果・充実感・幸福感」も、思い込みから生まれてきます。

2. 歯科医療における「思い込み」5つのパターン

水上 ここまで日常生活での「思い込み」を解説してきましたが、次は「歯科医療における思い込み」について、考えてみましょう。

前述した思い込みが生じる5つの要因を軸に考えてみると、歯科医療には**図5**に示す5つの思い込みが存在すると思います。今回、本書に掲載される論文も、皆この5つのなかに分類することができます。この5つを軸にさらに掘り進めてみたいと思いますが、長谷川先生いかがでしょう。

長谷川 いやぁ、かねてより「水上先生の整理・分析能力はすごい！」と感じていましたが、それは思い込みではなかった（笑）。座談会といいながら、すばらしい水上先生の講演を拝聴した感があります。1つずつ、ディスカッションしてきましょう。

① パラダイムシフトが起きた、考えが変化したことを『知らない』ことによる思い込み

関連論文
- 「う蝕と歯周病は完治する」という思い込みからの脱却（天野敦雄先生）
- 「う蝕は減っている」という思い込みからの脱却（福島正義先生）
- 「予防 VS 治療」という思い込みからの脱却（藤木省三先生）
- 「訪問歯科診療は私の仕事ではない」という思い込みからの脱却（高橋 啓先生）
- 「補綴治療がなければ歯科医院経営は成り立たない」という思い込みからの脱却（相田 潤先生）
- 「提供する歯科医療の内容は不変である」という思い込みからの脱却（内藤 徹先生）

② 情報が不足（蓄積、年数の不足）していることに起因する思い込み

関連論文
- 「インプラント周囲炎は予防できない」という思い込みからの脱却（小濱忠一先生）
- 「う蝕は減っている」という思い込みからの脱却（福島正義先生）
- 「論文はすべて正しい」という思い込みからの脱却（蓮池 聡先生）
- 「補綴治療がなければ歯科医院経営は成り立たない」という思い込みからの脱却（相田 潤先生）
- 「提供する歯科医療の内容は不変である」という思い込みからの脱却（内藤 徹先生）

③ 一部の意見（考えかた）を偏重する極端な思い込み

関連論文
- 「治さなければならない」という思い込みからの脱却（杉 政和先生）
- 「コンピュータガイデッドサージェリーは安全」という思い込みからの脱却（髙橋 聡先生）
- 「う蝕は減っている」という思い込みからの脱却（福島正義先生）
- 「予防 VS 治療」という思い込みからの脱却（藤木省三先生）
- 「訪問歯科診療は私の仕事ではない」という思い込みからの脱却（高橋 啓先生）
- 「補綴治療がなければ歯科医院経営は成り立たない」という思い込みからの脱却（相田 潤先生）
- 「提供する歯科医療の内容は不変である」という思い込みからの脱却（内藤 徹先生）

④ 見た目、印象、イメージからの思い込み

関連論文
- 「う蝕と歯周病は完治する」という思い込みからの脱却（天野敦雄先生）
- 「コンピュータガイデッドサージェリーは安全」という思い込みからの脱却（髙橋 聡先生）
- 「インプラント周囲炎は予防できない」という思い込みからの脱却（小濱忠一先生）
- 「論文はすべて正しい」という思い込みからの脱却（蓮池 聡先生）

⑤ 過去の経験や失敗からの思い込み

関連論文
- 「インプラント周囲炎は予防できない」という思い込みからの脱却（小濱忠一先生）

図5　水上が考える「歯科医療に存在する5つの思い込み」と、その5つに本書に掲載されている論文を割り振ったもの

2 思い込みの歯科医療①
パラダイムシフトが起きた、考えが変化したことを『知らない』ことによる思い込み

水上 ではまず最初に、「歯科においてパラダイムシフトが起きた、あるいは考えかたが変化したことを知らないということによる思い込み」について考えてみましょう。天野先生や藤木先生が書かれているように「歯周病は治る」「う蝕は治療して詰めれば完治」という思い込みはこれに該当しますし、福島先生が書かれているように「う蝕はどんどん減っている」という思い込みもこれに該当します。

長谷川 この思い込みは、この業界ではとても多いと思います。天野先生や藤木先生が書かれている歯周病やう蝕の病因論については、まだまだ浸透していないですよね。病因論のパラダイムシフトは常にキャッチアップしていかなければいけない最重要項目だと思います。

水上 同感です。歯科医療のさまざまなステージが刻々と変わってきているなか、そのエレベータに一緒に乗って動いていることがとても大事だと思います。

天野先生や藤木先生の論文を読んで、私はかつて「インプラントのほうが歯周病に罹患した歯よりも予知性が高い」とされた時期のことを思い出しました。当時は、「歯周病に罹患した歯は全部抜いてしまったほうが、患者さんは歯周病から一生開放される」と考えられていました。しかし、今ではこれらはすべて否定されています(**図6**)。もしも「現在は否定されている」ということを知らなかったらと思うと、ぞっとします。

長谷川 また、人口分布が変化することで、我々のすべきことも変わってきていることを受け入れる必要がありますよね。

私は、高橋啓先生の「訪問歯科診療」に関する論文にはとても考えさせられました。私は都心で開業して10年を迎えるのですが、これまでメインテナンスでお付き合いしてきた患者さんがだんだん通えなくなってきています。その患者さんは地元で通える歯科医院に転院されるわけですが、どの歯科医院に引き継いでいただくか、いつも悩んでいます。医科歯科連携が話題になっていますが、歯科歯科連携の充実も急務だな、と強く感じましたね。

水上 私はベッドタウンで開業していますから、都心の歯科医院に通われていた患者さんが転院されてくることがとても多いです。高橋啓先生の論文を拝読すると、さらにその先も視野に入れておかなければならないと実感しますね。

長谷川 変化を受け入れて自分を変えることは、とても勇気のいることです。毎日のルーチンワークをこなしているほうが楽ですからね。しかし、ここまで大きく動き始めた変化に対してはもう言い訳は通用しないと思います。

Van Assche N, Van Essche M, Pauwels M, Teughels W, Quirynen M.
Do periodontopathogens disappear after full-mouth tooth extraction?
J Clin Periodontol 2009;36(12):1043-1047.

侵襲性歯周炎患者の全顎の歯を抜歯し、6か月後に　舌背、唾液中の細菌を検査したが、歯周病原細菌を取り除くことはできなかった。

Quirynen M, Van Assche N.
Microbial changes after full-mouth tooth extraction, followed by 2-stage implant placement.
J Clin Periodontol 2011;38(6):581-589.

歯周病が重度に進行した全顎の歯を抜歯したが、6か月後の唾液や舌には高濃度の歯周病菌が存在した。さらにアバットメント装着から1週間後のインプラント周囲から歯周病原細菌が検出された。

図6　歯周病に罹患した全顎の歯を抜歯しても、歯周病菌は駆逐できない。

3 思い込みの歯科医療②
情報が不足（蓄積、年数の不足）していることに起因する思い込み

水上 2つ目は、「情報が不足していることに起因する思い込み」です。これは「まだよくわかならない」ということに起因する思い込みですね。

過去、「インプラントはまだ信用できない」と思われていた時代がありましたが、予知性の向上によって「インプラントは信用できる治療」となりました。そして最近では、インプラント周囲炎や天然歯との乖離現象によって、「はたしてインプラントは信頼できる治療なのか？」といった疑問が再び生じてきています。

これらの経験や臨床データが蓄積されることによって考えかたもだんだんと変化してくるので、その考えかたについていかなければ「単なる思い込み」になってしまう可能性があります。

長谷川 こちらも「いかに情報をキャッチアップしていくか」がキーになりますね。

たとえば、これまで「象牙質の接着は難しい」といわれていたため、根面う蝕の治療には決定打がなく、アイオノマーセメントだったり、接着アマルガム法などが応用されていました。しかし近年は接着の性能がかなり向上しましたし、福島先生の論文で示されているように「サホライドで管理していく」という方法も出てきています。先ほどの「パラダイムシフトを知らない」と同様に、アンテナを常に張り巡らす必要性を感じます。

水上 小濱先生は「インプラント周囲炎の予防」について書かれましたが、これも情報の不足から「治らない」とか「予防できない」とか言われている典型的な例だと思います。しかし**水上症例1、2**に示すように、早期にインプラント体周囲の除染ならびに上部構造の形態修正を含む環境改善を行うことで、インプラント周囲炎に罹患しても良好な予後を得ることができることもわかってきました。

長谷川 「情報の不足」という点では、経口抗菌療法もまだグレーゾーンにあるように感じます。

水上 経口抗菌療法については、やる人はやる、やらない人はやらない、といった感じですよね。しかし、効果のある症例もやっぱりあって、結局のところ「どういった症例に対しどの抗菌薬を使ったらいいのか」というのが曖昧なまま推移してきているように思います。

長谷川 私は日々の歯周治療における臨床検査として高感度CRPの測定*1と細菌検査*2を導入しているのですが、これらが一般化してくると少しモヤモヤしたものが解消してくるのでは、と思います。高感度CRPの測定によって炎症の程度が明確になりますし、また悪さをしている細菌叢が明らかになれば抗菌薬の選択もしやすくなりますからね。

水上 たしかに、「情報が不足している」には「臨床検査の情報が不足していて正しく判断できない」というのも含まれますね。

私はセメント質剥離症例に対する考えかたも、思い込みの歯科医療の1つではないか、と思っています。これまで、「セメント質剥離＝抜歯」とされることが多かったと思いますが、いろいろ調べてみると、適切な治療を行うことで多くは改善することが明らかになっています。実際に私も、**水上症例3**のように剥離した部分を取り除いて根面を平滑化することで、長期間問題なく経過するというケースを経験しています。

長谷川 同感です。情報の有無は、治療方針や歯の保存を左右する、大きな分岐点ですね。

＊1 CRP（C-反応性蛋白）とは、細菌感染および組織損傷などが原因で上昇してくる炎症マーカーのこと。高感度CRP測定とは、従来の測定よりも高精度に測定することで、従来では健常者と分類されていたような群であっても、より正確に健常者群と慢性炎症群を分類できるようになった。

＊2 ここでいう細菌検査とは、唾液やペーパーポイントを用いて採取した口腔内の歯周病関連菌を、PCR法やインベーダー法を用いて解析すること。結果は比率で示される。

水上症例1　インプラント周囲炎に対し、早期に対応したことで良好な予後を得ることができた症例

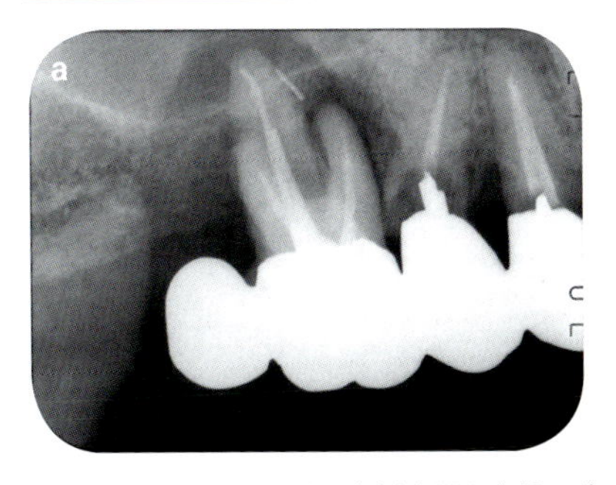

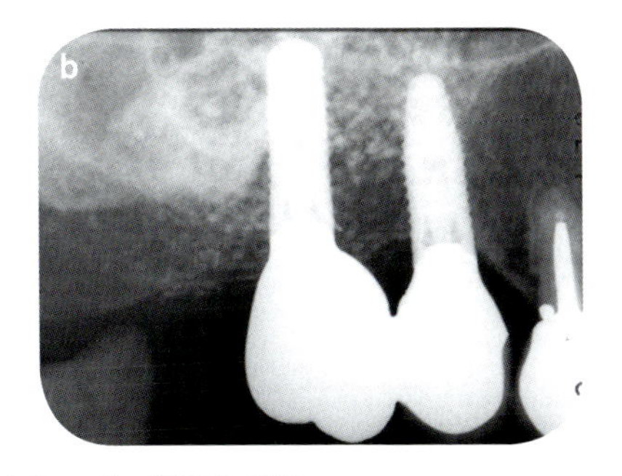

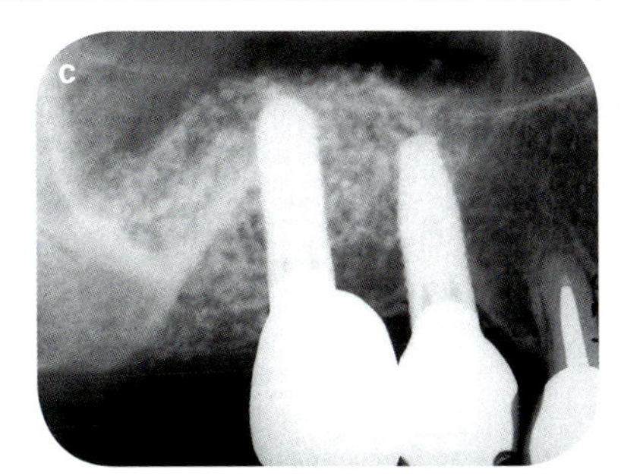

水上症例1a　初診時の右側上顎臼歯部のデンタルエックス線写真。延長ブリッジは動揺していた。6 5|は抜歯適応と判断された。

水上症例1b　サイナスリフトを行い、6 5|部にインプラントを埋入。最終上部構造が装着された。

水上症例1c　１年経過後。問題なく経過している。

水上症例1d　３年後のメインテナンス時のデンタルエックス線写真。デンタルエックス線写真では特に問題を認めなかった。

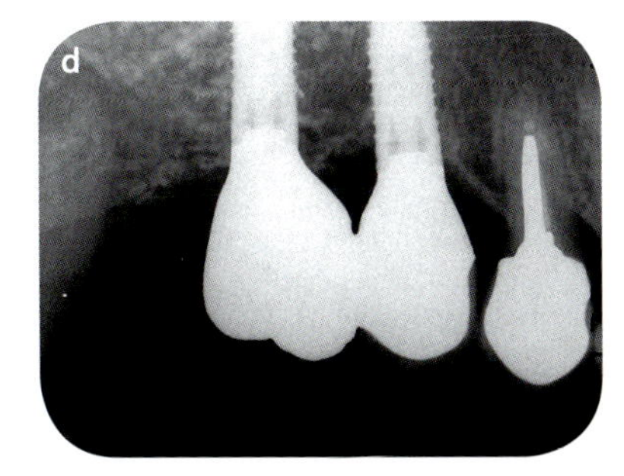

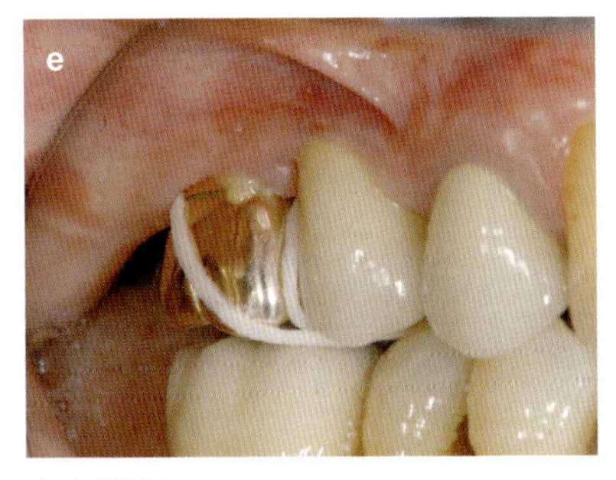

水上症例1e
何ら症状を訴えてなかったが、メインテナンス時のスーパーフロスで排膿を確認した。

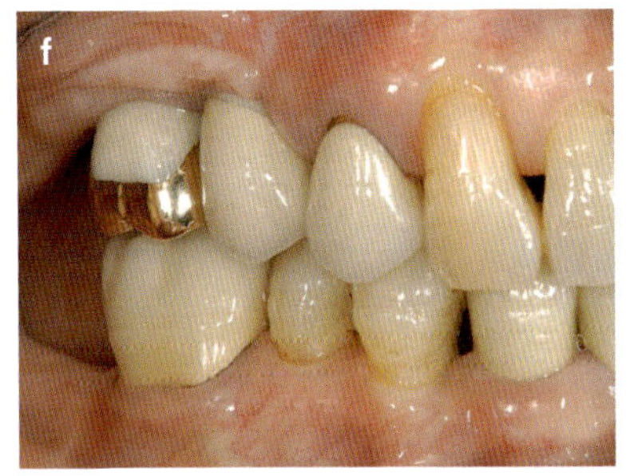

水上症例1f、g　6 5|部インプラント上部構造の除去後、歯肉弁根尖側移動術と遊離歯肉移植術を併用して行った。非可動性の角化粘膜が獲得された後、上部構造の様式、形態を変更したことで清掃性が著しく改善された。臨床所見、デンタルエックス線写真ともに良好な経過を示している。

水上症例2　インプラント周囲炎に対し、上部構造の形態修正を伴う環境改善により良好な予後を得ることができた症例

水上症例2a
メインテナンス時。インプラント周囲粘膜に炎症を認めたため、上部構造を外して清掃を行った。

水上症例2b
同デンタルエックス線写真。粘膜貫通部の形態が過度の凸形態となっている。上部構造を除去すると、多量のプラークが付着していた。

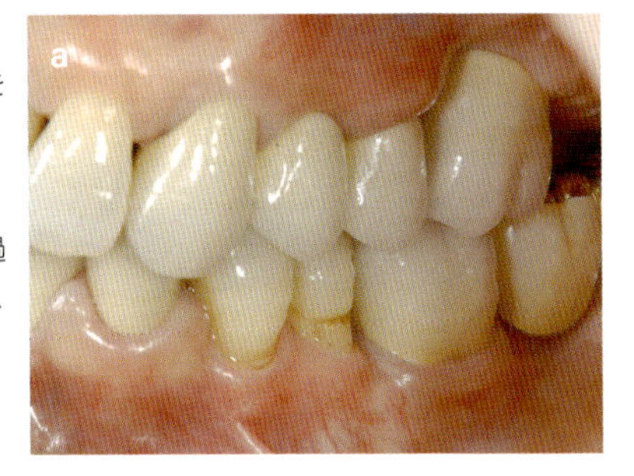

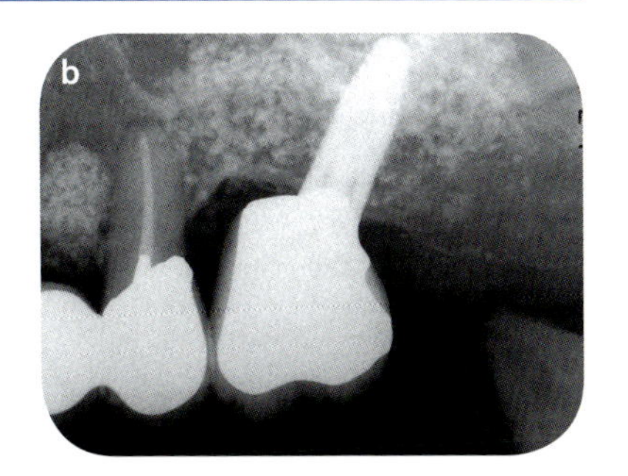

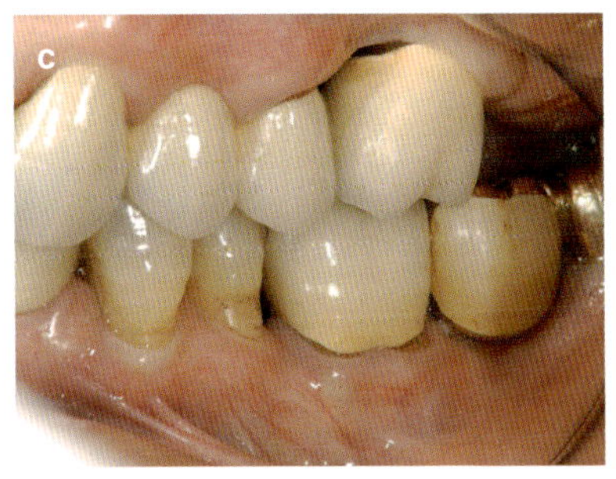

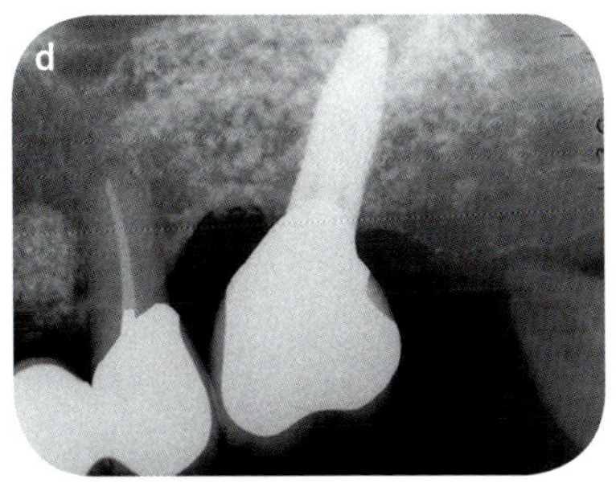

水上症例2c、d
インプラント表面の除染後、上部構造の様式を修正し良好な経過を得ている。長期経過症例を経験することで、「鼓形空隙を詰めたほうが快適だろう」というのは術者の思い込みだったと強く感じている。

水上症例3　セメント質剥離した|1 を抜歯することなく保存することができた症例

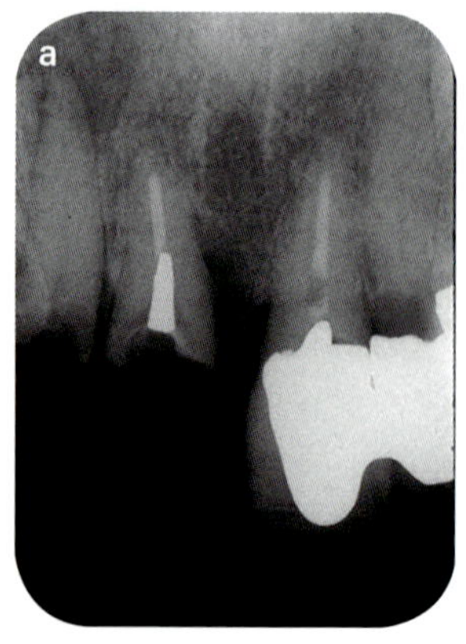

水上症例3a

上顎前歯部のデンタルエックス線写真。|1 近心に剥離したセメント質の破片を認める。

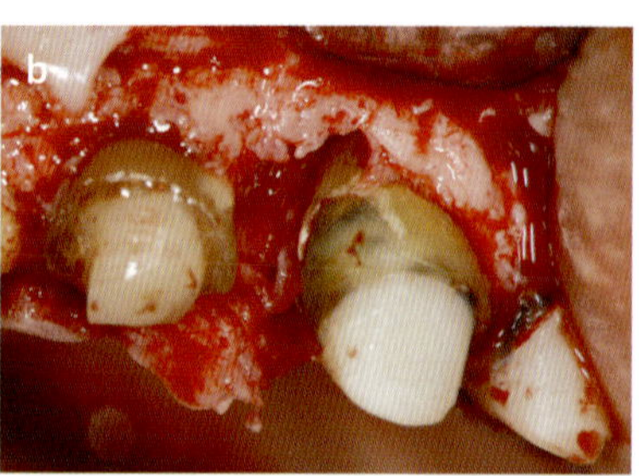

水上症例3b、c　粘膜骨膜弁を剥離翻転。|1 近心歯根面にセメント質が剥離した痕が認められた。汚染した歯根面をルートプレーニング後、剥離境界部の凹凸を平滑にし、弁を閉じた。

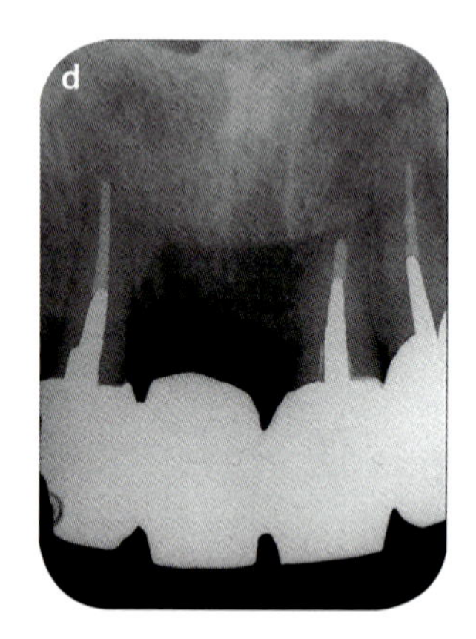

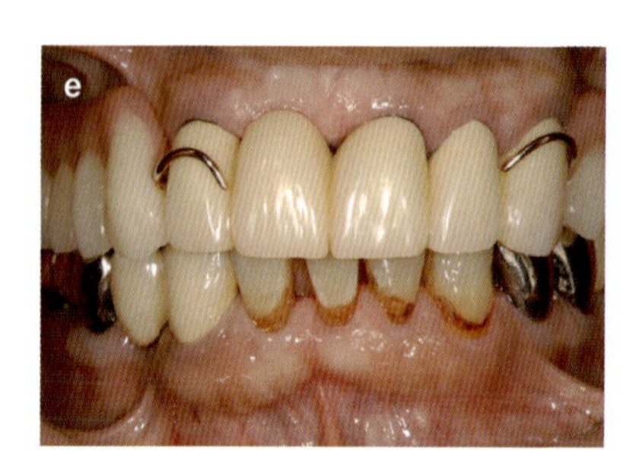

水上症例3d、e

術後2年のデンタルエックス線写真と口腔内写真。残念ながら1|はう蝕により抜歯となったが、|1 は問題なく経過している。

Lin HJ, Chang MC, Chang SH, Wu CT, Tsai YL, Huang CC, Chang SF, Cheng YW, Chan CP, Jeng JH. Treatment outcome of the teeth with cemental tears. J Endod 2014;40(9):1315-1320.

適切な治療（外科的・非外科的な歯周治療および歯内治療）により、セメント質剥離症例の多くは改善される。

治癒	51.5%
不明確	42.4%
失敗	6.1%

治癒率	
根尖部1/3	11.1%
中央部1/3	66.7%
歯頸部1/3	60.0%

水上症例3f

Linらの研究でも、セメント質剥離症例の多くが改善することが示されている。

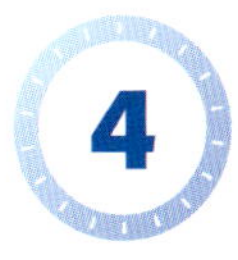

思い込みの歯科医療③ 一部の意見（考えかた）を偏重する極端な思い込み

1.「○○しなければならない」ではなく、バランスが大事

水上 では３つ目の「一部の極端な意見を偏重する極端な思い込み」についてですが、たとえば「歯周治療には絶対に外科は必要ない」といった思い込みがこれに該当します。

長谷川 あぁ、これは歯科界における大きな命題だと思います。

水上 私もそう思います。

最近、「キュアーよりもケアーのほうが大事」とよく言われます。これは医療の流れからすると正しく間違いではないでしょう。しかし、「ケアーこそが正しい医療だ」という極端な思い込みに陥ってしまっている人もいます。**図7**の３名の患者さんは毎月歯科医院を受診していたそうですが、ケアー重視の歯科医療のために適切な介入のタイミングを逃し、結果的に患者さんは不幸な結果になってしまったと感じた例です。やはり、介入すべきときには積極的に介入する必要があるでしょう（**水上症例4**）。

また、「積極的な治療をしなければ、この患者さんは絶対に治らない」といった思い込みもあります。**水上症例5**は「徹底的にルートプレーニングをやらなければならない」と思い込んでしまい、冷水痛から抜髄となって、結果的に患者さんの来院が途絶えてしまった症例です。この患者さんは久しぶりに来院したのですが、その歯は抜歯せざるを得ませんでした。

長谷川 やはり「バランスが大事」という言葉に尽きますね。

水上 本当にそう思います。私たちは、長きに渡って患者さんを管理していくことが重要ですから、「こう

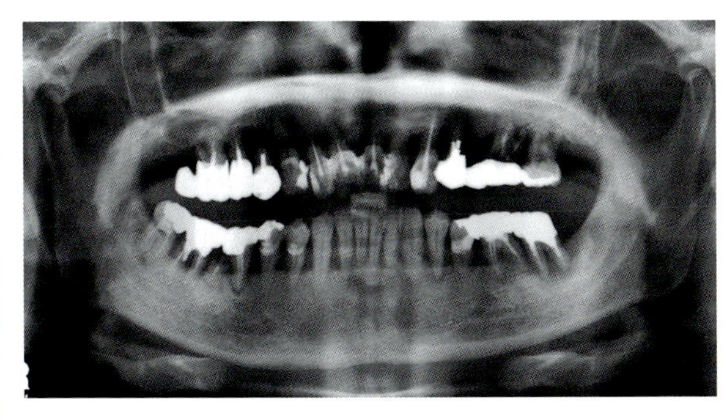

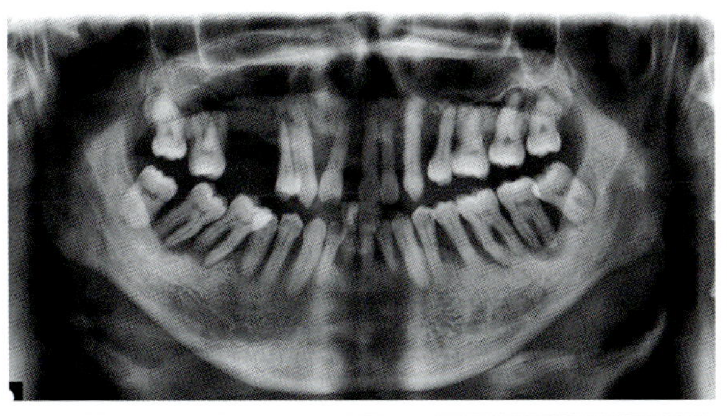

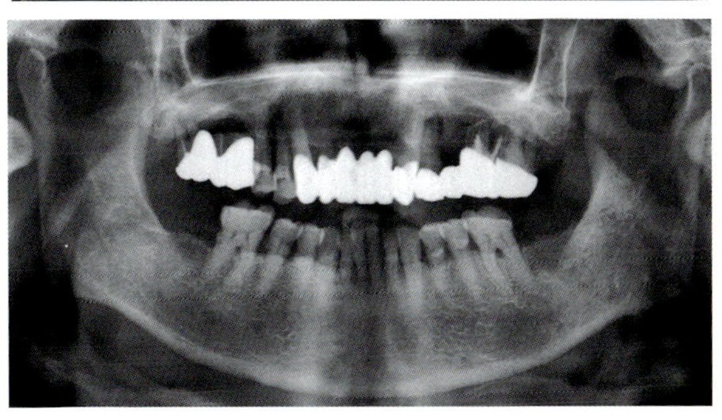

図7

「毎月歯科医院でお掃除してもらっていました」と言っていた３名の患者のパノラマエックス線写真。ケアーの精神は大切だが、口腔内は手遅れの状態であった。

水上症例4　積極的な介入により、平均健康寿命（71.4歳）を越え、かつ8020を達成した症例

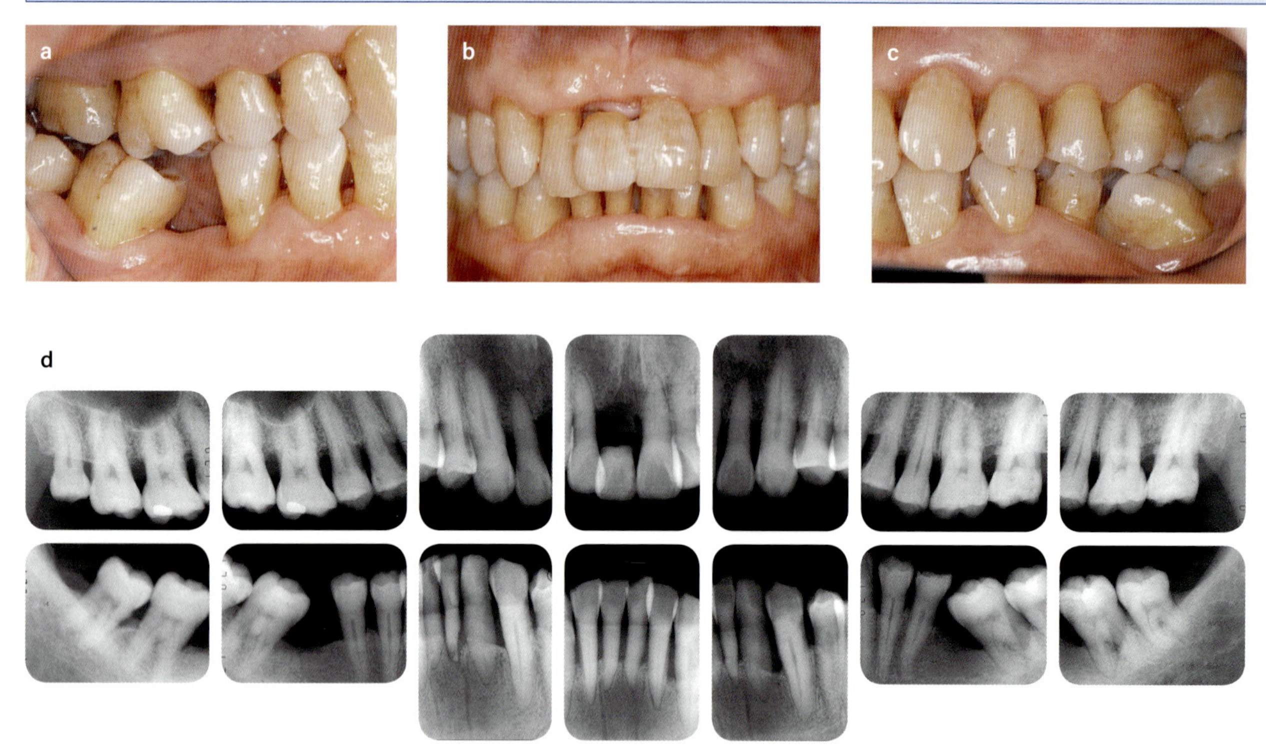

水上症例4a〜d　初診時65歳の男性。1|の動揺を主訴に来院。仕事を退職したことから本格的な歯周治療を希望した。全顎的に進行した骨吸収を認めた。歯列不正に対しては矯正治療を希望しなかった。14枚法デンタルエックス線写真は1|抜歯後に撮影。

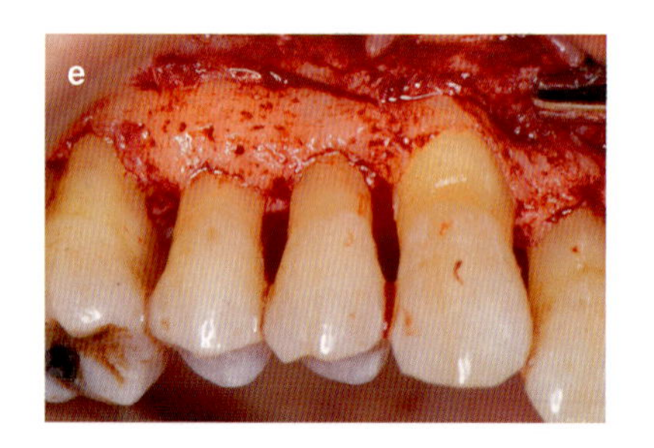

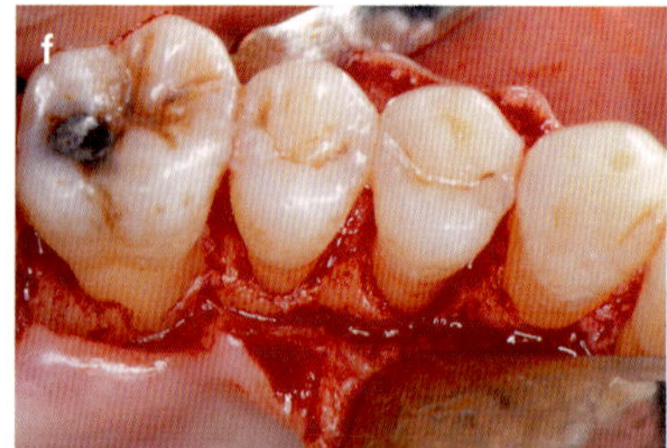

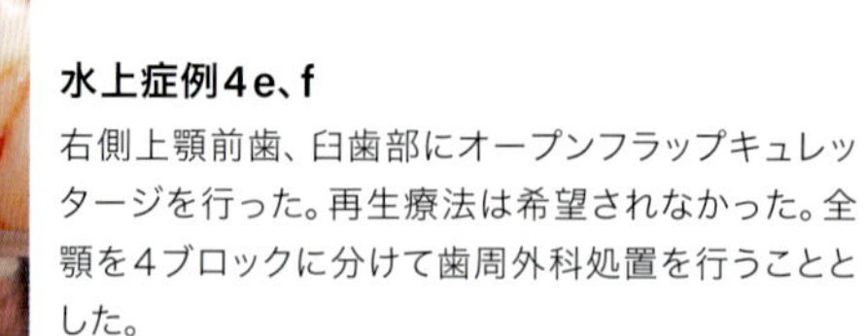

水上症例4e、f
右側上顎前歯、臼歯部にオープンフラップキュレッタージを行った。再生療法は希望されなかった。全顎を4ブロックに分けて歯周外科処置を行うこととした。

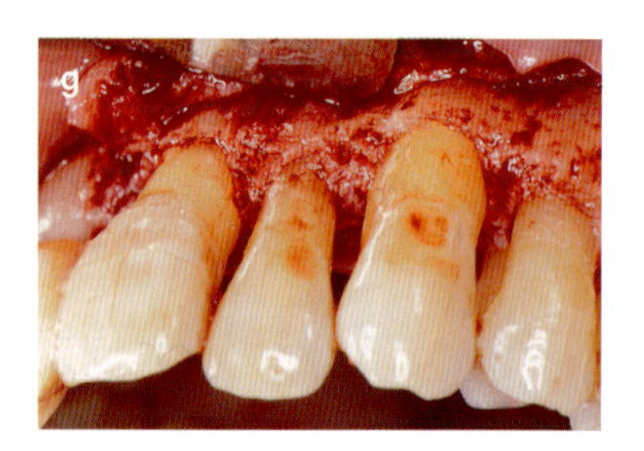

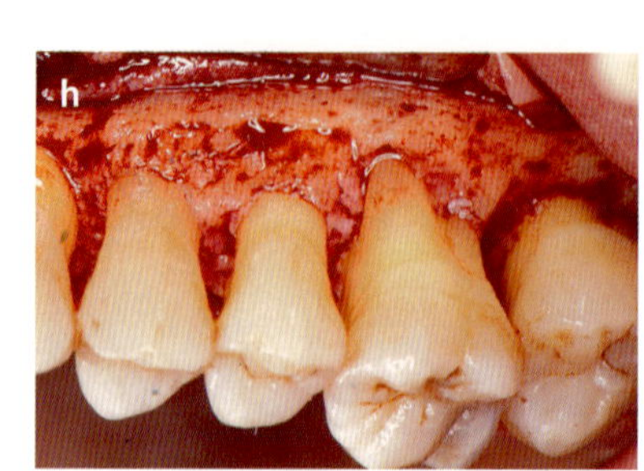

水上症例4g、h
左側上顎前歯、臼歯部に同じくオープンフラップキュレッタージを行った。水平的骨吸収が著しいが、幸い根分岐部に交通は認めなかった。

水上症例4i、j
右側下顎前歯、臼歯にオープンフラップキュレッタージを行った。近心傾斜した7|近心の骨縁下欠損が著しい。6|欠損部に対してはブリッジなどの欠損修復を希望しなかった。

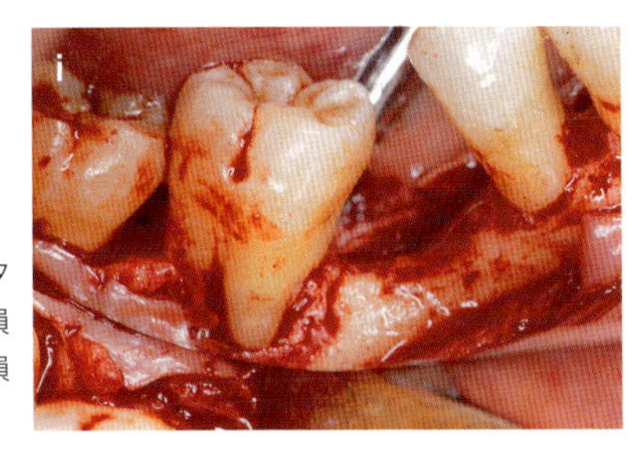
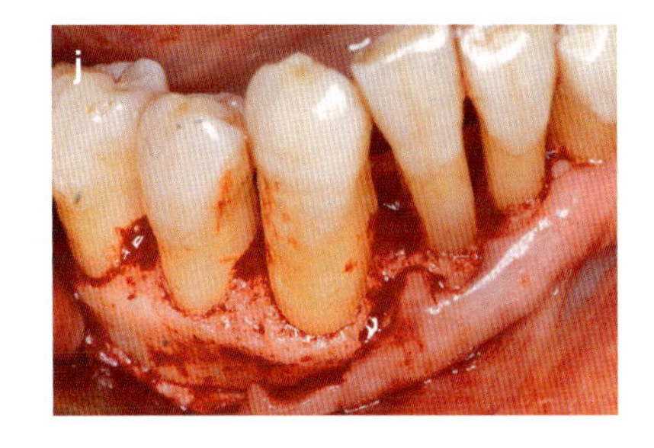

水上症例4k、l
左側下顎前歯、臼歯にオープンフラップキュレッタージを行った。同じく近心傾斜した|7 近心に深い骨縁下欠損を認めた。

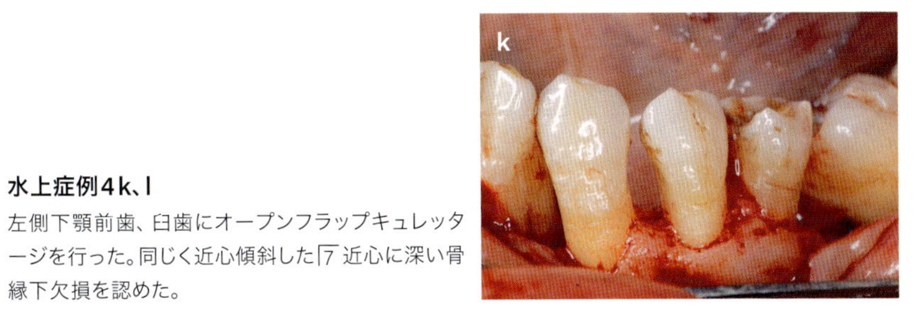
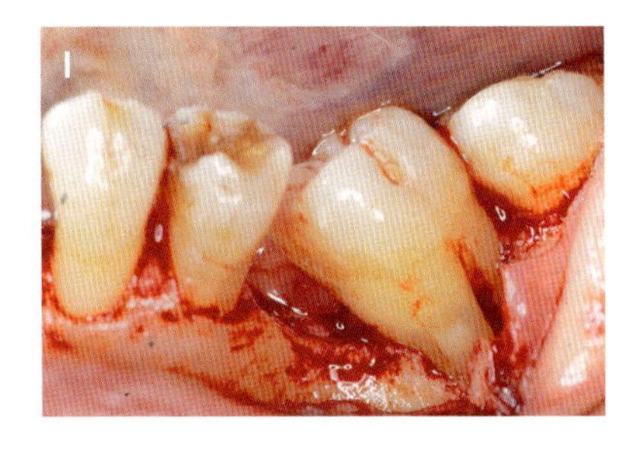

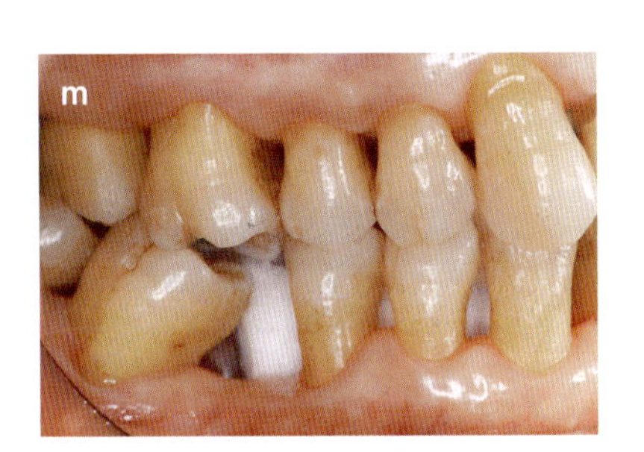
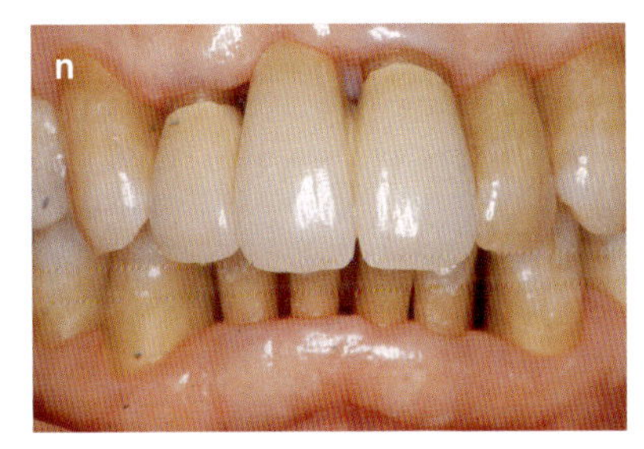
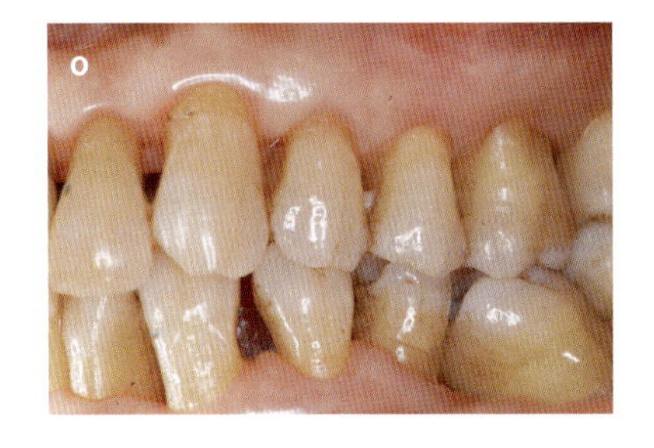

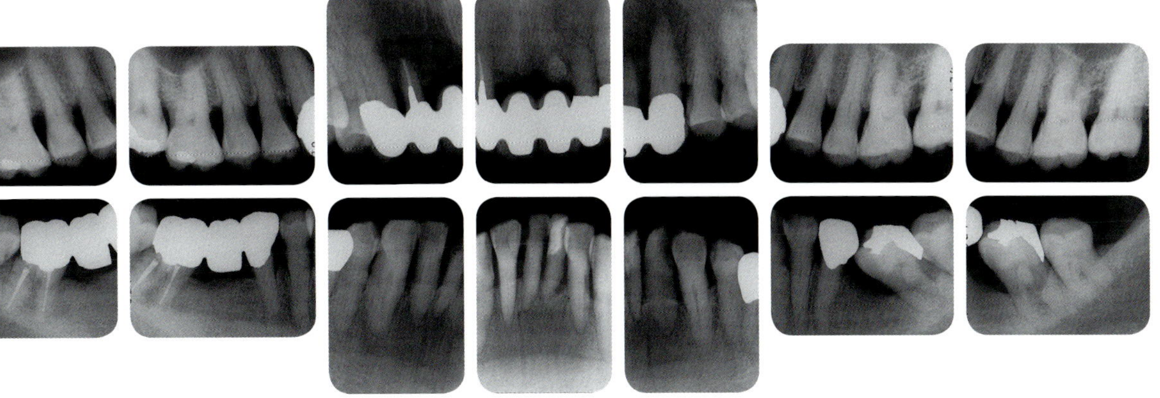
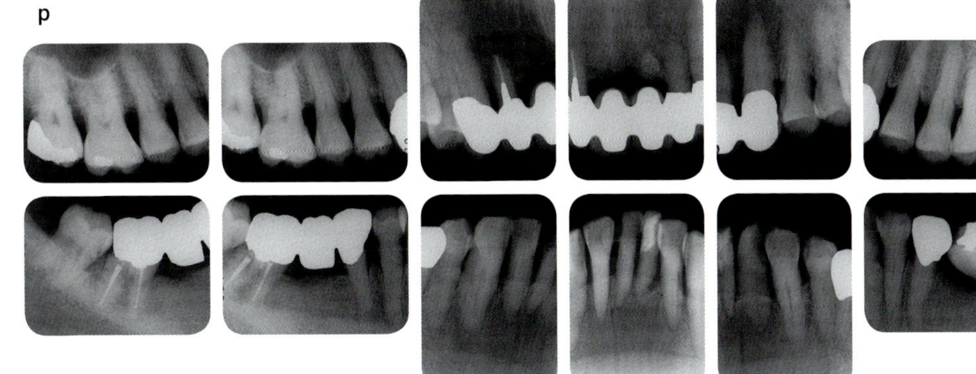

水上症例4m〜p 初診から18年、歯を1本も失なわずに経過した。歯周ポケットも問題なく、歯槽骨頂の骨も安定している。右側下顎大臼歯はう蝕のためブリッジを適応した。83歳を迎え、8020を達成し、かつ平均健康寿命を越えて健康な生活を送っている。

水上症例5　徹底したルートプレーニングを行ったところ、冷水痛が生じて抜髄となり、結果的に患者の来院が途絶えた症例

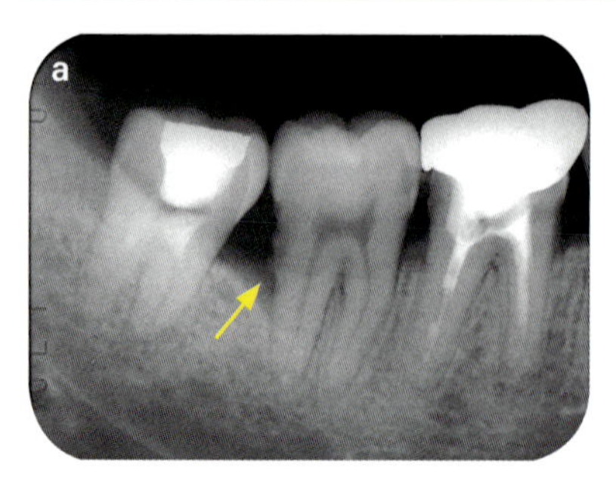

水上症例5a
1回目のSRP後。7|遠心に取り残しの歯石を認める。

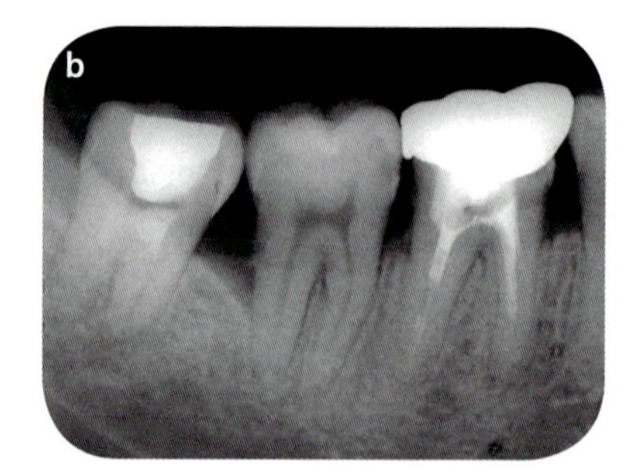

水上症例5b
同日。2回目のSRP後。まだ取り残しが認められる。

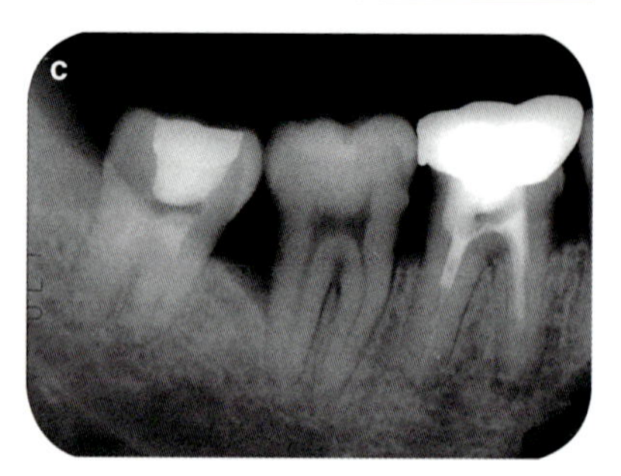

水上症例5c
半年後。3回目のチャレンジを行った。まだもう少し根面の滑沢が必要か？

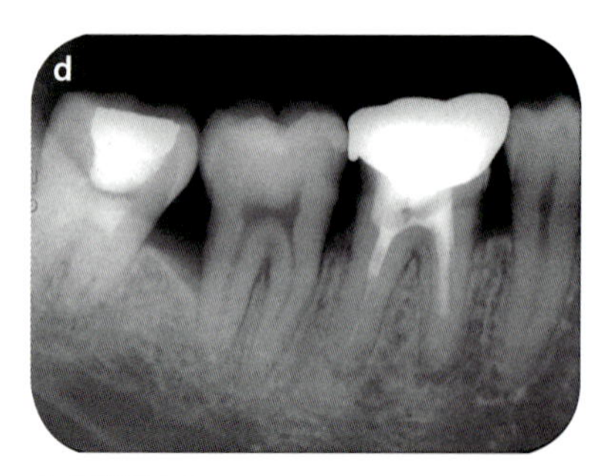

水上症例5d
7か月後。この時冷水痛が出て抜髄になり、その後来院が途絶えた。

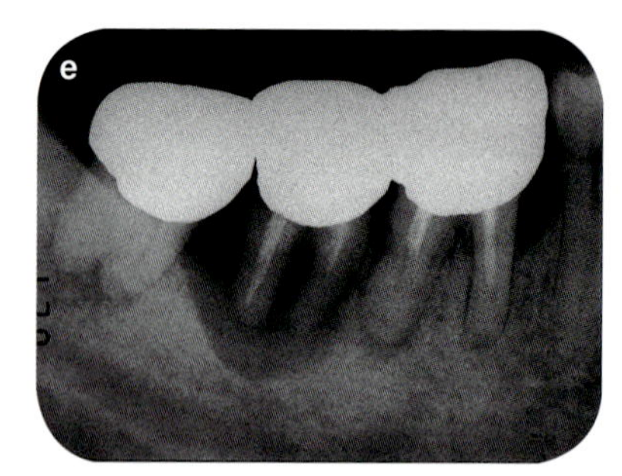

水上症例5e
17年振りに再来院した。『きちんとみてほしいのでまた来ました』とのことだが、残念ながら抜歯適応であった。

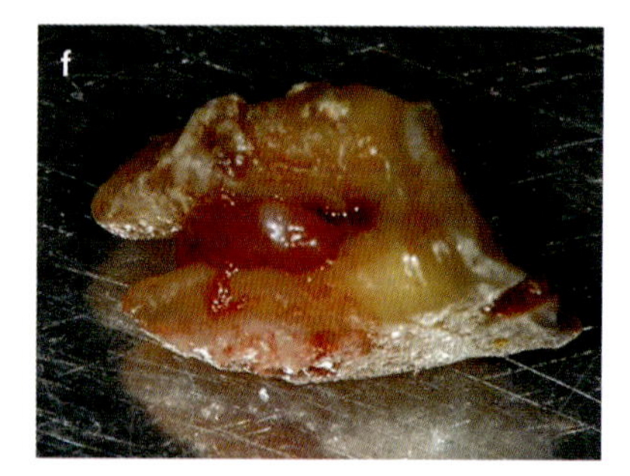

水上症例5f
抜去歯を観察したところ、肥厚したセメント質を認めた。18年前に何度も取り除こうと試みた歯槽骨の突起物は、肥厚したセメント質であった。

でなきゃいけない」と凝り固まった考えではなく、状況に応じて柔軟に対応していく姿勢が大切だと思います。**水上症例6**のような重度な患者さんでも、患者さんに長く通ってもらいながら少しずつ非外科による治療介入を行うことで、最終的には1本も歯を失うことなく経過しているという症例もありますから。

長谷川　その患者さんとのお付き合いのしかたはたくさんある、ということですよね。

水上　そしてその選択肢のなかには、「治さない」ということもある。杉先生の論文『「治さなければいけない」という思い込みからの脱却』は、高齢者の高齢化がどんどん進んでいくこれからの歯科医療に対する警鐘として、深く心に留めておかなければいけないなと思います。

長谷川　杉先生の論文にある「寛解」というゴールは、ジーンと心に来ましたね。

水上　高齢者に対する治療は、いろいろなことを考えなければならず、とても難しい。だからなおさら、「治さなければいけない」という思いが膨らんでしまい、患者さんはもとより私たち自身を追い込んでしまいがちではないでしょうか。「寛解を目指す」という選択肢は、歯科医師としても救われる思いがあります。超高齢社会における重要なキーワードですね。

水上症例6　歯科医院に長期に渡って来院することで、歯を保存することができた重度歯周炎症例

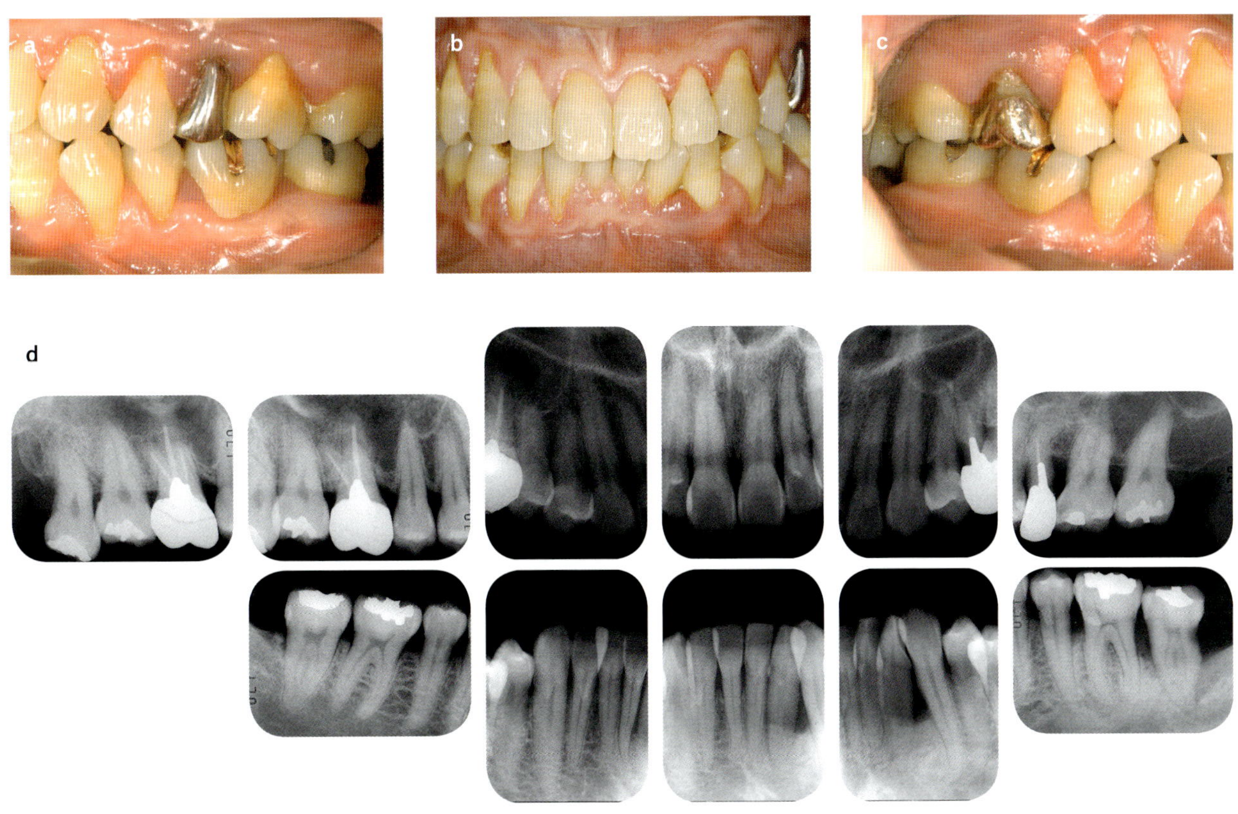

水上症例6a～d　術前の状態。歯肉に退縮傾向を認めた。10枚法デンタルエックス線写真では進行した骨吸収を認めた。特に⌈3、⌈7 の骨吸収が著しい。

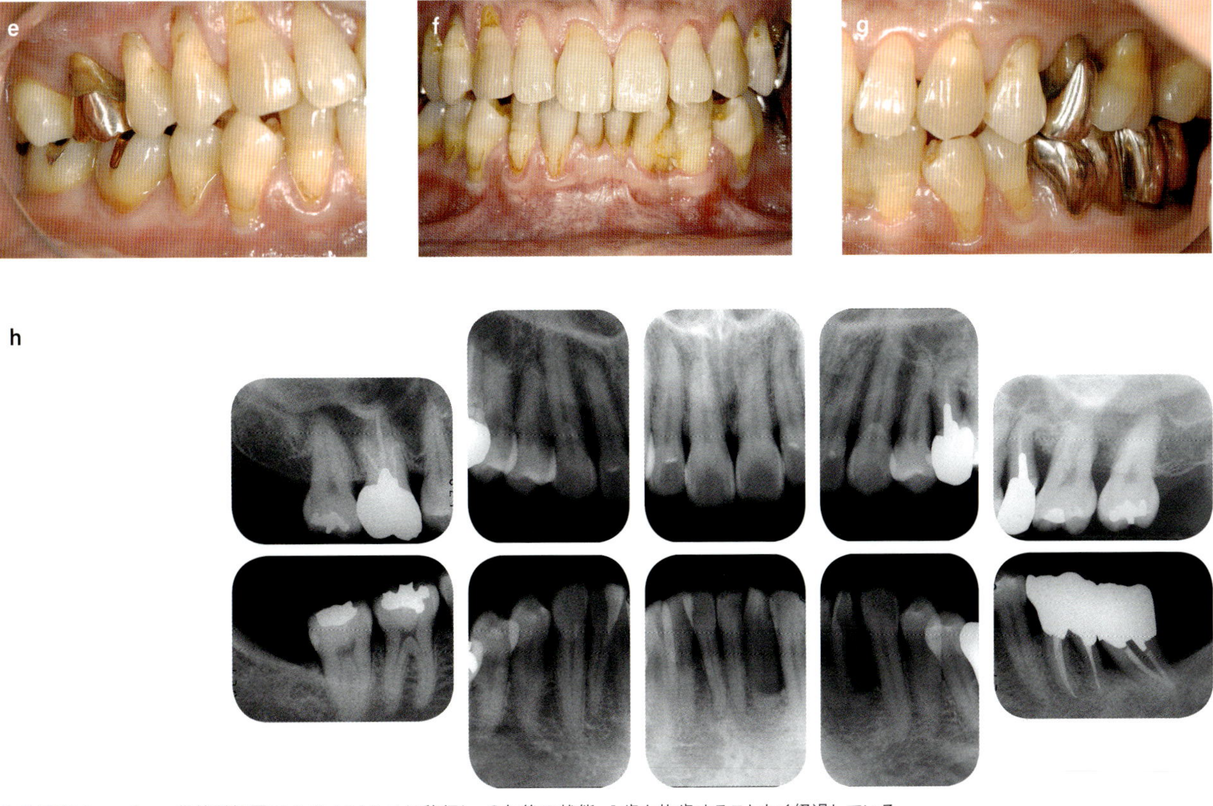

水上症例6e～h　非外科処置でメインテナンスに移行し、8年後の状態。1歯も抜歯することなく経過している。歯周ポケットも減少し、問題のない状態である。

2. 思い込みから脱却するには、ある程度のラーニングステージが必要

水上 髙橋聡先生の「ガイドサージェリーを行えば絶対に安全」も、たしかに思い込みの１つですね。髙橋聡先生は、「ガイドサージェリーは、手術時に感触がわかり、何かあったときに臨機応変に対処できる能力がある者、もしくはそのような人がついている状況下であれば有益」としていますが、これには賛同します。

長谷川 「ガイドサージェリーは初心者のためのものではなく、ベテランのためのもの」という意味ですよね。髙橋聡先生の論文を読んだとき、私は「ラーニングステージ」を踏まえた教育が必要だと強く感じました。

私も水上先生も、30年の臨床経験があるからこそ、いろいろなことが見えてきたと思います。接着にしても根管治療にしても、再生療法を行う際のオープンキュレッタージにしても、正しい技術というものをベースにして１つずつやってきましたから、適応症の判断や、もしものときの対応も落ち着いてできます。髙橋聡先生の論文は、まさにそういったステージを踏む必要性を説いていますよね。

水上 いまの教育現場では、若い先生には最初からガイドを使わせようという流れになってきていますが、「ちゃんとした臨床をする」という点からすると、髙橋聡先生の姿勢のほうが正しいと私も感じました。

長谷川 いろいろな流派があるのは事実だけれども、どこで学ぶにしても若い先生にはラーニングステージのステップをきちんと踏ませ、経験を積み上げることが必要ですよね。

水上 大学や大きな組織に所属しているときはアドバイザーがきちんといて、誤った方向に傾きかけたとしても方向修正できるでしょうけれど、開業して１人になると、スタディグループに所属したりセミナーを受講したりしないかぎり、「修正」はできません。そういった人たちにも、到達目標に向かってきちんと取り組む必要性を説いてくれる、そんなアドバイザー的な人材がいるといいですね。

長谷川 そういった役割を、私たちは担っているんだと思います。

水上 そうですね。私たちはこれまでも文献や経験を整理して執筆や講演、セミナーなどで発信してきましたが、それが世の中の役に立っていればいいなぁと思います。

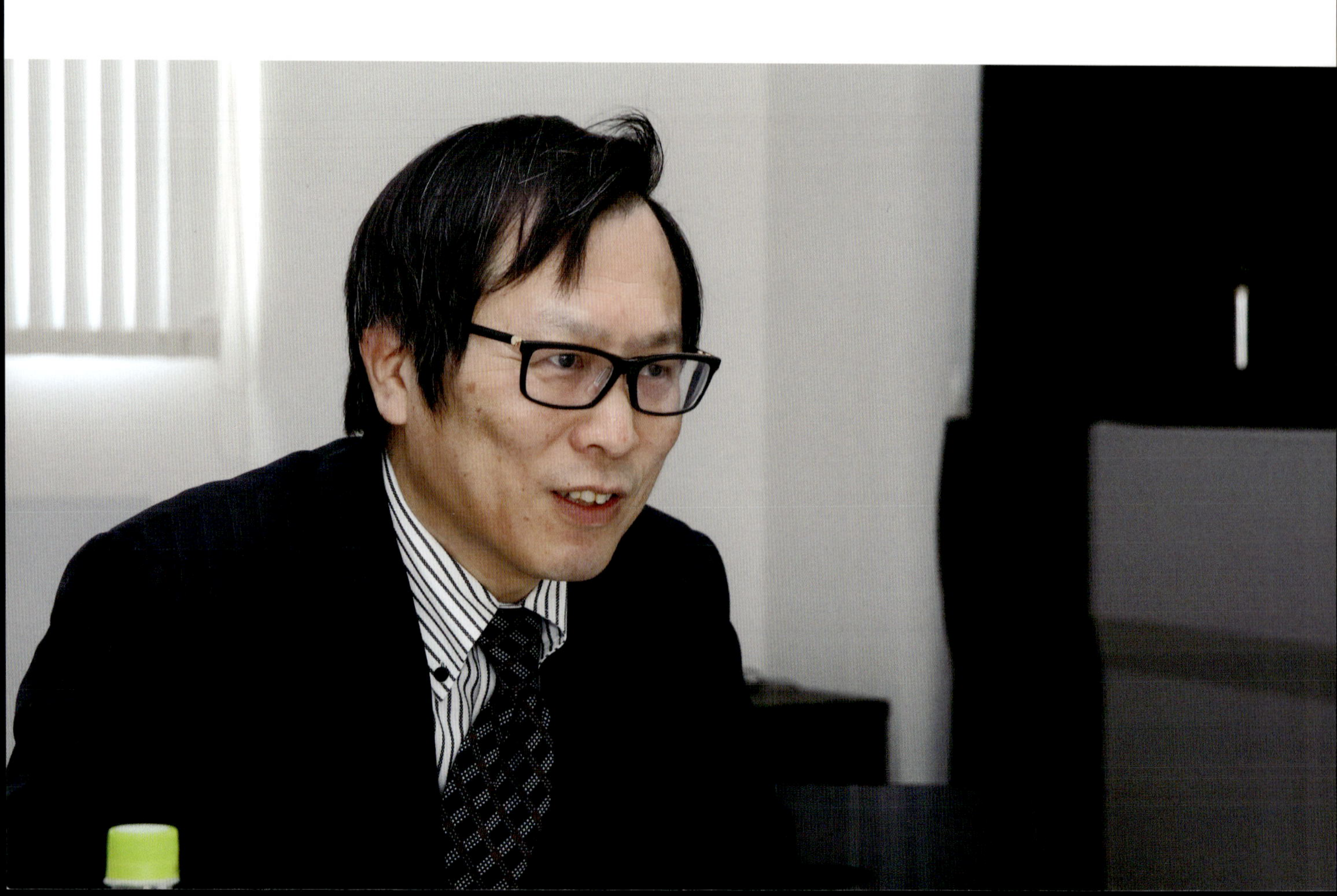

3. 歯科治療は、短期戦から長期戦へ

水上 若い頃って、「一生懸命がんばって完璧な治療すれば長持ちする」って信じていたけれど、これはある意味、幻想ですよね。たとえどんなに完璧な治療を行ったとしても、その患者さんが80歳、90歳になり、寝たきりや要介護になったりすれば、やはりう蝕にもなるでしょう。

長谷川 そうですね。精度を上げるべく勉強してきた結果、10年、20年は維持できるという感覚はありますが、80歳を過ぎて口腔内が急激に悪くなってくることを経験すると、とても切なくなります。それだったらば、「完璧なんてものはない」と思っていたほうがいいですよね。

水上 歯科治療は、短期戦ですぐに決着をつけようとするのではなく、長期戦の末、いい結果を求めるものなのだと最近よく感じます。30年後、たとえ経過を追うことが難しくなり、治療した部位が一部欠けたりう蝕になっていたりしても、患者さんが「これでも生活できています」といえば、それでOKなのかもしれない。そう考えるようになると、治療計画も変わってきます。

長谷川 若い頃はアイディアルプランを立てがちで、それを患者さんにどう受け入れてもらうかを考えがちだと思います。ラーニングステージとしてそこに価値を見出すことは否定しませんが、最近の私はオルタナティブプランとして小出しで治療を進めていくことも大切だなとすごく思うんです。私は、「戦略的に進めていきますから、この段階ではここまでで十分でしょう。また次はここまでやっていきましょう」みたいな感じで、ちょっとずつ介入する治療をよく行っていますよ。

水上 先ほど示した知覚過敏が生じて来院が途絶えた**水上症例5**ではないですが、最初にがんばってガーッとやって、いつの間にか来院が途絶えて、20年後にバーッと歯がなくなってしまうことを考えたら、患者さんのペースを見ながら、幅広くいろいろな手の内を使ってスタッフとともにチーム力を発揮しながら対応していくほうがいいと思います。「短期的に治せなかった＝敗北」ではないんですよね、歯科治療って。

長谷川 しかし、「どこをどうちょっとずつ進めていくのか」という判断はこれまた難しい。まさにオーダーメイド治療ですからね。

水上 こういった工夫は、経験を積んだ今の私たちだからいえることかもしれないですね。

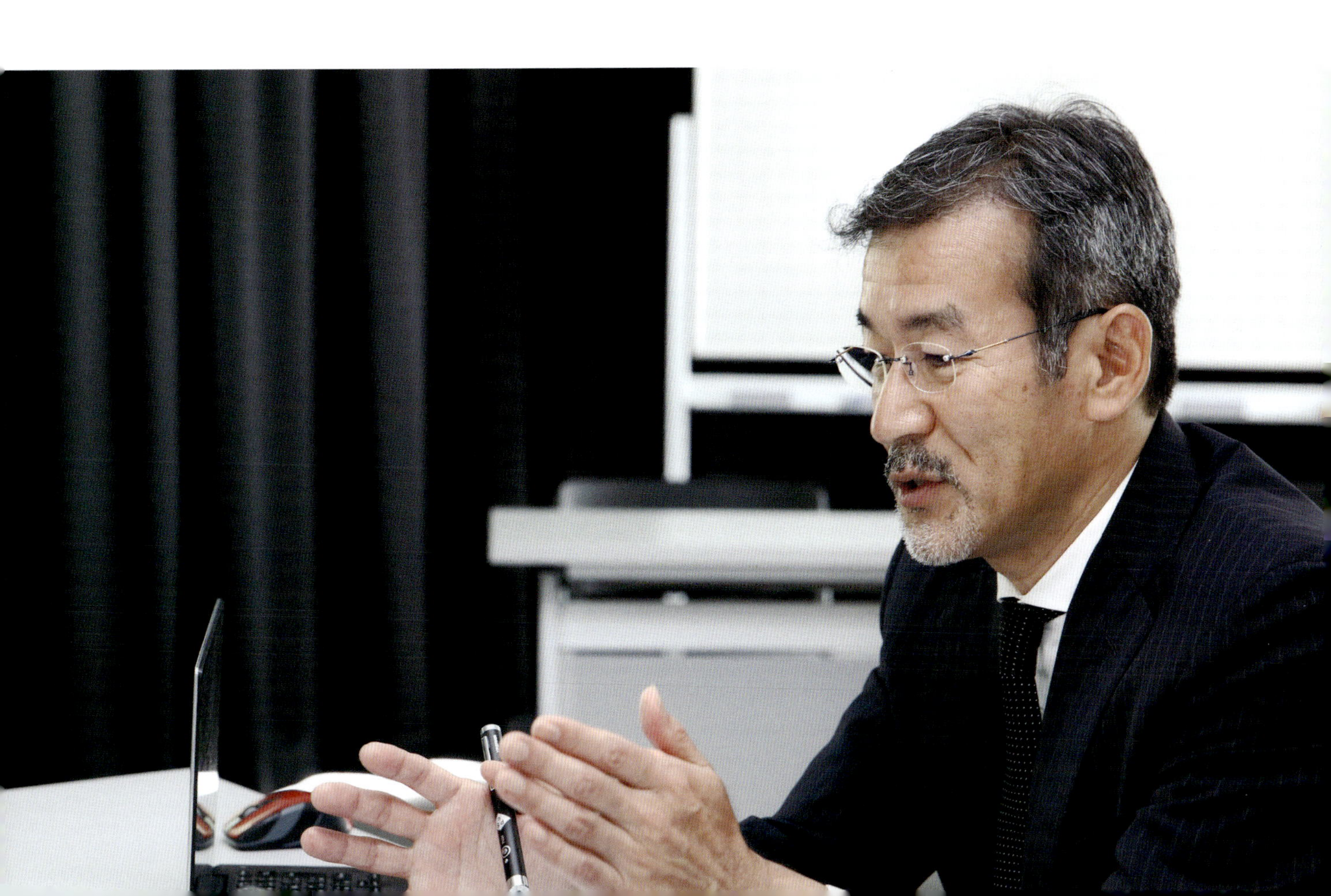

5 思い込みの歯科医療④ 見た目、印象、イメージからの思い込み

水上 「見た目のイメージからの思い込み」ですが、これもけっこう多いと思います。たとえば、根尖付近まで大きく吸収しているような歯をエックス線写真で見たときに、すぐ「ホープレスで抜歯」と決定してしまうとか。

長谷川 残念ながら「ぱっと見」で決定することは多いと思いますよ。

水上 ただ現在は、重度の慢性歯周炎やホープレスと思われる歯も、適切な治療とメインテナンスを行えば、長期に渡って維持されることもわかっています(**図8**)。また、抜歯を先送りにすることで、インプラントの介入を遅らせるという価値があることもわかって

Graetz C, Dörfer CE, Kahl M, Kocher T, Fawzy El-Sayed K, Wiebe JF, Gomer K, Rühling A. Retention of questionable and hopeless teeth in compliant patients treated for aggressive periodontitis. J Clin Periodontol 2011;38(8):707-714.

2歯以上の歯に50％以上の骨吸収を認めるも、10年以上SPTを受けている侵襲性歯周炎患者(AgP)34名と慢性歯周炎患者(CP)34名のうち、侵襲性歯周炎患者(AgP)のquestionableな歯の88.2％(237歯のうち209歯)、hopelessな歯の59.5％(37歯のうち22歯)が適切な治療と定期的なメインテナンスによって15年間維持された。
そしてこれらの結果は慢性歯周炎患者(CP)においても同様であった。

図8 重度の慢性歯周炎やホープレス歯であっても、安易に抜歯と判断してはいけない。

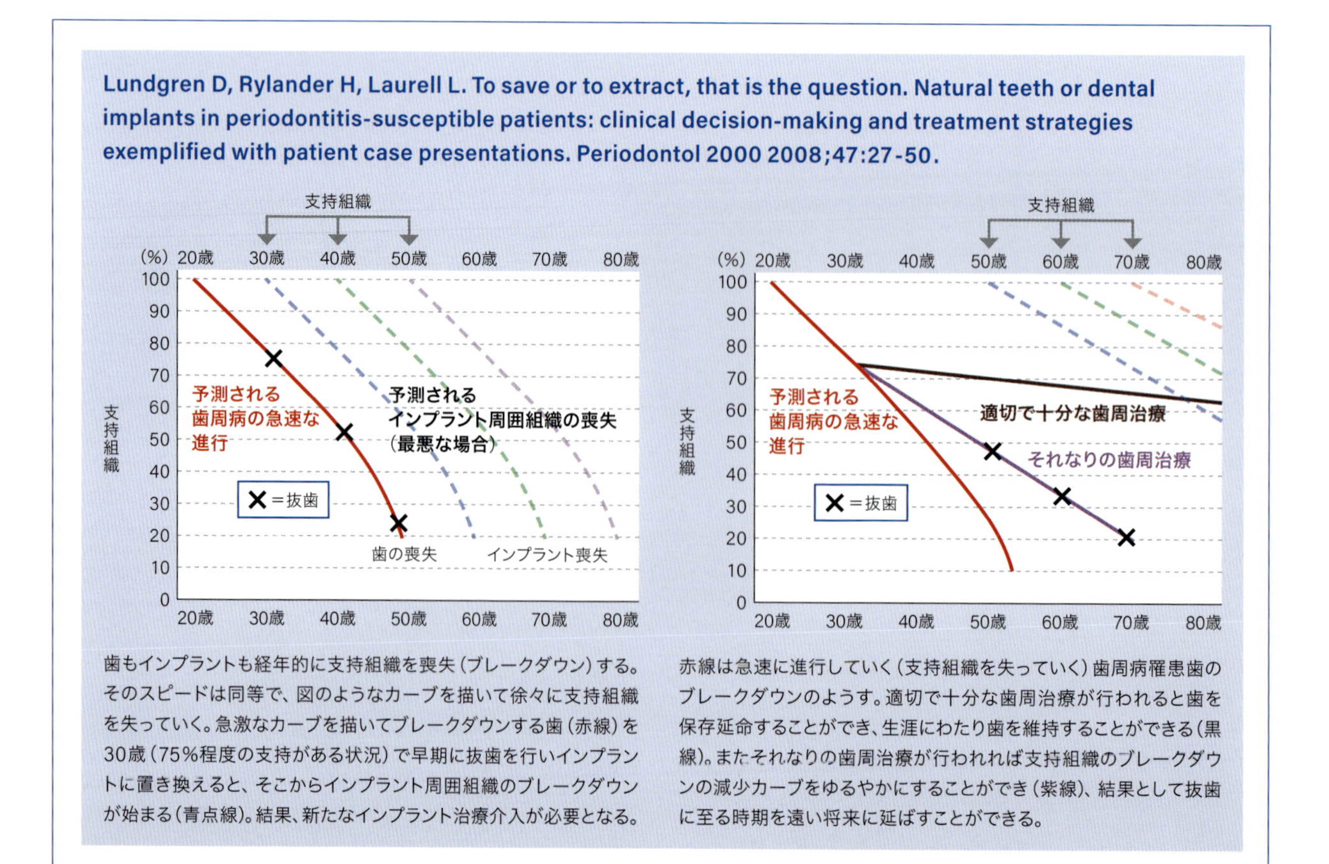

図9 抜歯を先送りにして、インプラントの介入を遅らせることに意義がある。

います（**図9**）。ですから、深い歯周ポケットがあったとしても、患者さんの年齢や生活背景、意思によっては積極的な介入にて保存を試みる価値はありますし（**水上症例7**）、たとえ根尖付近にまで骨吸収を来していたとしても、さらに細かい評価を行って、部位や状況によっては治療にチャレンジすることも重要ではないかと思います（**水上症例8**）。

長谷川 **長谷川症例1**は、まさにそんなエンドペリオ症例だと思います。このエックス線写真を見たら、若い先生ならすぐに抜歯だと判断すると思います。ですが、CTでよくみると、わずかに口蓋に骨が残っています。ということは、強い炎症とともに骨のミネラルが飛んでいて透過像になっているだけかもしれません。そこで、「エンドファースト」ということでまず根管治療を行い、その後歯周基本治療をしっかりと行いました。3年ほど経過を追っているのですが、だいぶ落ち着いてきています。

もしこの歯をすぐに抜歯してしまったら、インプラントをするにもなかなか難しいと思います。しかし現在は、槽間中隔の骨もある程度落ち着いているので、今であればインプラントも良好な予後が期待できるでしょう。こういう症例を経験すると、ホープレスと思いがちな症例も、1回がんばってみる価値があるかと思います。

水上 エンドペリオ病変はぱっと見た目は本当に派手で、どう見ても抜歯と思いがちですが、「エンドをす

水上症例7 適切な介入とメインテナンスにより、深い歯周ポケットを有する歯の保存を行った症例

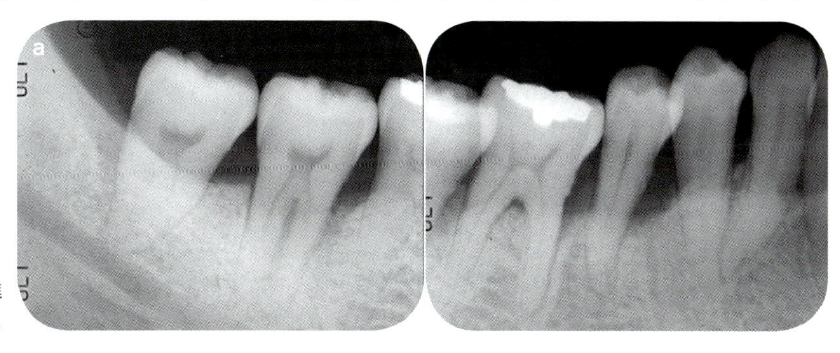

水上症例7a
術前の右側下顎臼歯部のデンタルエックス線写真。進行した骨吸収を認める。7┐は保存が困難と思われた。

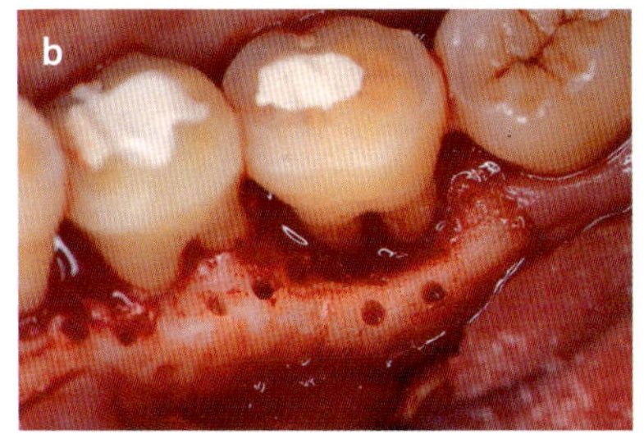
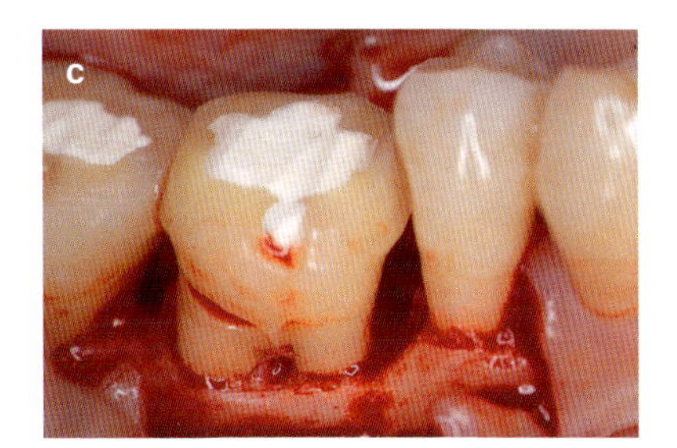
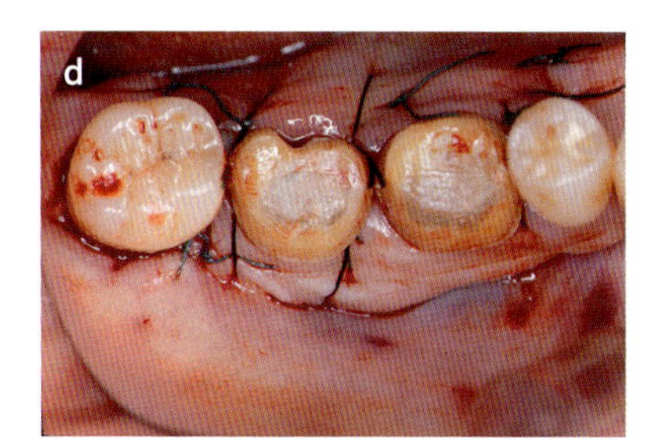

水上症例7b～d　歯周外科時。オープンフラップキュレッタージを適応し、舌側の骨欠損に骨移植を行った。

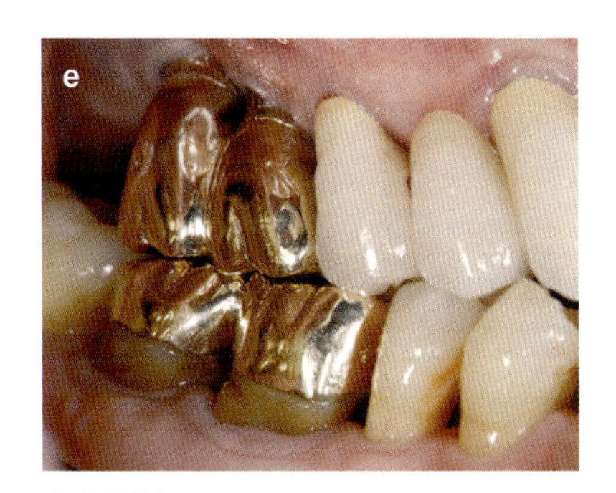

水上症例7e
治療後20年が経過。右側上顎臼歯には
インプラントが植立されている。

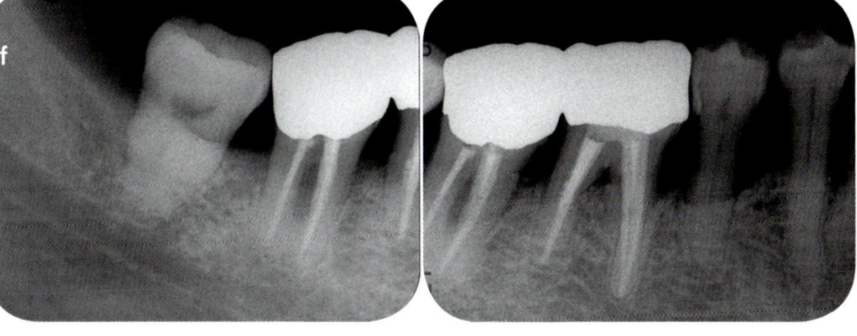
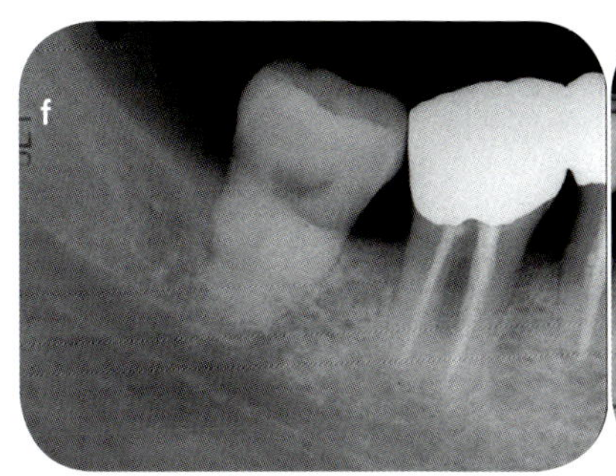

水上症例7f
メインテナンス時（初診から22年後）のデンタルエックス線写真。
当初はここまで保存できるとは思っていなかった。

水上症例8　根尖を越える骨吸収を来した歯の保存を行った症例

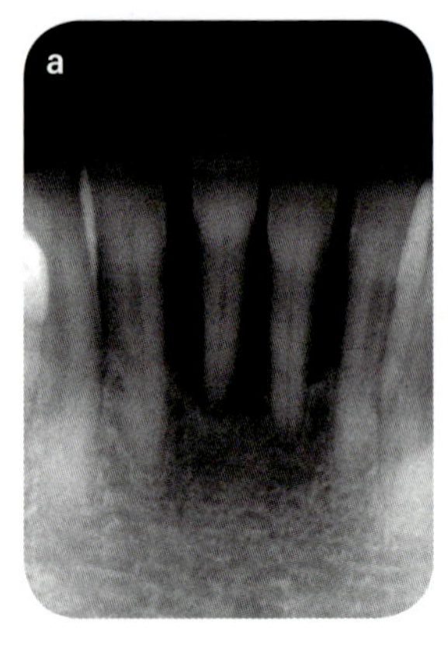

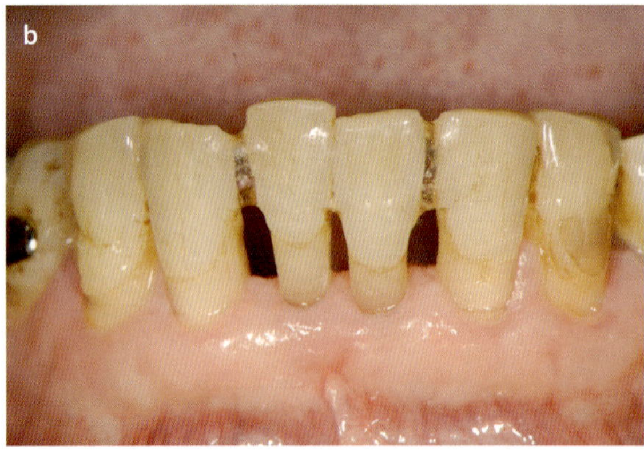

水上症例8a、b
$\overline{1|}$に根尖まで及ぶ骨吸収を認める。歯周ポケットは6mm、BOP＋、動揺度も2度。

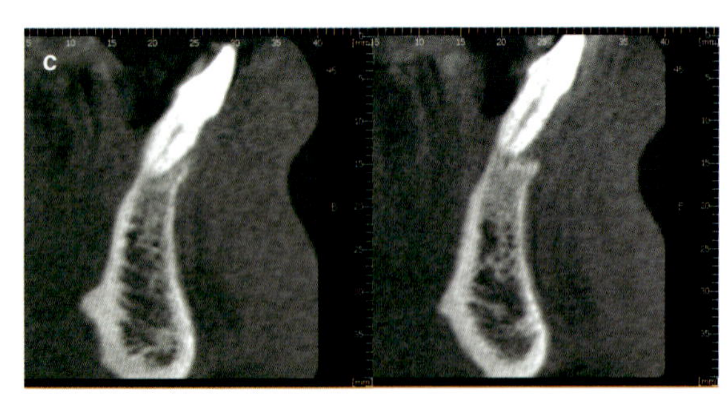

水上症例8c
同部位のCBCT画像では舌側骨壁の存在を確認できたことから、唇側からのアプローチで再生療法を行うこととした。デンタルエックス線写真とCBCTとの違いに注意したい。

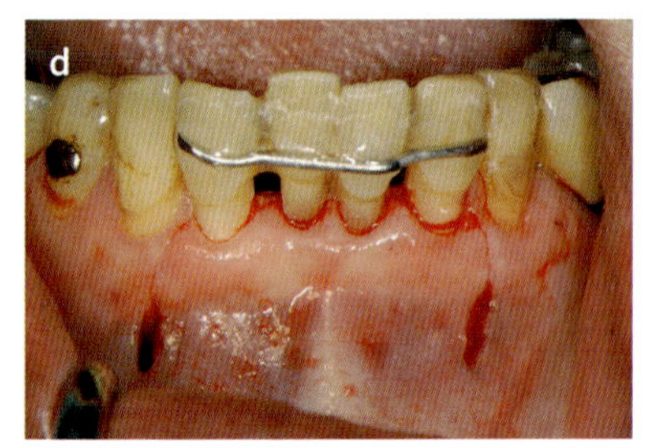

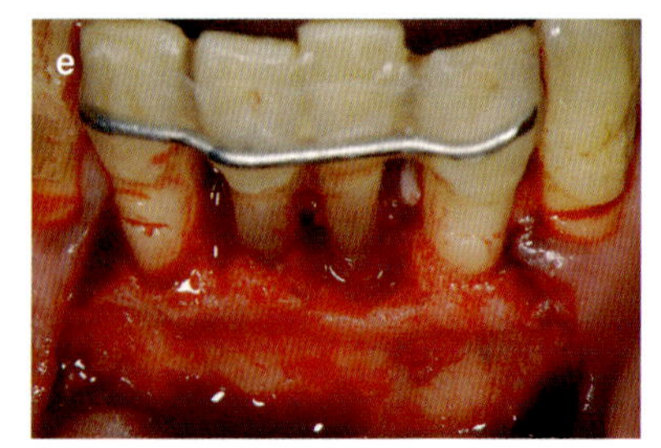

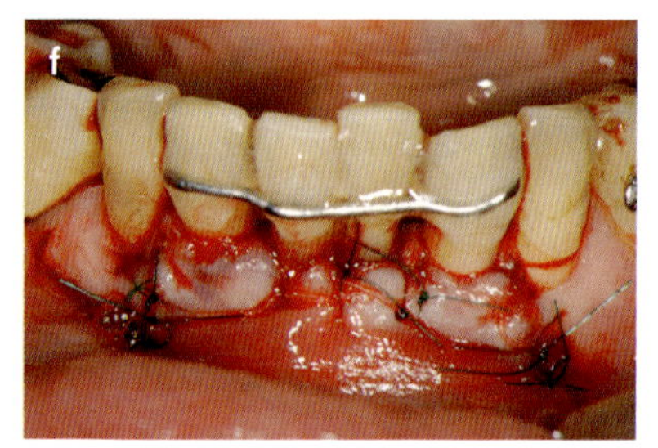

水上症例8d〜f　Single Flapによる切開を行い、減張切開を加え、エムドゲインと自家骨を併用した再生療法を行った。

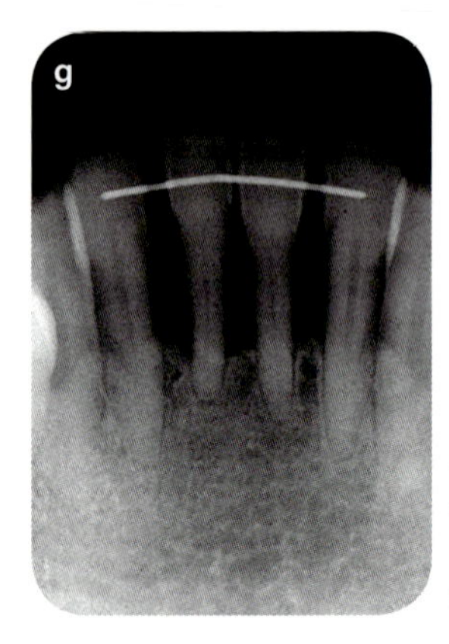

水上症例8g
術後約7年経過時。再生された骨も安定しているように思われる。歯周ポケットも2mm、動揺度も1度に落ち着いている。

れば治る」ということを知っていれば治癒に導くこともできますからね。同じように、根分岐部病変も印象やイメージ先行で「治せない」と思いがちです。

長谷川 根分岐部病変はなんでも抜髄して抜根すればいいというわけではなくて、程度によって再生療法が第一選択だったり、そのままの状態でメインテナンスしてくほうがいいといった選択肢がいっぱいあります。先程のアドバイザーではありませんが、私たちの経験からいろんな選択肢があることを若い先生たちに示していく必要があるなと感じます。

長谷川症例1　高度な骨吸収像を呈する上顎第二大臼歯のエンドペリオ症例に対し保存を行った症例

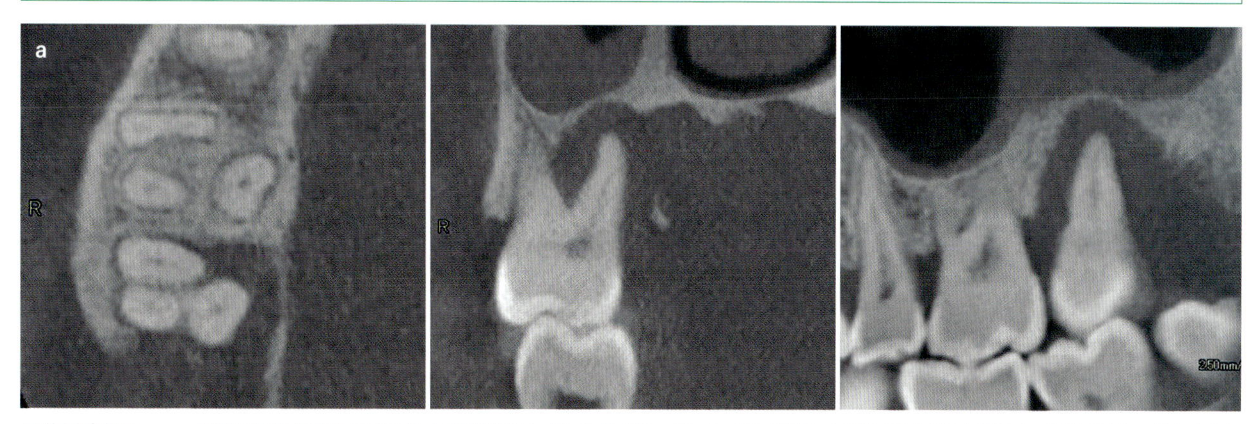

長谷川症例1a　高度な骨吸収像を呈するが、口蓋側にはわずかに骨が残っている。強い炎症により骨のミネラルが消失し、透過像として映し出されている可能性がある。

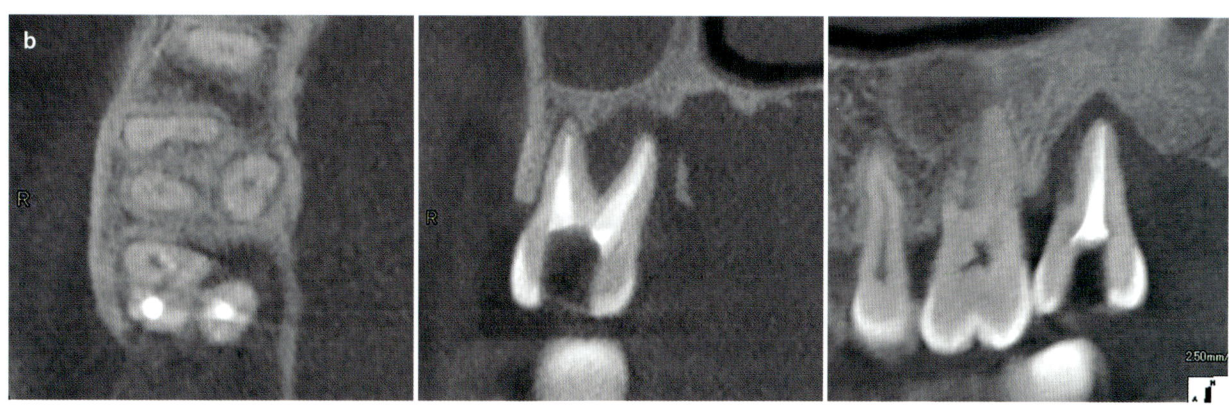

長谷川症例1b　バイタル反応はマイナスだったことからエンドペリオ病変と判断し、エンドペリオ病変の治療の原則である「エンドファースト」つまり根管治療を行い、その後歯周基本治療を行った。

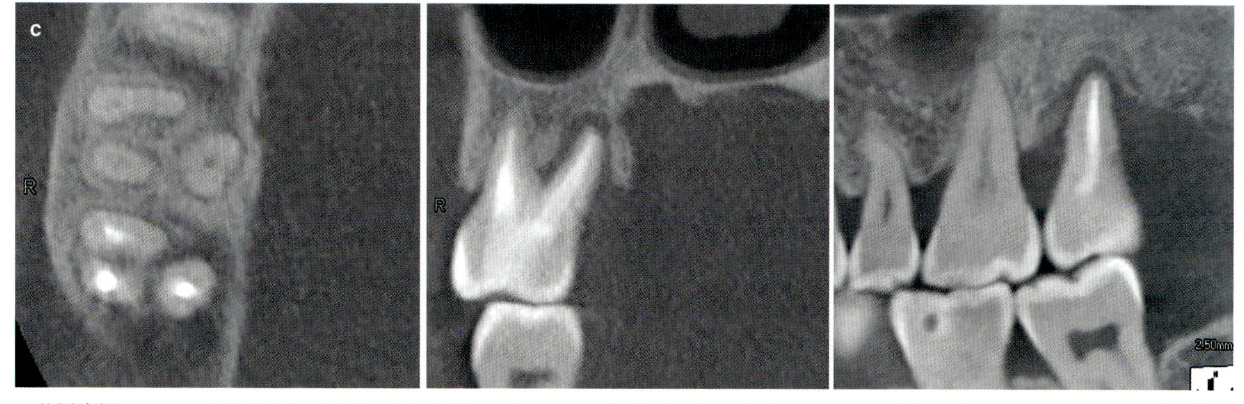

長谷川症例1c　3年後の状態。歯周基本治療を通じて、歯槽骨と上顎洞粘膜の肥厚も回復してきている。「ダメ」だと決めつけるのではなく、「可能性」を信じてトライする勇気が必要であり、その努力が歯周基本治療には大切である。

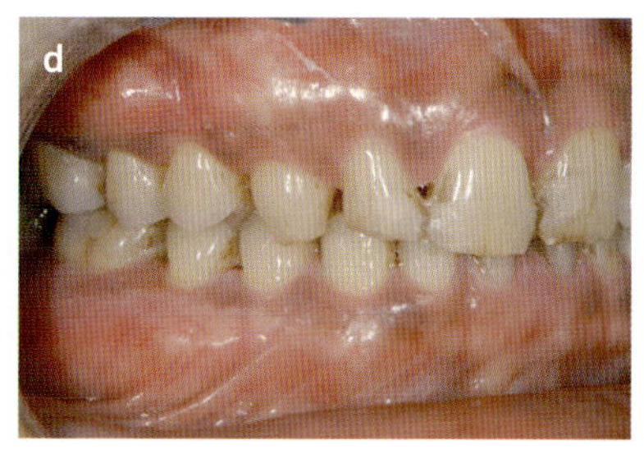

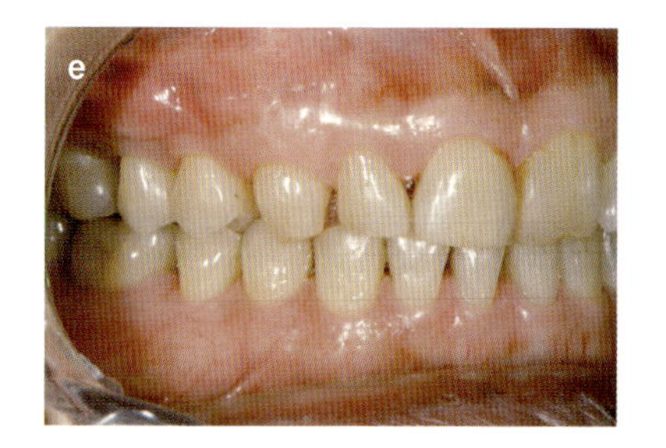

長谷川症例1d、e
初診時の状態（**d**）と術後約4年経過時の口腔内写真（**e**）。禁煙指導が成功したことにより、歯肉の色つやが健全な状態までに回復している。栄養指導をも含めた歯周基本治療は奥が深く、やりがいのある治療である。

思い込みの歯科医療⑤ 過去の経験や失敗からの思い込み

水上 最後に、過去の経験や失敗からの思い込みについてです。単純に過去の失敗に縛られてしまい、「できない」と思いこんでしまうことなどですね。若い先生が新しいマテリアルにパッと飛びついて、失敗して、「このマテリアルはよくない」と決めつけてしまう、とか。

長谷川 こういう思い込みはマイナスの連鎖になってしまうから、できれば避けたいことですよね。

水上 これは経験豊富な歯科医師でも起こりうることです。たとえば、非外科におけるエムドゲインの適応については、「予後が悪い」ということが統計的に示されていますし、臨床実感としても効果を感じることはあまりなかったと思います。ですから、「非外科でエムドゲイン」に対して否定的な意見が多かった。しかし最近、マイクロスコープを活用するといった適切な環境下で操作を行ったあとにエムドゲインを適応したら、これまでと違う結果が出る可能性を示唆する論文が出てきました（**図10**）。つまり、過去と現在では状況も環境も変わっていて、できないこともできるようになってきたわけです。

長谷川 過去の失敗や統計を参考にして保守的な選択をすることも大切ですが、現在の技術を駆使して、術式を改良してチャレンジする精神も不可欠、ということですね。

水上 もしこれが本当に効果を示すならば、超高齢社会の福音になる可能性があります。高齢者や有病者で手術ができない人、部位的に器具が届きにくくて外科手術が無理な人など、さまざまな人がいますからね。

Aimetti M, Ferrarotti F, Mariani G, Fratini A, Giraudi M, Romano F. Enamel Matrix Derivative Proteins in Combination with a Flapless Approach for Periodontal Regeneration of Intrabony Defects: A 2-Year Prospective Case Series. Int J Periodontics Restorative Dent 2016;36(6):797-805.

最低6か月以上の歯周基本治療（SRP含む）後、6mm以上のPD、3mm以上の骨内欠損が少なくとも1か所存在する11名の患者に対し、マイクロスコープ下でのSRPとEMDの塗布を行い、12か月、24か月後に評価した。すべての欠損で良好な結果を示し、特に前歯部では完全にポケットが除去された。

24か月後の結果	
プロービング値	3.6±1.1
アタッチメントレベル	3.2±1.3
歯肉退縮	−0.4±0.8
骨内欠損深さ	2.7±1.3

図10
従来の論文（Gutierrez MA, 2003、Mombelli A, 2005、Sculean A, 2005）では、非外科でのエムドゲインの適応はSRP単独に比べて臨床的な利益はないとされていたが、マイクロスコープ下での処置では効果が期待できることが示された。

7 おわりに 思い込みの歯科医療から脱却するために

水上 ここまで歯科医療における「思い込み」についてディスカッションしてきましたが、もっとも大事なことは「どうやって思い込みの歯科医療から脱却するか」です。長谷川先生とのディスカッションから、私は**図11**に示す4つがポイントになるかと考えました。長谷川先生、いかがでしょうか？

長谷川 おっしゃるとおり、これまでの話をまとめるとこの4つに集約できそうですね。

❶バランス感覚を持つこと
❷同業者の意見を聞く・情報を収集する
❸批判的な目でみる
❹新たな可能性を模索する

図11
「思い込みの歯科医療」から脱却するためのポイント。

1. バランス感覚を持つ

長谷川 バランス感覚については、先ほど水上先生がおっしゃったように状況に応じて柔軟に対応していく姿勢が大切だと思います。

水上 自分の専門分野に偏らず、広い視野から検討することが、長期戦の歯科医療には欠かせないですからね。

長谷川 最近、長いおつきあいをしていた患者さんが高齢化することによって生じる「別れ」が多々あるなかで、「DENTIST」の意味を考えることがよくあるんです。

みなさんもご存知のとおりDENTISTの語源はラテン語の「歯」を意味するDENSと「専門家」を意味するISTが合わさったもので、意味するところは「歯の専門家」つまり歯医者です。しかし最近、SNSでDENTISTを「D=Doctor、EN=Engineer、TIST＝Artist」と表現した投稿に出会い、むしろこっちのほうが現状に即しているんじゃないかって思うようになりました（**図12**）。

たとえば、先ほど「若い頃はアイディアルプランを考えがち」と言いましたが、それはDENTIST 7文字のうちの6文字、つまり技術面と審美面に軸足をおいたENTISTの要素が色濃く出てしまうからなんですね。「複雑に崩壊した口腔内をきれいに治療する」という、EngineerとArtistの心をくすぐる魅力です。しかし、このままではD、つまり医師としての視点が欠けており、患者さん不在の歯科医療になってしまう可能性がある。Dを取り戻すためには、技術ばかりに走ることなく、臨床検査の導入や「少しずつ介入」のように「患者さんのためにどうしたらよいか」を常に考える歯科医療を行うことが大事だと思うんです。

水上 つまり、バランス感覚に長けてはじめてDENTISTになると。

長谷川 そうなんです。ラーニングステージを登る過程ではENTISTばかりが強調されてしまう恐れがありますが、一人前の歯科医師として自立するためには、いずれDENTISTにならなければならない。

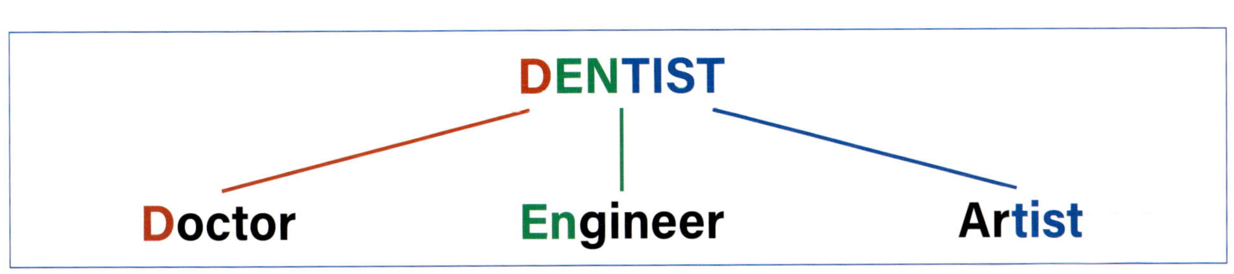

図12 長谷川がSNSで出会ったDENTISTの新解釈。

もちろん、患者さんの求める歯科医療によってDENTISTの3要素に強弱が出ることもあるでしょう。実際、患者さんが若い頃はENTISTを強調したほうがいいこともあるし、20年30年とお付き合いしていくと、患者さんの高齢化に伴いDENの要素が強くなってくると感じます(**長谷川症例2**)。

長谷川症例2 長谷川にDENTISTの意味を再認識させた26年経過症例

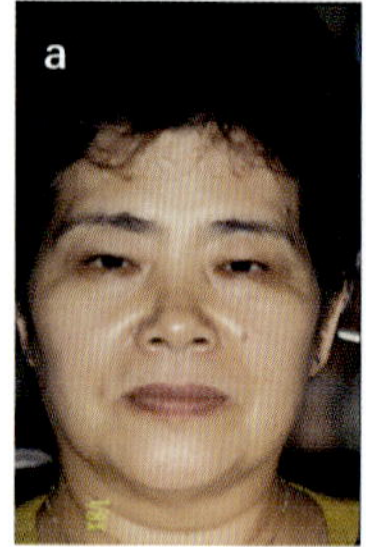
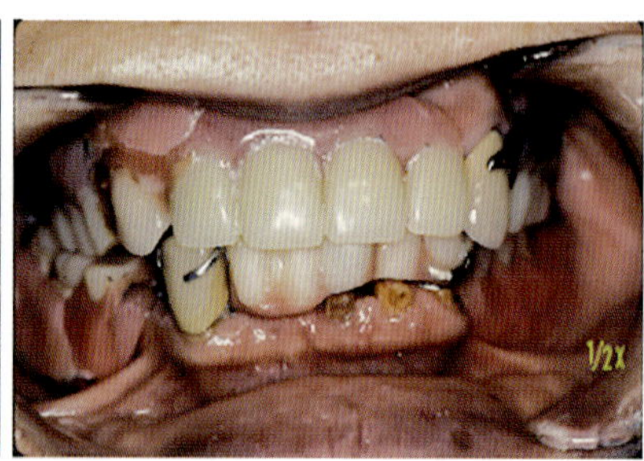

長谷川症例2a
初診来院時(53歳)。筆者が卒業して4年目に来院した患者である。ENTISTとして咬合再構成に挑戦し、「歯の保存」を第一に考えた戦術で対応した。

DENTISTとしての治療

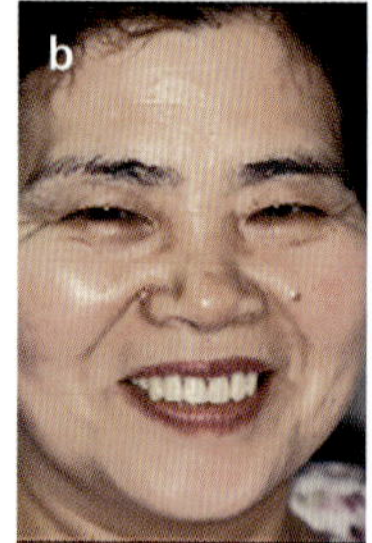
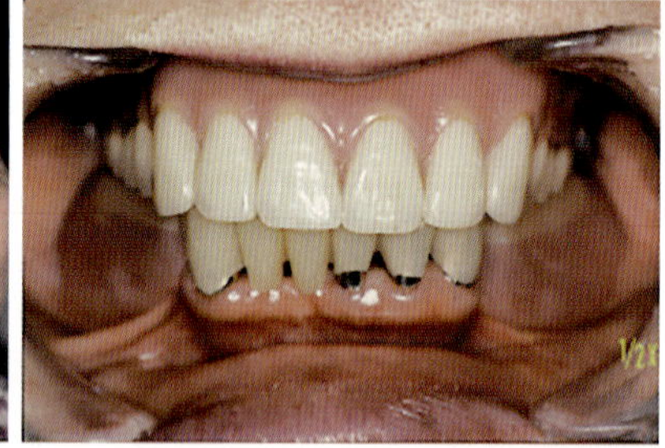

長谷川症例2b
上顎総義歯完成時(54歳)。Engineerの仕事として機能性を高め、Artistの仕事として審美性を高めた総義歯を製作した。

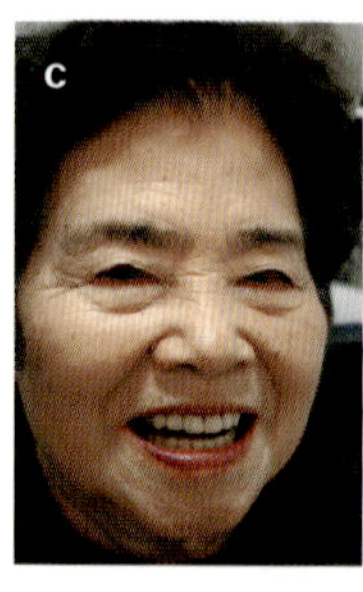
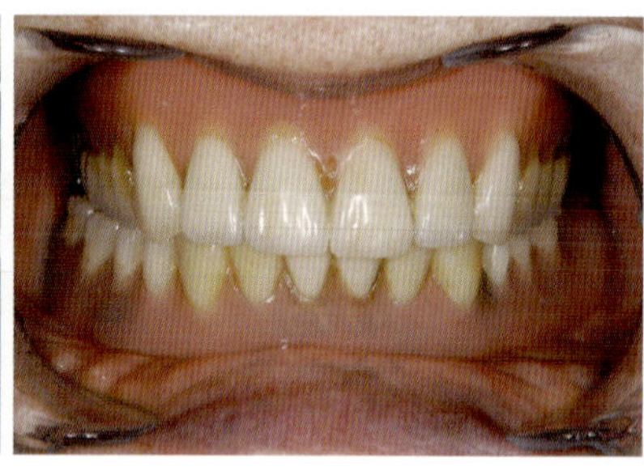

長谷川症例2c
術後25年経過時(79歳)。下顎はインプラント修復へと移行したが、上顎総義歯は一度もリベースすることなく維持されていた。しかし、「膝が痛くて、歯科医院に通うのが大変」とのことで、転院も考えられていた。

DENTISTとしての治療

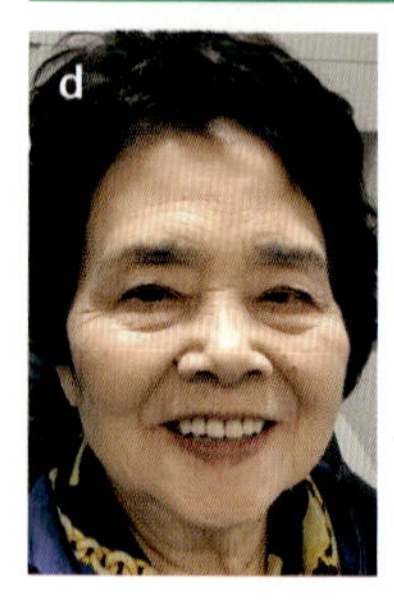

長谷川症例2d
術後26年経過時(80歳)。上顎総義歯の臼歯部人工歯が欠け「噛めない」とのことで、娘に連れられて来院。前回来院から半年しか経過していないにもかかわらず、急激に痩せたようすに驚いた。Doctorとして時間をかけた修復は不可能と判断し、Engineerとして即日で義歯を噛めるように修理した。実はこの時、すでにステージ4の膵臓がんであり、4か月後に他界。娘によると、「最後まで口から食べることができた」とのことであった。高齢者における歯科治療は「一期一会」の想いで対応することが大切であると痛感している。

2. 同業者の意見を聞く・情報を収集する

長谷川 これはバランス感覚を養うためにも欠かせないことですよね。

水上 セミナーやスタディグループに参加することで、視野を広げることはもちろん、常に自分を省みて修正する機会を設けることが必要だと思います。先ほどのアドバイザー的な存在に出会う場面ですよね。

最近、スタディグループがいっぱい増えてきて、それらの交流が活発になってきているのはいい傾向かと思います。「○○グループはインプラントに強い」「△△グループはペリオでこんなことをしている」といった情報交換がなされることで、どんどん視野は広がっていきますから。

長谷川 先述した歯科歯科連携のように、ネットワークが広がると患者さんの紹介もしやすくなりますからね。

私は患者さんが転院すると決まったら、すべての資料を次の歯科医院にお渡ししているんです。資料は患者さんのものですし、何よりも転院先の先生の役に立てばいいからです。しかし現状は、お互い面識のないまま患者さんが引き継がれていくため、転院先がどんな歯科医療をしているのかまったくわからず、正直なところ不安も感じています。

水上 スタディグループ内での「縦の関係」からスタディグループ間の「横のつながり」へと関係性が拡大しているのは、そういった意味でも大切にしていきたいことですね。

3. 批判的な目でみる

長谷川 これもとても大切なことですね。歯科界では「今日の常識が明日の非常識」になることがいっぱいありますから。私も講演中に、「私の話を批判的にみてください」って何度も言うようにしています。

水上 すばらしい！それはとても勇気がいることですね。私もそうですが、派手なパフォーマンスや饒舌な話ぶりについつい影響を受けてしまいます。後でよく考えてみると意外に矛盾点に気づくこともしばしばです。

長谷川 また、エビデンスとして定着している考えかたについても、それを鵜呑みにするのではなく、自分で考えてみることが大切だと思います。

私ごとですが、実はいま垂直性骨欠損の成り立ちについて考えているんです。さまざまな書籍を読んでいると、「歯周病の進行には炎症が強く関与していて、垂直性骨欠損は咬合圧や外傷によっては生じない」といった記述をよく見ます。しかし、**長谷川症例3**のように炎症だけではなく力の影響を強く感じさせる症例に何度も出会うと、必ずしも「垂直性骨欠損≠力」と言い切ることはできないんじゃないかなと。

水上 こういったケースは、いろいろ考えさせられますよね。ベースには絶対に炎症があるでしょうが、外傷のこともやはり考慮すべきだと思います。リンデも、力を共同破壊因子としていますからね。

長谷川 「エビデンスを疑え！」とまでは言いませんが、杓子定規に「力は関与しない」と判断するのではなく、個々の欠損に対しその成り立ちを考えることが大事だと思います。

水上 ところで**長谷川症例3**は、将来的に固定は続けられる予定ですか？

長谷川 そうですね。縁上で連結しようと考えています。

水上 私もそのような選択をすると思います。

咬合性外傷については結論も出ていませんし、それを取り扱う研究者も少なくなっているので、今後新たな研究結果が出る可能性は低いかもしれません。しかし、ヒトを対象とした臨床研究は増えてきているので、ひょっとしたら咬合性外傷にもパラダイムシフトが起こるかもしれないですね。

長谷川症例3　垂直性骨欠損の成り立ちとして力の関与も考慮したほうがよいのではと考えた症例

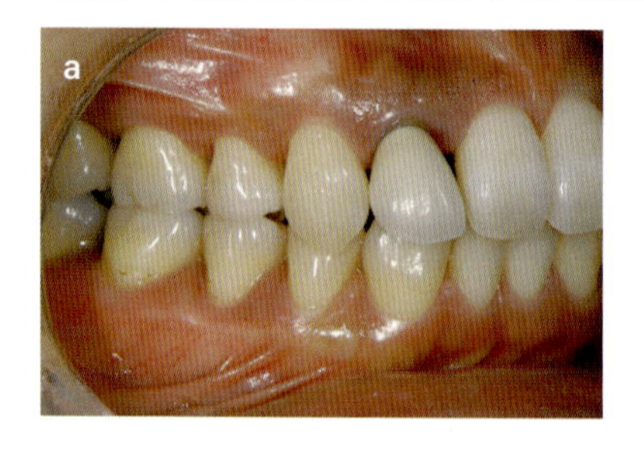

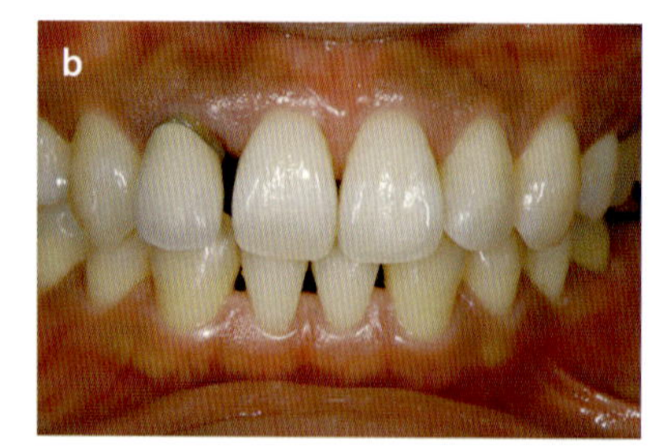

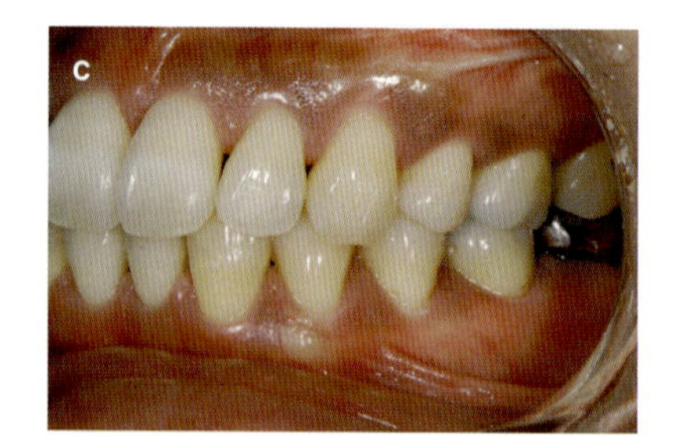

d

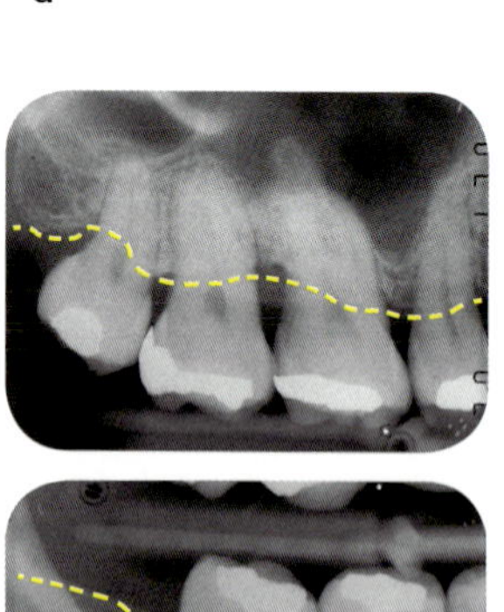

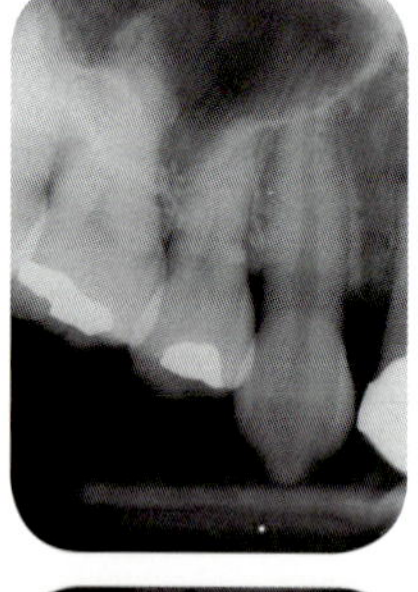

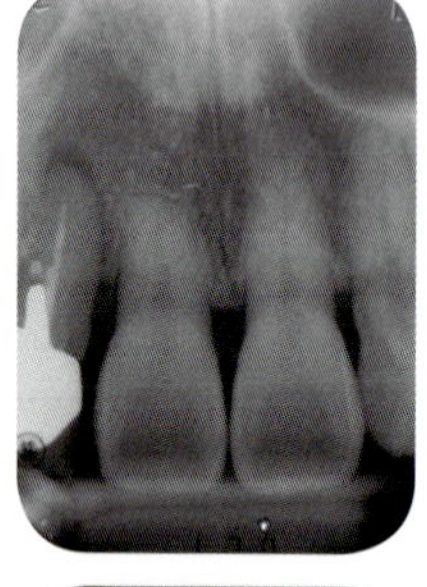

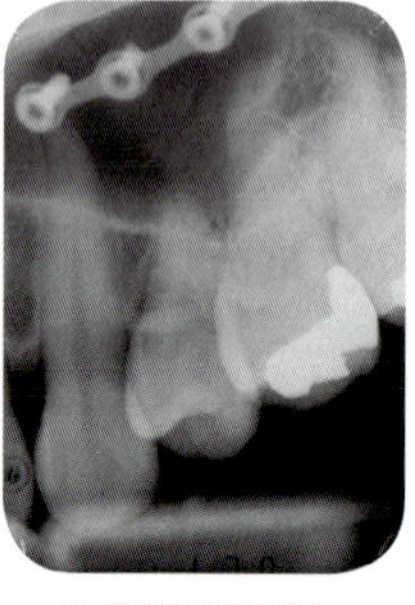

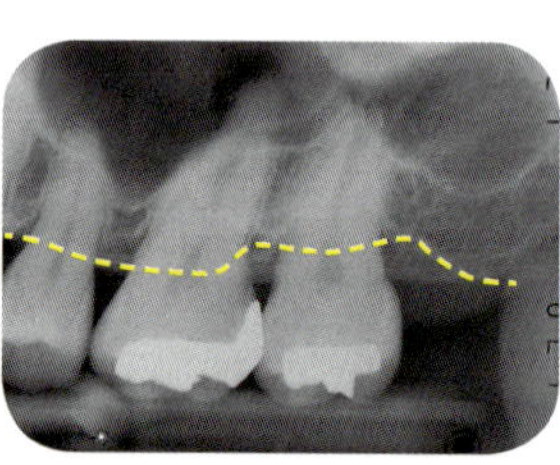

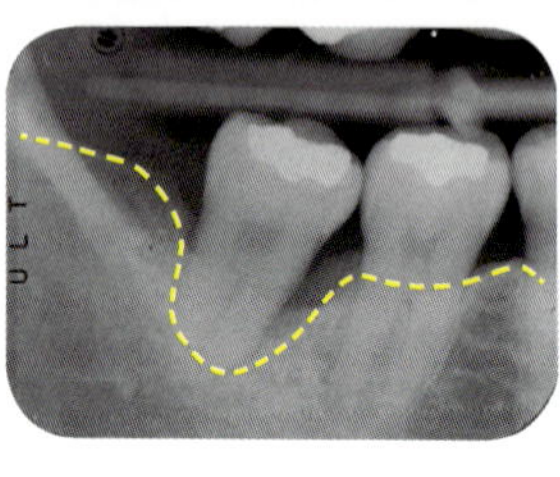

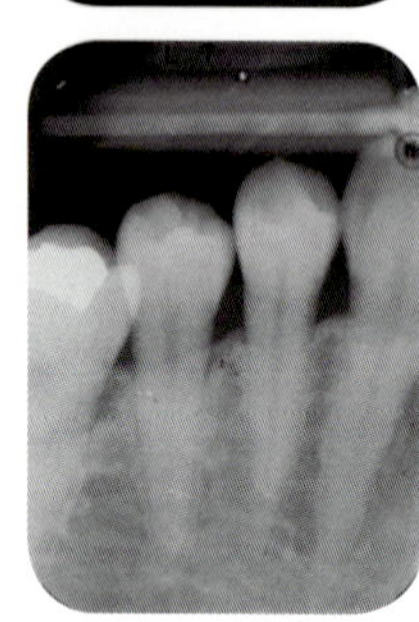

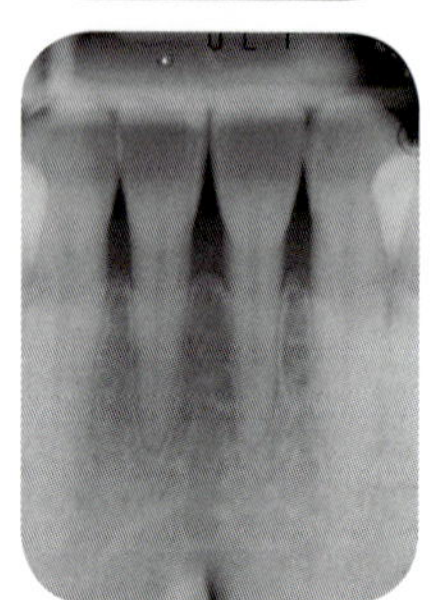

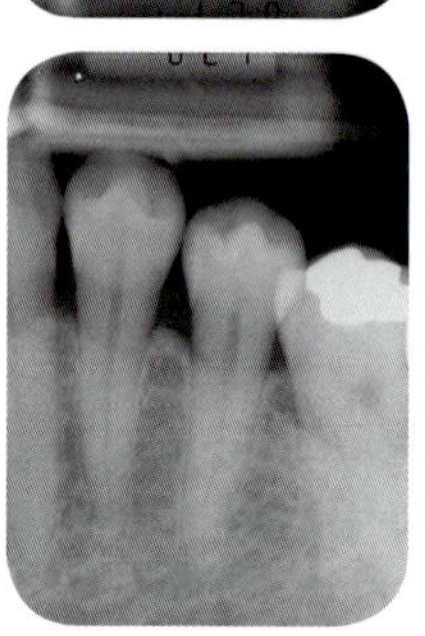

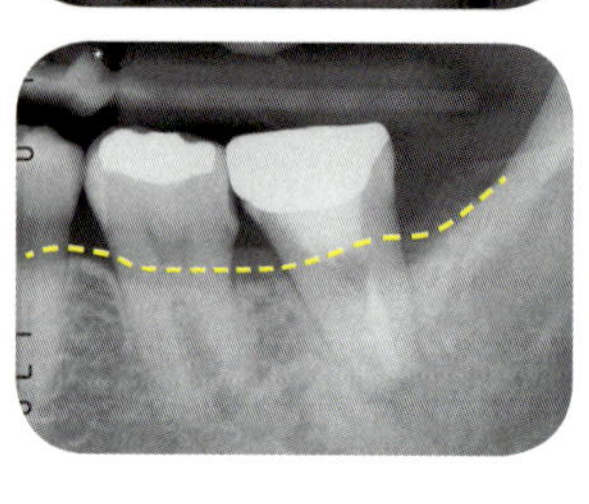

長谷川症例3 a〜d　40歳女性。初診来院時の口腔内写真とデンタルエックス線写真。歯周病原細菌検査では*P. g.*菌が0.026％（遺伝子多型は4型／発症リスクは14倍）が検出された。歯槽骨をトレースすると、下顎右側臼歯部にのみ深い垂直性骨欠損を認めた。

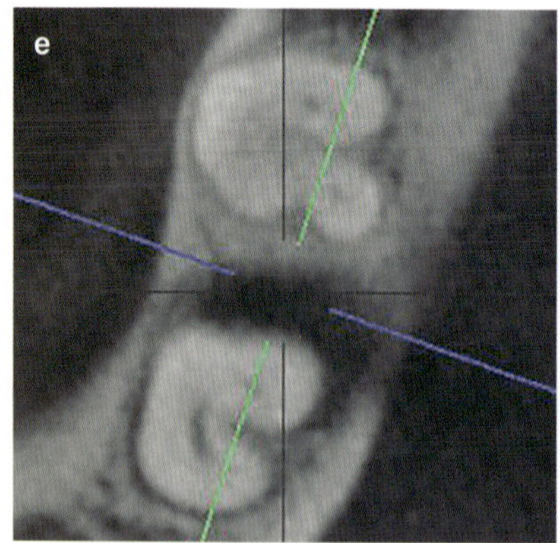

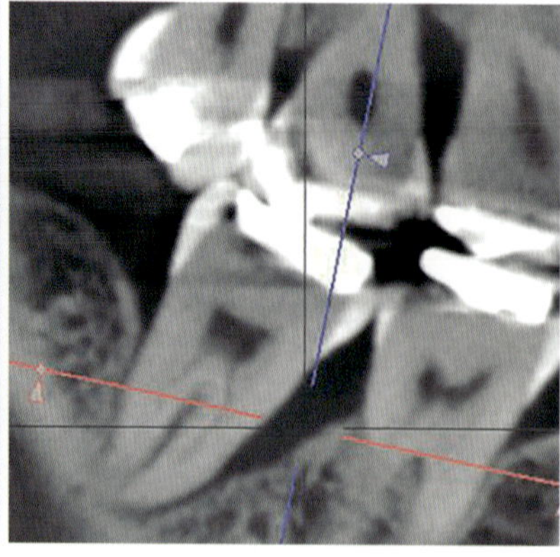

長谷川症例3 e
下顎左側臼歯部のCT画像。第三大臼歯があることで前方運動時に滑走することから、垂直性骨欠損の成り立ちには外傷も影響するのでは、と考えた。

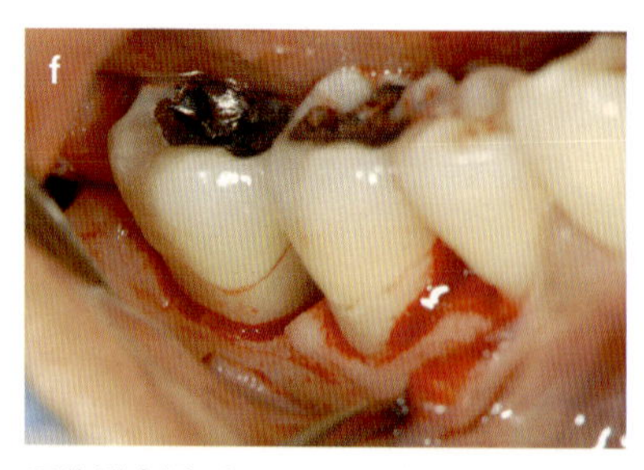

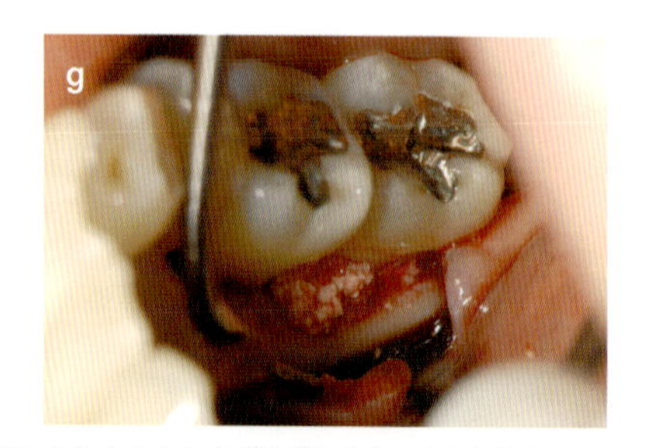

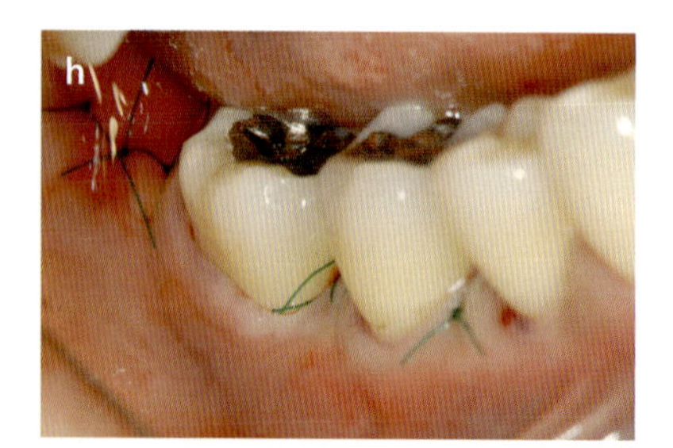

長谷川症例3f〜h　入念な歯周基本治療を行ったにもかかわらず改善しなかったことから、エムドゲインと自家骨由来の骨補填材を用いて再生療法を行った。

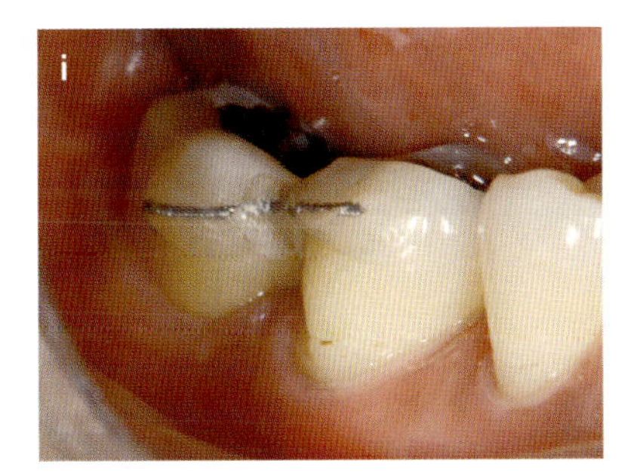

長谷川症例3i

術後13か月の状態。術直後からワイヤーによる固定を行っている。

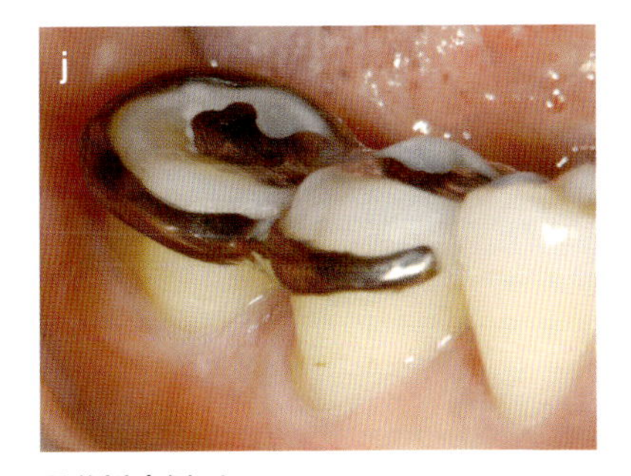

長谷川症例3j

術後19か月の状態。さらに強固なワイヤーによる固定に切り替えた。

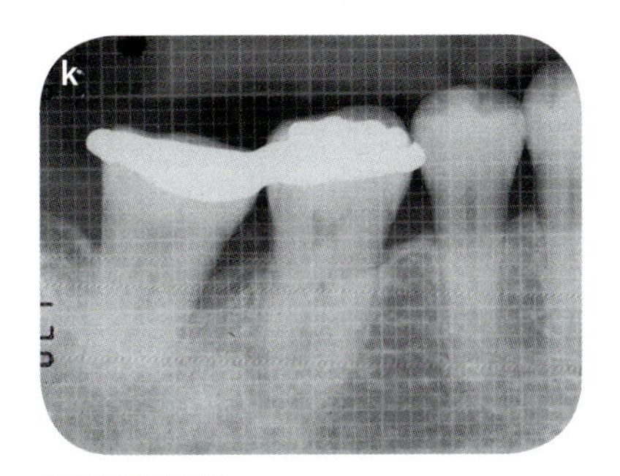

長谷川症例3k

術後19か月のデンタルエックス線写真。骨欠損は初診時に比較して回復しているようにみえるが……。

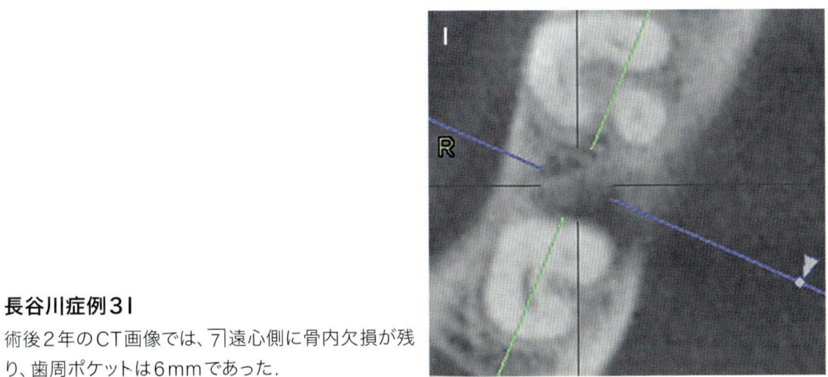

長谷川症例3l

術後２年のCT画像では、7┐遠心側に骨内欠損が残り、歯周ポケットは6mmであった.

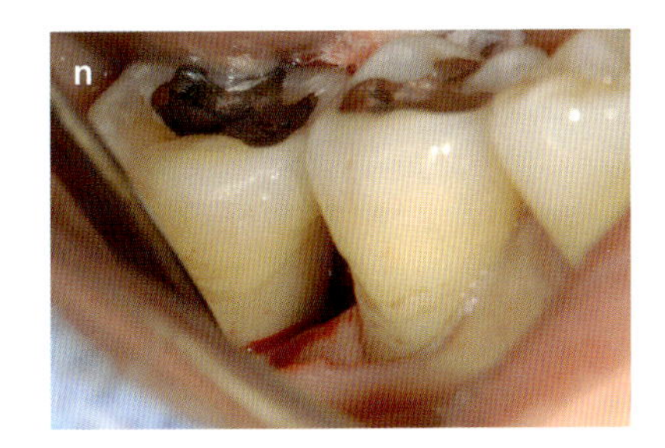

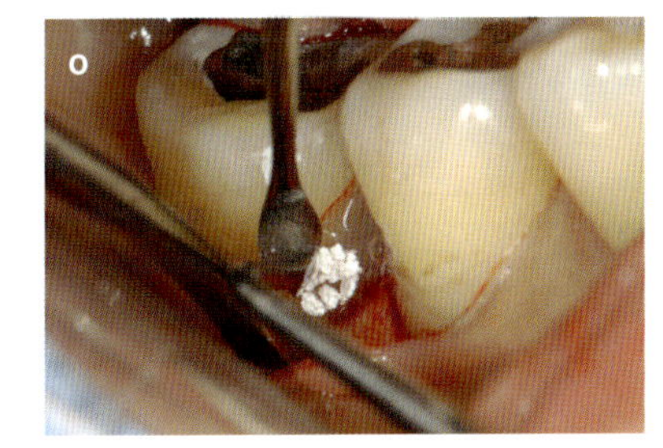

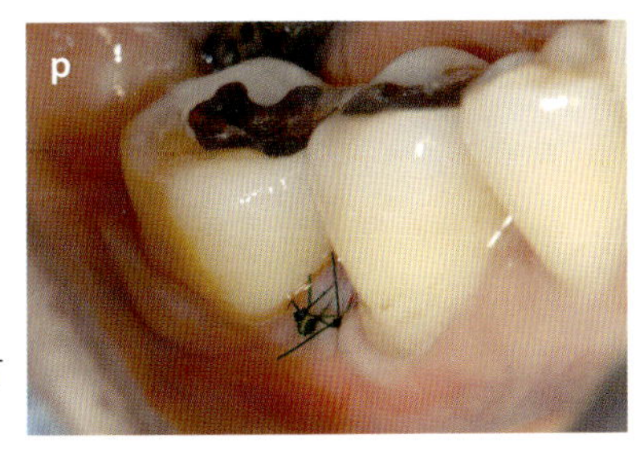

長谷川症例3m～q

一部に深い歯周ポケットが残存することから、MISTによる再生療法をもう一度行った。

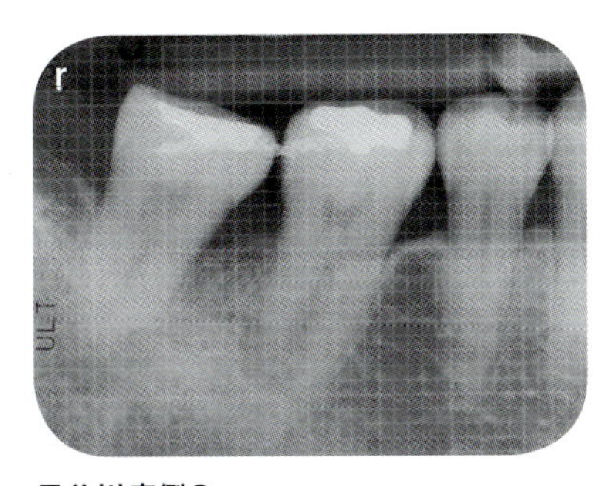

長谷川症例3r、s

再治療から6か月、初診から30か月経過時の状態。垂直性骨欠損はだいぶ回復した。

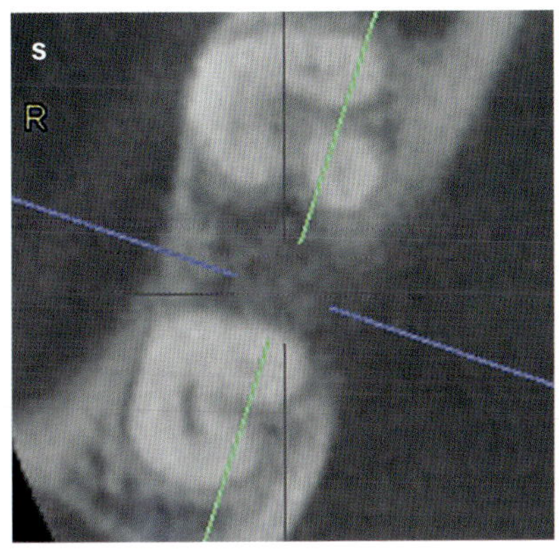

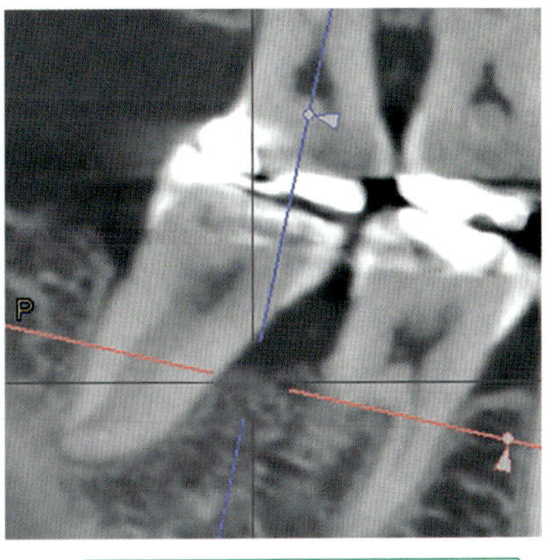

長谷川症例3は次ページに続く

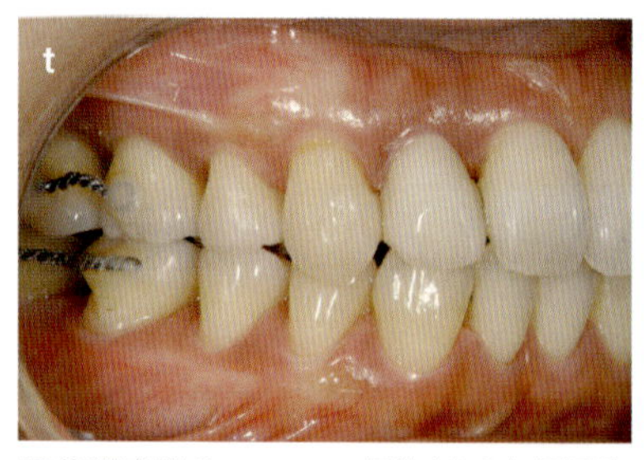
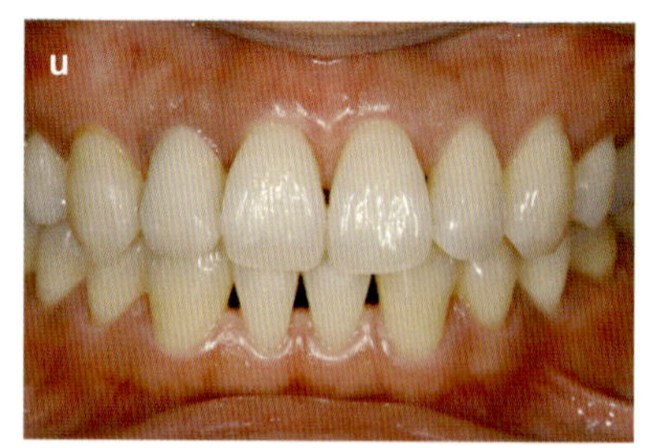
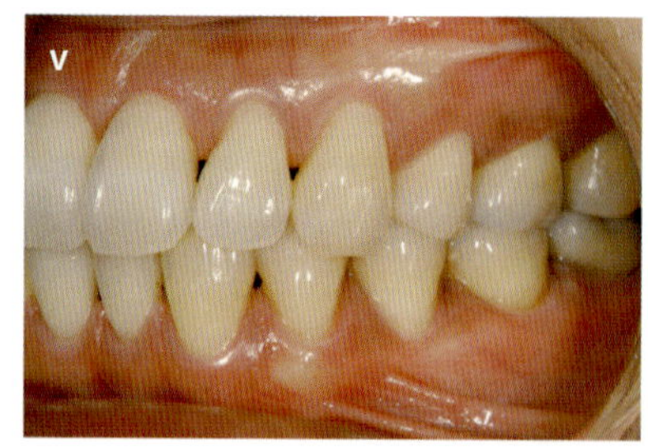

長谷川症例３t〜v 初診より３年経過時の口腔内写真。歯肉の色つやもほぼ回復し、良好に経過している。両側右側臼歯部は術直後から暫間固定を継続し、メインテナンスにて観察中である。

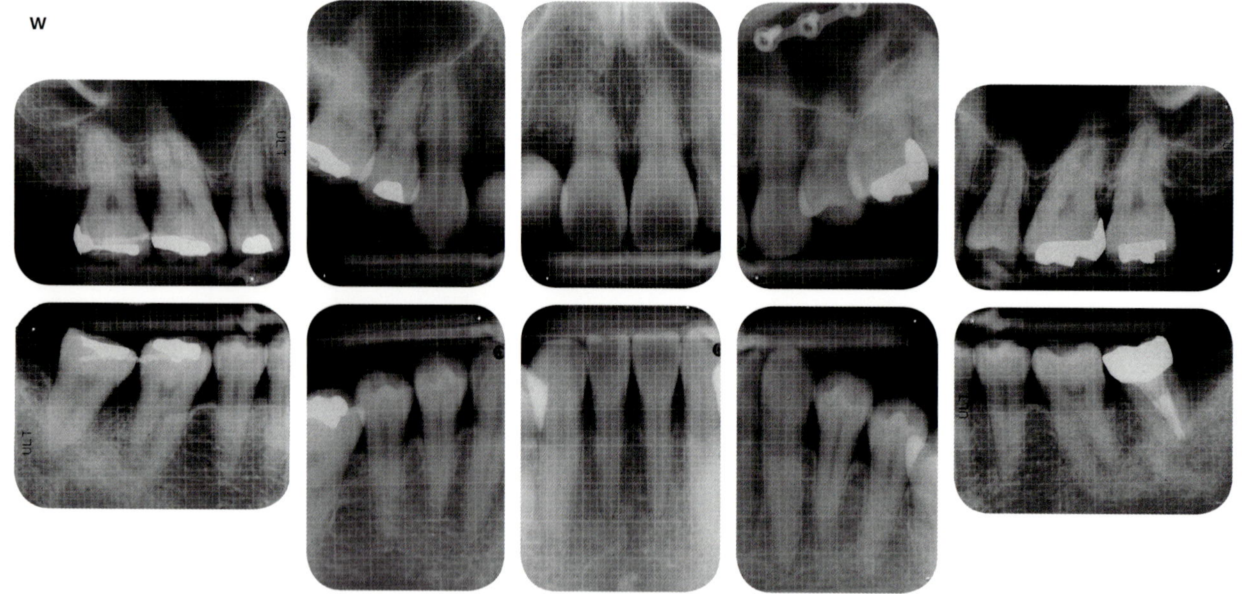

長谷川症例３w 初診より３年経過時のデンタルエックス線写真。両側の臼歯部には歯周外科処置を施し、全顎的に骨レベルは平坦化している。初診時に見られた骨内欠損はほぼ消失していることがわかる。

4. 新たな可能性を模索すること

水上 これは、技術革新が起こったり新しいマテリアルが発表されたりしたら、それを盲目的に信じるのではなく、「まず使ってみてから判断する」ということです。

長谷川 臨床では、数値データだけでなく感触や「手応え」も重要な要素ですからね。人の話を鵜呑みにするのではなく、自分の目で確認するほうがいい。

水上 非外科のエムドゲイン応用に関する論文が増えてきたと先ほど言いましたが、これも「新たな可能性を模索する」１つだと思います。

長谷川 そこで得られた臨床実感を、仲間と共有するといいですよね。

以前、抜歯した歯を骨移植材に変えるというAuto Tooth Boneという技術（**長谷川症例４**）を水上先生に紹介いただいて、それを２人で臨床応用したことがありましたよね。

水上 そうそう。まずは抜歯窩に応用して、ちゃんと骨ができているかどうか組織切片で確認して、「行けそうだ」と思った段階で仲間に報告する。そうするとだんだん輪が広がって、より具体的にどうなのかという確証が見えてくる。

これは「無謀になんでもやってよい」ということではありません。しかし、よりよいものを患者さんに提供していくことも我々歯科医師の使命の１つであることを考えると、新しい可能性を模索することも忘れてはいけない要素だと思います。

長谷川症例4　抜去した歯を骨移植材に変えるAuto Tooth Bone症例

長谷川症例4a、b
Auto Tooth Boneは、患者の同意のもと抜去予定歯を薬品にて処理後、専用の機械にて加工し、骨補填材にする技術である。この症例では、|4を抜歯し、その抜歯窩をAuto Tooth Boneにてリッジプリザベーションすることにした。

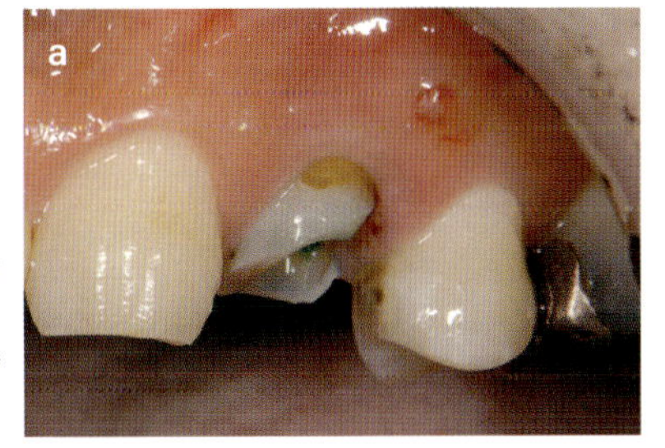

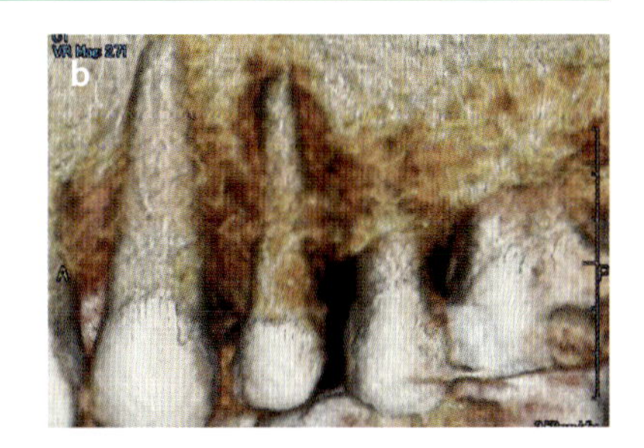

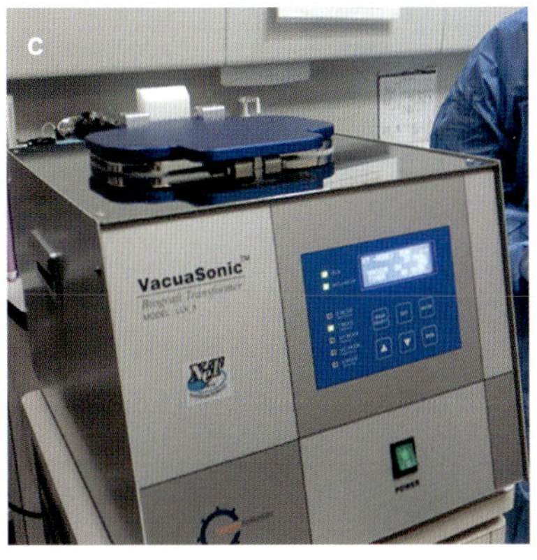

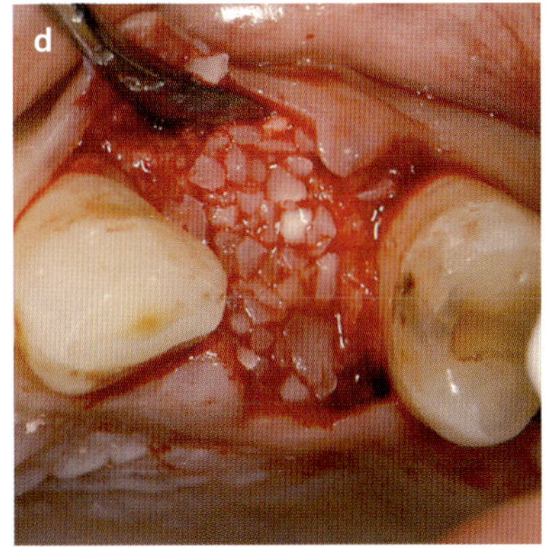

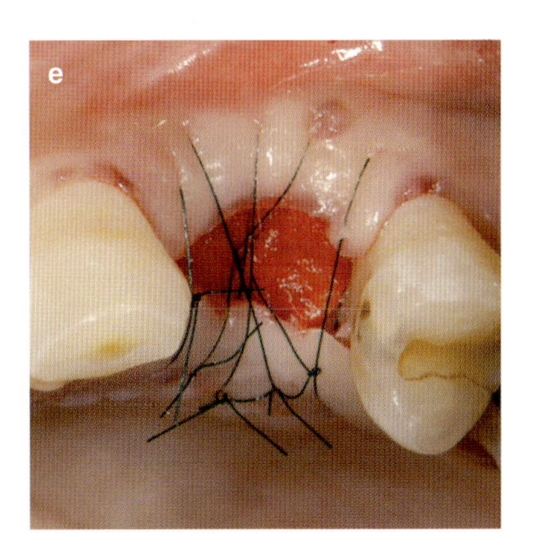

長谷川症例4c〜e　抜去歯を加工後、抜歯窩に填入し、吸収性膜にて覆い縫合する。

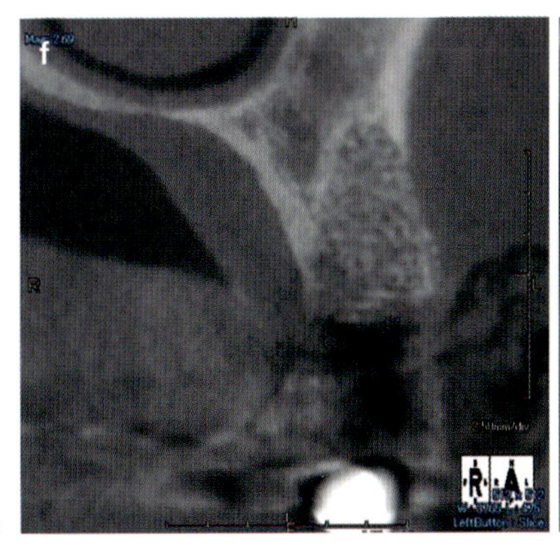

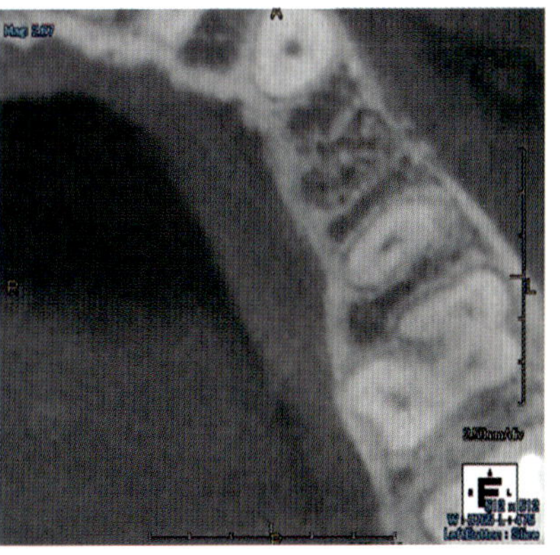

長谷川症例4f
術直後のCT画像。

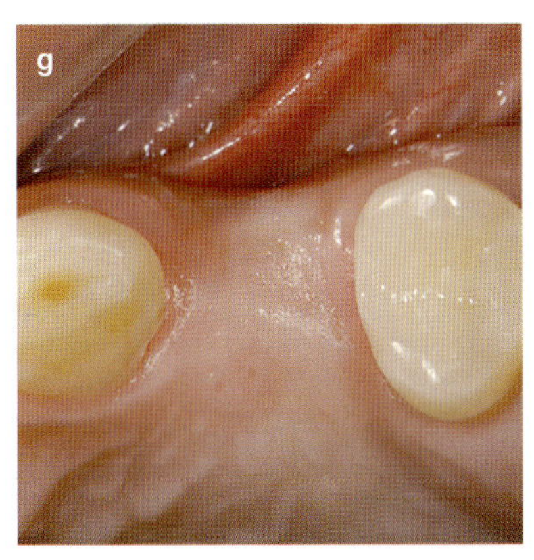

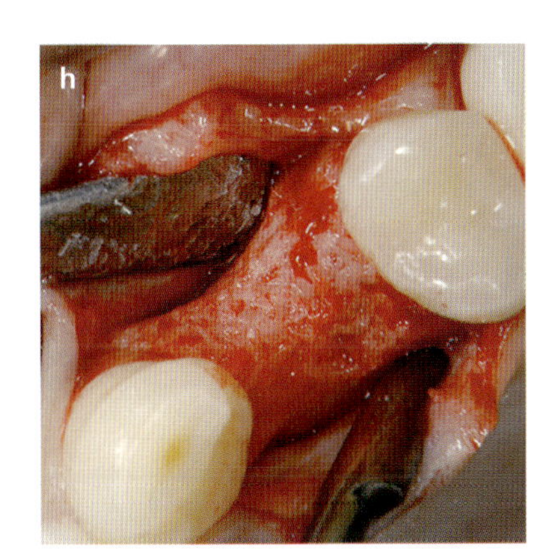

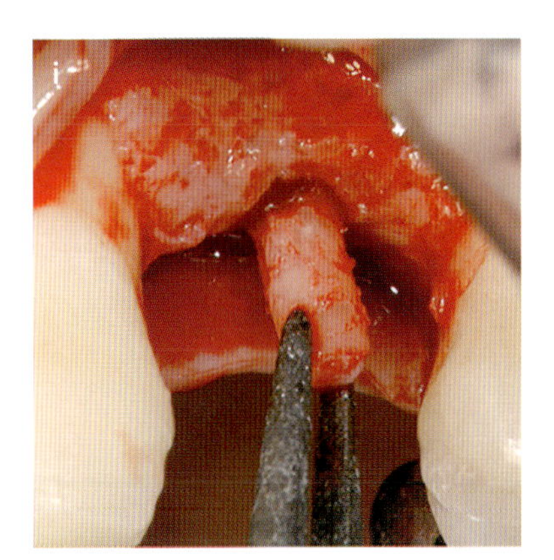

長谷川症例4g〜i　術後10か月経過時に、患者の同意のもと組織切片を採取し、病理検査を行った。

長谷川症例4は次ページに続く

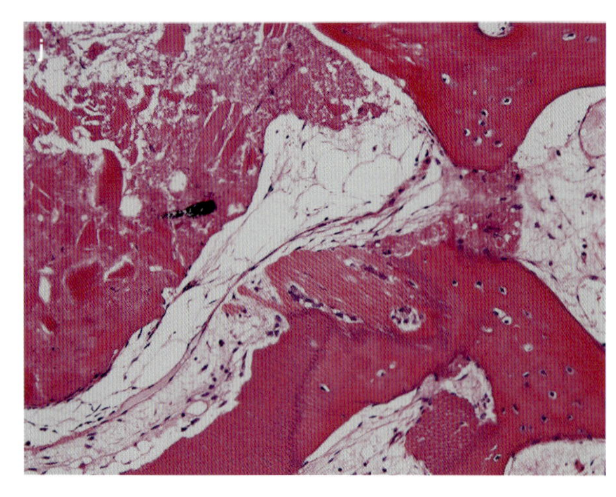

長谷川症例4j
病理医からは､｢骨小腔内に骨細胞を容れた層板構造の明瞭な骨組織周囲に連続して、象牙質やセメント質、好酸性硬組織の形成が観察されます。好酸性硬組織は、大小さまざまな片からなります。骨組織周囲には線維性結合組織が見られ、粗な膠原線維が錯綜し、リンパ球や形質細胞主体の炎症性細胞浸潤がわずかに認められます。｣との回答と､｢Bone Tissue with dentin and cement｣という組織学的診断名を得た。

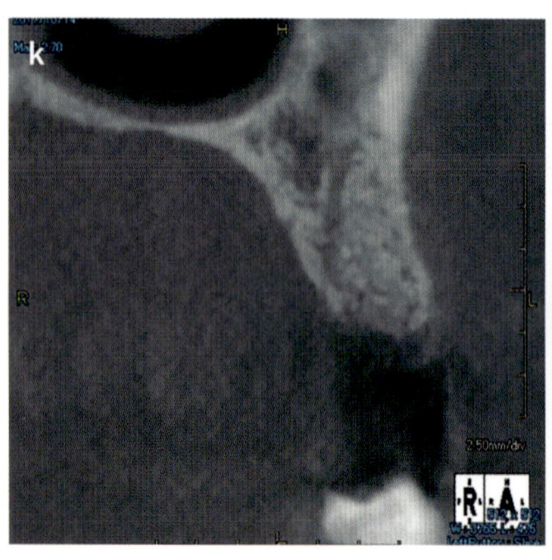

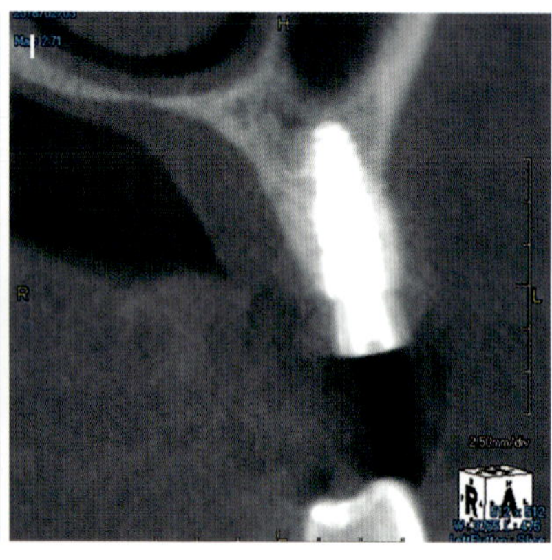

長谷川症例4k、l
術後10か月時と13.5か月時(インプラント二次手術時)のCT画像。ペリオテスト値は-7であり、経過は良好である。

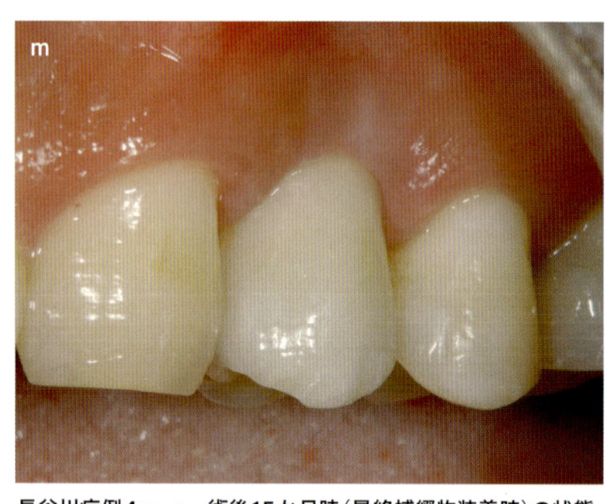

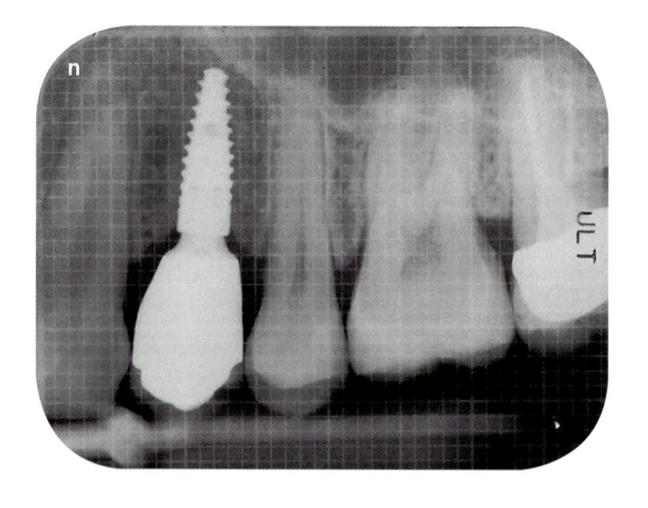

長谷川症例4m、n　術後15か月時(最終補綴物装着時)の状態。

水上 今日は長谷川先生と「歯科医療における思い込み」についていろいろディスカッションしてきましたが、この座談会と先生方が執筆くださった論文が、読者の皆さんの「思い込みからの脱却」に貢献できるといいですよね。

長谷川 ラーニングステージやアドバイザー的な存在について話しましたけれど、思い込みからの脱却に必要なのは、これまでの臨床結果として積み重なってきた経験に基づいた「臨床に根ざしたガイドライン」なのかもしれないと思うようになってきました。

水上 臨床家として実際にやってみて、それはできる・できないという事実に基づいたガイドラインですね。

長谷川 机上の空論のガイドラインではないものですね。ガイドラインづくりは、55歳を超えた私たち世代の仕事なのかもしれないとつくづく感じました。

今日はありがとうございました。

水上 ありがとうございました。

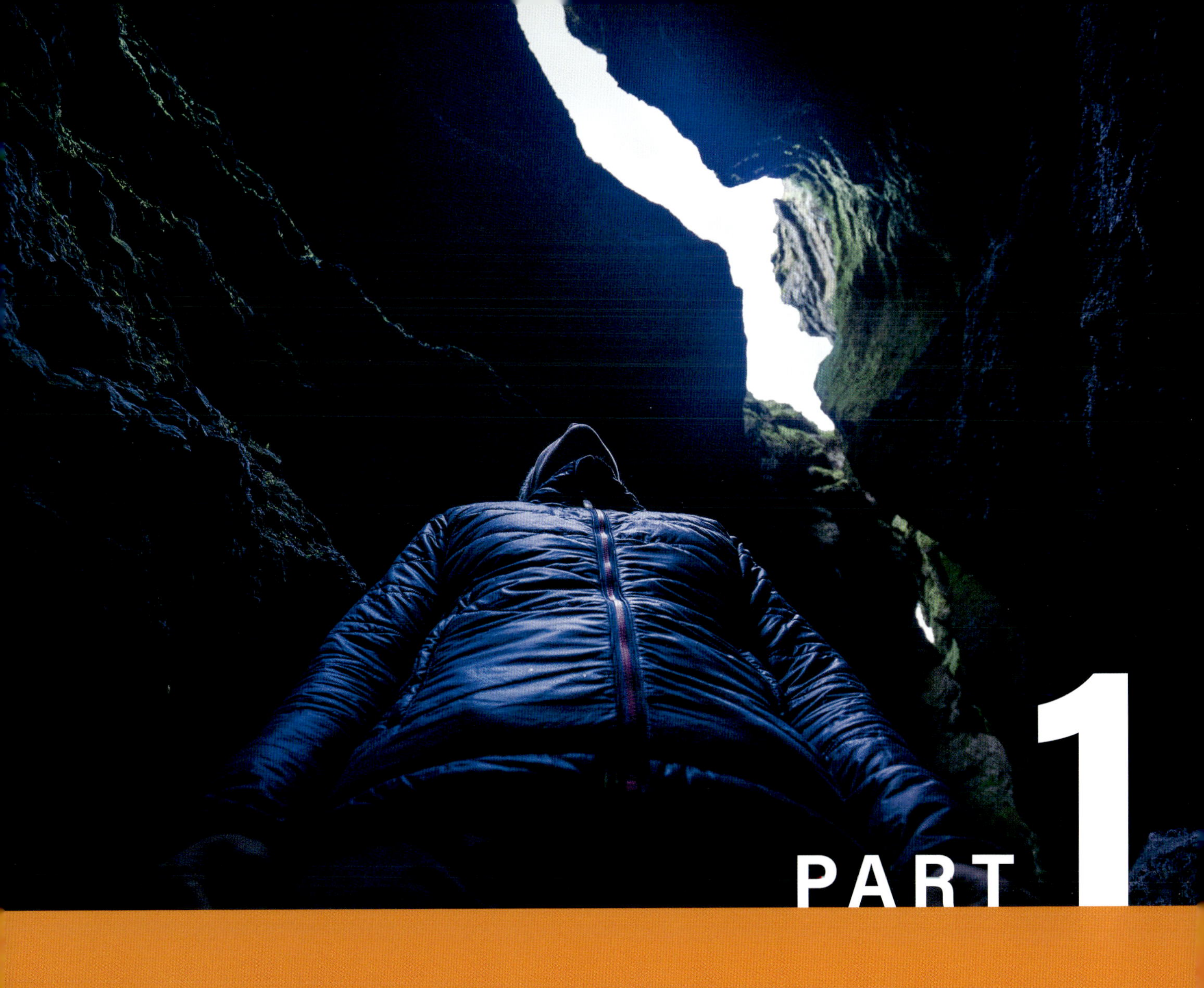

PART 1

思い込みの歯科医療からの脱却

CONTENTS

1 「う蝕と歯周病は完治する」という思い込みからの脱却

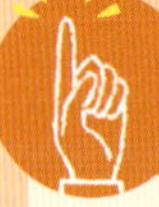

1分でわかる! 本項のまとめ

21世紀になり、う蝕と歯周病の病因論は様変わりした。う蝕と歯周病は口腔常在菌による感染症であり、ともに「バランスの崩壊」が発生・発症に関わっている。またこれは、両者とも「完治する疾患」でないことを示す。そのため21世紀の歯科治療は、バイオフィルムと歯・歯周組織のバランスが崩壊しないように「守り防ぐ」予防管理医療へシフトしているのである。

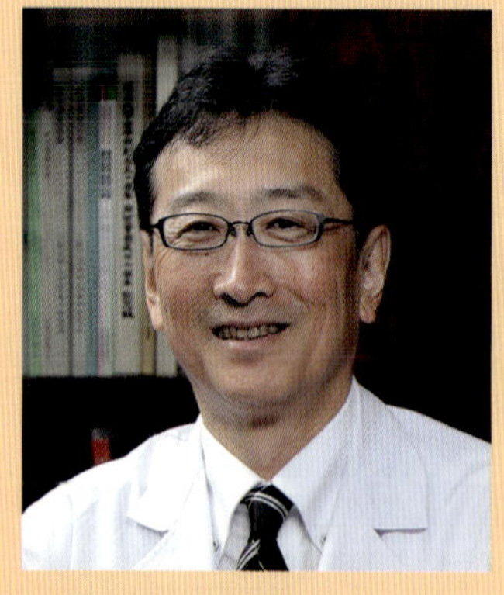

著 天野敦雄

大阪大学大学院歯学研究科
口腔分子免疫制御学講座予防歯科学

あまの・あつお ● 1984年、大阪大学歯学部卒業。2000年、大阪大学歯学研究科・教授。過去30年にわたり、歯周病の感染症的側面に大きな関心を抱き続け、分子生物学・細胞生物学的手法を用い、基礎から臨床応用に至るまでの幅広い研究を行っている。著書『ビジュアル歯周病を科学する』(クインテッセンス出版)他、論文多数。21世紀のペリオドントロジーの伝道者。

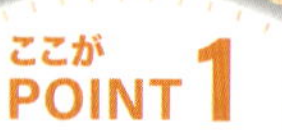

ここが POINT 1

常在菌による感染症は完治しない。

ここが POINT 2

う蝕治療は「脱灰因子を減らし防御因子を増やすこと」である。

ここが POINT 3

歯周病治療は「バイオフィルムの病原性を下げること」である。

1 世間はう蝕と歯周病をどう理解しているか

むし歯と歯周病はとても身近な病気である。この2つの名前を知らない大人は日本にはいない（たぶん）。この大人たちの大多数は、「むし歯と歯周病は歯科医院に行けば完治する簡単な病気」と考えている（おそらく）。

彼らだけではなく、そう思っている歯科医師・歯科衛生士もいるのではないだろうか？　なぜなら「さあ治りましたよ。また痛くなったら来てくださいね」と患者を送り出す歯科医院は今でもまだ残っている気がするからだ。このフレーズは、20世紀の歯科医院でよく聞かれたキメぜりふであり、その頃う蝕治療を受けた今の大人たちの耳にしっかりと残っている。今なお世間では、「むし歯と歯周病は完治する病気」であり、歯科医院は痛くなったら行くところなのだ。

1）感染症を完治させるための必要条件

どんな病気でも、治療の目的は病気の原因を取り除き、再発の芽を摘むことである。それが叶えられた時、病気は完治したといえる。感染症の完治の必要条件は、病原体（原因微生物）の完全な駆逐である。

有史以前から近代まで、感染症はヒトの病気の大部分を占めてきた。そして1929年、初の抗生物質であるペニシリンが感染症治療を大きく変えた。病原体を駆逐することを可能としたのである。しかし、抗生物質で完全に駆逐できるのは非常在菌だけであることを忘れてはいけない。

2）う蝕と歯周病を完治させるための必要条件

削って詰めたからう蝕は治ったのだろうか？　穴は埋まっても、う蝕ができやすい環境に変わりはない。う蝕リスクの高い人のう蝕原性菌の量は「削り詰める」だけでは減らせない[1)]。

すべての歯周ポケットが3 mm以下になったから歯周病は治ったのだろうか？　こちらも再発の恐れが常に付きまとう。う蝕も歯周病も感染症であるから、完治させるためには病原体（原因微生物）の完全な駆逐が必要条件である。

「口腔常在菌」について理解することが、う蝕と歯周病の誤解を解く鍵

1）常在菌とは？

人体には、実に多くの種類の細菌が皮膚、口腔、消化管などに住みついている。多くの人に共通して見られ、病原性を示さないものを常在菌と呼ぶ。常在菌は身体の部位により種類が異なり、その特定の部位に付着・定着する特殊な仕組みを持っている。そのおかげで、その部位の常在菌叢の一員として住み続けられるし、免疫の攻撃からも逃れられる。

21世紀になって、常在菌は我々の身体の一部であり、共生パートナーであると考えられるようになった[2)]。重要なことは、常在菌は我々の免疫によって駆逐されないことである。

一方、ヒトの免疫力の低下などを原因として、常在菌が病原性を発揮することがある（常在菌による感染症を日和見感染とよぶ）。我々の免疫は常在菌を攻撃できないが、常在菌は我々を攻撃できるのである。

2）口腔常在菌による感染症は完治するか？

口腔常在菌は、ペリクルと呼ばれる唾液成分や、他の口腔常在細菌種に結合し口腔内に感染する[2)]。この定着の仕組みを持たない菌種は口腔常在菌にはなれない。そしてう蝕と歯周病は、ともに常在菌による感染症である。両者の原因菌は我々の人生を通して、口の中に住み続ける。

抗生物質療法による菌交代症はよく知られているが、これは常在細菌種の量的比率が変化することであり、特定の細菌種がいなくなるからではない。常在菌は免疫から逃れることができるため、抗生物質の有効濃度が低い場所では生き残る。さらに、抗生物質の侵入を阻むバイオフィルムを形成する常在菌の駆逐は難しい。特にバイオフィルムの奥深くで休眠状態になっている菌は周囲から栄養を取り込まず、抗生物質も取り込まない(抗生物質が効かない！)。だから、う蝕と歯周病は完治できない。

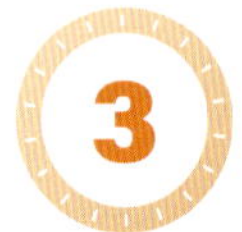

3 う蝕と歯周病の最新病因論

1) 歯肉縁上・縁下バイオフィルムの特徴

う蝕と歯周病の感染源であるバイオフィルムは、歯肉縁上と歯肉縁下では似て非なる性格を有している(**図1**)。縁上バイオフィルムは好気性(酸素が豊富)で弱酸性であり、一方の縁下バイオフィルムは嫌気性(酸素が乏しい)で弱アルカリ性である。

これほど環境が異なると、住む細菌種もまったく異なってくる。縁上バイオフィルム細菌はう蝕や歯肉炎を起こすが、歯周炎は起こさない。歯肉縁下の細菌は酸を産生しないのでう蝕は起こさない。

2) 様変わりした「う蝕原因菌」と「歯周病原菌」

21世紀に入り、う蝕と歯周病の病因論は様変わりした。20世紀には、う蝕原因菌はミュータンスレンサ球菌であり、歯周病菌はレッドコンプレックスと呼ばれる3菌種(*Porphyromonas gingivalis*、*Tannerella*

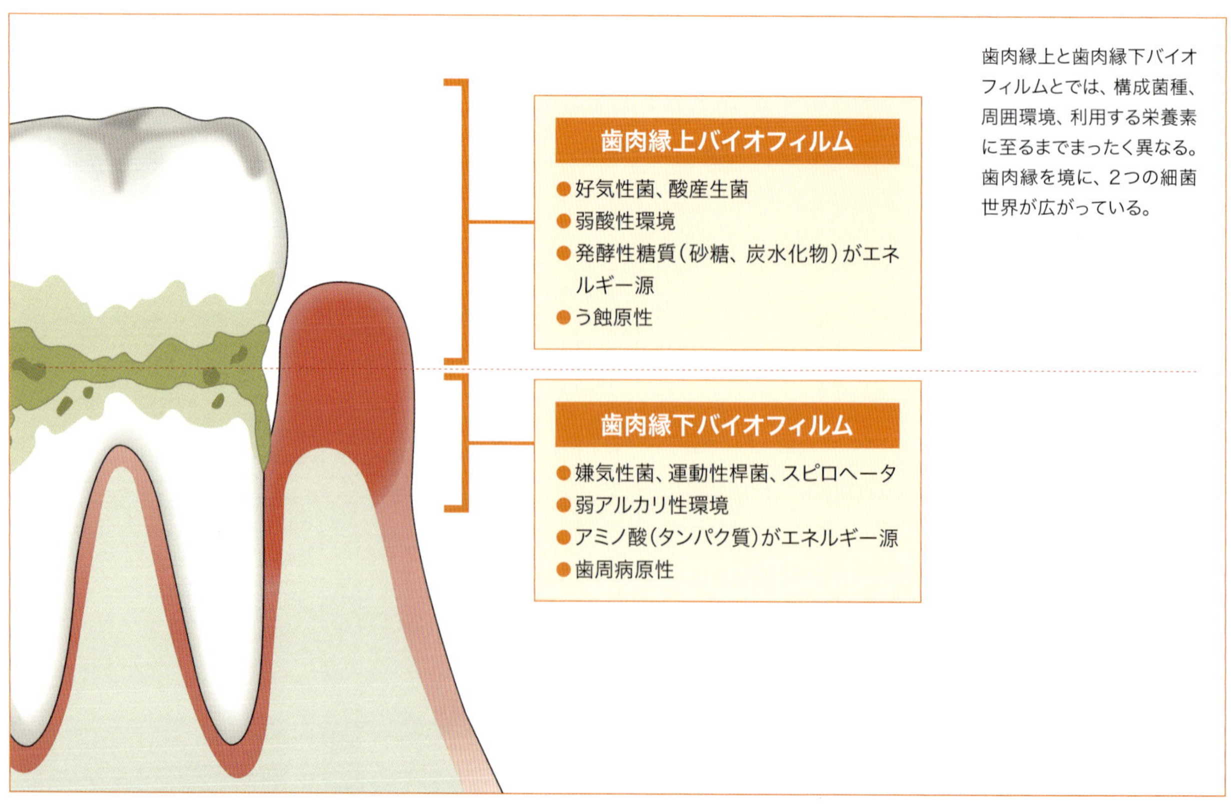

図1　似て非なる口腔バイオフィルム

forsythia、*Treponema denticola*）であった[2]。これら細菌種は間違いなくう蝕と歯周病の最強の病原菌である。

しかし最近では、他の酸産生菌もう蝕発症に関わっていると考えられるようになった[3]（**表1**）。また、歯周病は歯周病原性の高い菌種（レッドコンプレックス）だけではなく、バイオフィルム全体の高病原化が発症原因とされている。この変化はmicrobial shiftと呼ばれ、特定の細菌種ではなく、さまざまな細菌種の協働作業によりバイオフィルム全体の病原性が高まる[2]。

表1　20世紀と21世紀のう蝕原因菌と歯周病原菌

	20世紀	21世紀
う蝕原性菌	●ミュータンスレンサ球菌 ●ラクトバチラス	●ミュータンスレンサ球菌 ●ラクトバチラス ●ビフィドバクテリウム ●*Scardovia wiggsiae*種 ●*Actinomyces*種 ●*Veillonella*種
歯周病原菌	●レッドコンプレックス	●レッドコンプレックス ●*Filifactor alocis* ●バイオフィルムのMicrobial shift

21世紀になってう蝕と歯周病の病原菌種は増え、口の2大感染症は多様な細菌種の混合感染と理解されている。特に歯周病は歯周病原性の高い菌種（レッドコンプレックス）だけではなく、バイオフィルム全体の高病原化（microbial shift）が発症原因とされている。

3）21世紀の「う蝕の病因論」と「う蝕治療」

①う蝕は、脱灰因子と防御因子のバランス崩壊により発生する

21世紀になって、う蝕という疾患は「脱灰と石灰化のバランスが偏っている状態であり、う蝕＝う窩ではない」という考えが日本の歯科界にも浸透した。脱灰因子と防御因子（脱灰を防ぎ石灰化を促進）とのバランス崩壊がう蝕原性の高いバイオフィルムを作り、う蝕が発生する[4]（**図2**）。

もっとも酸産生能が高いミュータンスレンサ球菌は、1歳半頃から始まる母親からの垂直感染のほかに、小学校の同級生からの水平感染も報告されている[4]。また、ショ糖に加え、発酵性炭水化物（グルコース、果糖、フルクトース、調理デンプン）も細菌の酸産生に利用される。

②保存修復処置は病因除去ではない

疾患の治療は病因除去である。う蝕の原因は脱灰因子と防御因子のバランス崩壊であるから、「脱灰因子を減らし、防御因子を増やすこと」がう蝕治療である[5]。初期う蝕の場合は再石灰化による治療も可能となる。一方、保存修復処置はリハビリテーションであって、病因除去ではない。

脱灰因子評価項目としては、う蝕経験（DMFT）、う蝕原性菌量（ミュータンスレンサ球菌、ラクトバチラス）、唾液の性状（pH緩衝能、分泌量）、プラーク量、食事習慣（食事内容、回数）、フッ化物の使用状況や小窩裂溝の形態などがあげられる。

防御因子の強化には、フッ化物による歯質強化、クロルヘキシジンによる抗菌、シーラント処置、生活習慣指導、あるいは早期治療などの対応が有効である[5]。

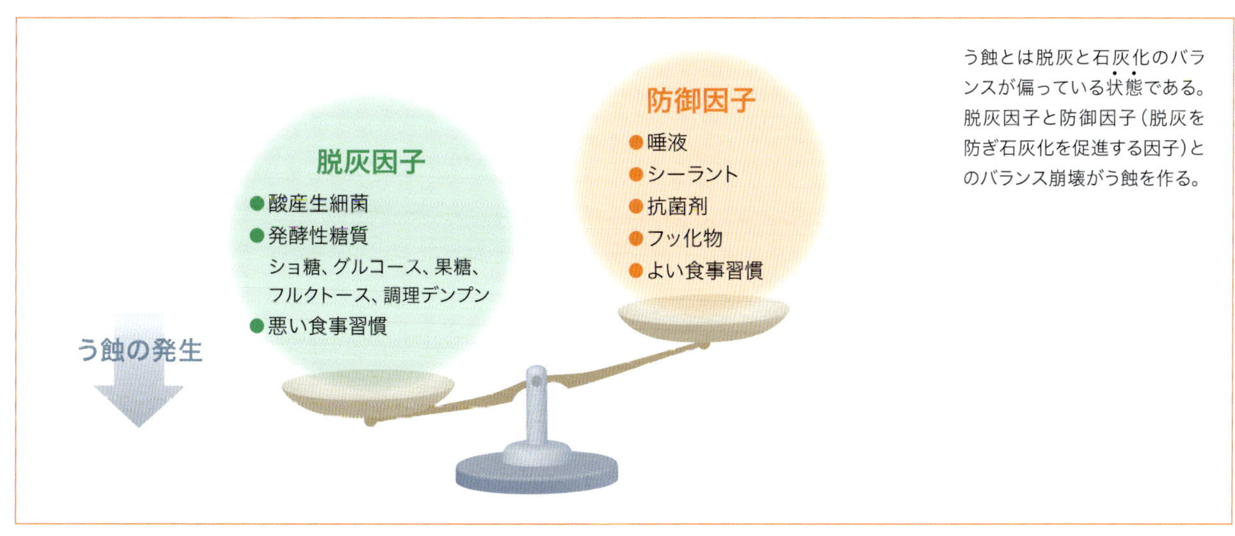

う蝕とは脱灰と石灰化のバランスが偏っている状態である。脱灰因子と防御因子（脱灰を防ぎ石灰化を促進する因子）とのバランス崩壊がう蝕を作る。

図2　う蝕の発生

4）21世紀の「歯周病の病因論」と「歯周病治療」

①歯周病は、バイオフィルムの高病原化により発症する

成人のバイオフィルム細菌叢は20歳台でほぼ完成すると考えられるようになってきた[6]。歯周病原性の高い悪玉菌の唾液感染を許した個人は、歯周病原性が高くなるバイオフィルムを持つ大人になる。幸いにも、悪玉菌が少ない場合には、歯周病原性が高まりにくいバイオフィルムを持つ大人になる。

バイオフィルムの歯周病原性は、経時的に高まる。この高病原化は、異なる菌種間の相互作用（共凝集、代謝物質を介した相互作用、シグナル伝達による物質産生制御など）により促進される[7]。そして、歯周組織の炎症が亢進すると、歯周ポケットの内面には潰瘍が形成される[8]。潰瘍面からの出血により、血液中の鉄分とタンパク質を摂取した歯周病菌は増殖し、他の細菌種も増加してバイオフィルムの病原性は大幅に高まる。バイオフィルムと歯周組織の均衡が崩れたこの時が、歯周病の発症の時である[8]（**図3**）。

②歯周病治療は「バイオフィルムの病原性を下げること」である

歯周病発症の原因は、バイオフィルムの高病原化である。原因除去にはバイオフィルムの病原性を下げること、そのためには細菌に供給される栄養を絶つことが重要である。

歯周基本治療により歯周ポケット内の細菌量が減少すれば、ポケット内の潰瘍面が修復し出血が止まる。これにより、バイオフィルムの病原性は大幅に低下する[8]。原因がなくなれば、歯周組織は自然に治癒に向かう。ただし、やがて臨床的治癒は得られるが、これは完治ではない。油断すれば再発するのが歯周病である。

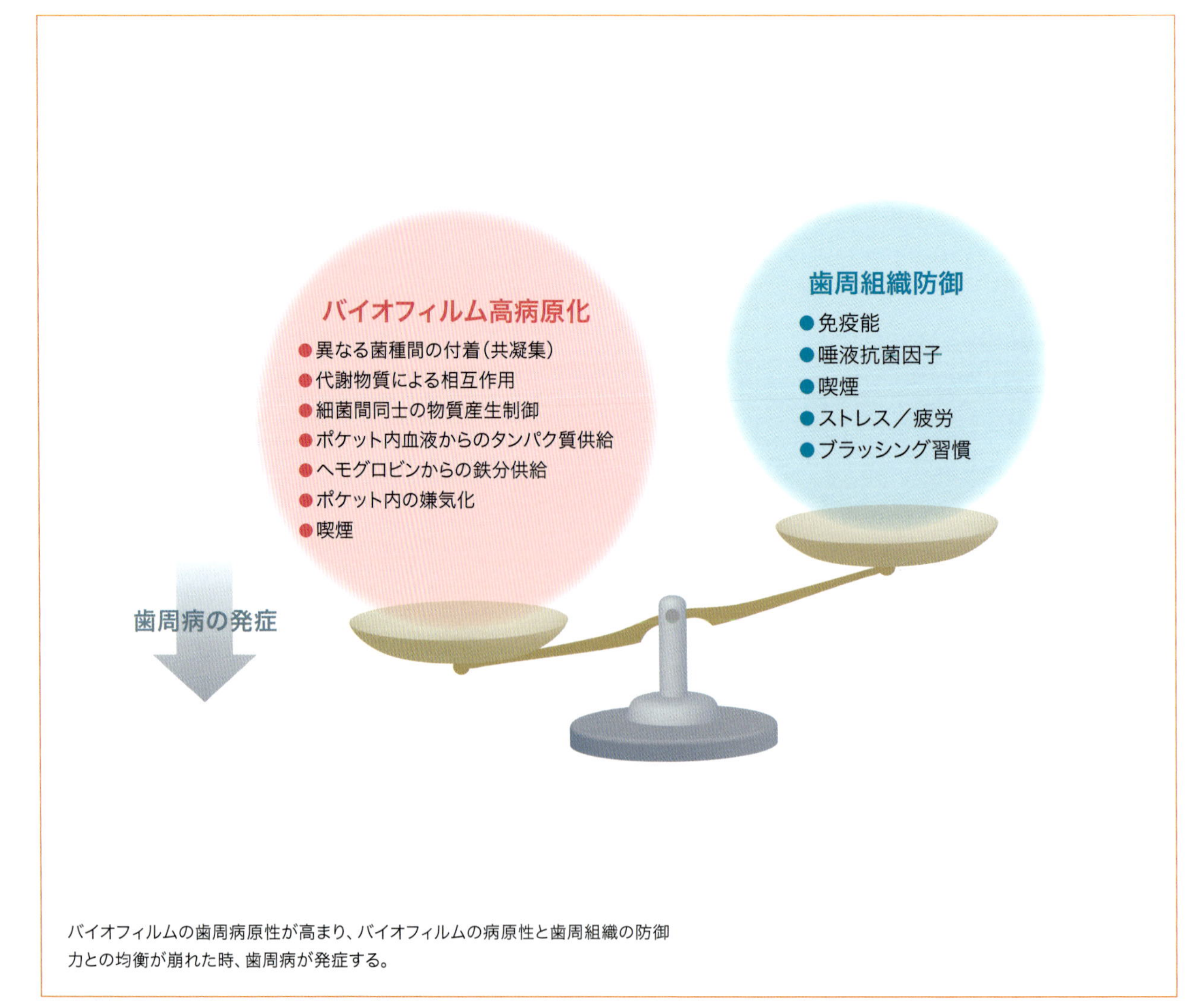

バイオフィルムの歯周病原性が高まり、バイオフィルムの病原性と歯周組織の防御力との均衡が崩れた時、歯周病が発症する。

図3　歯周病の発症

4 管理が必要な慢性疾患として、う蝕と歯周病をとらえる必要性

20世紀には、「むし歯菌や悪玉歯周病菌はバイオフィルムから追い出せる」と考えられていた。また、「100％歯磨きによりバイオフィルムは完全に除去されるべき」だとされた。しかし21世紀になって、う蝕と歯周病の治療方法が変わった。この2つの感染症の原因菌は駆逐できない常在菌であり、完治することはない感染症である。

我々は、最新の病因論を理解し、バイオフィルムと歯・歯周組織のバランスが崩壊しないように、長期の管理を行わなければならない（**図4**）。21世紀の歯科治療は「削り詰める」医療から「守り防ぐ」予防管理医療へと変化したのである。

患者の生活と社会的背景は、う蝕と歯周病の発生・再発に大きな影響を持っている。患者のすべての要因を包摂し、患者の人生を通したオーダーメイドの長期管理が、う蝕と歯周病の治療である[8]。

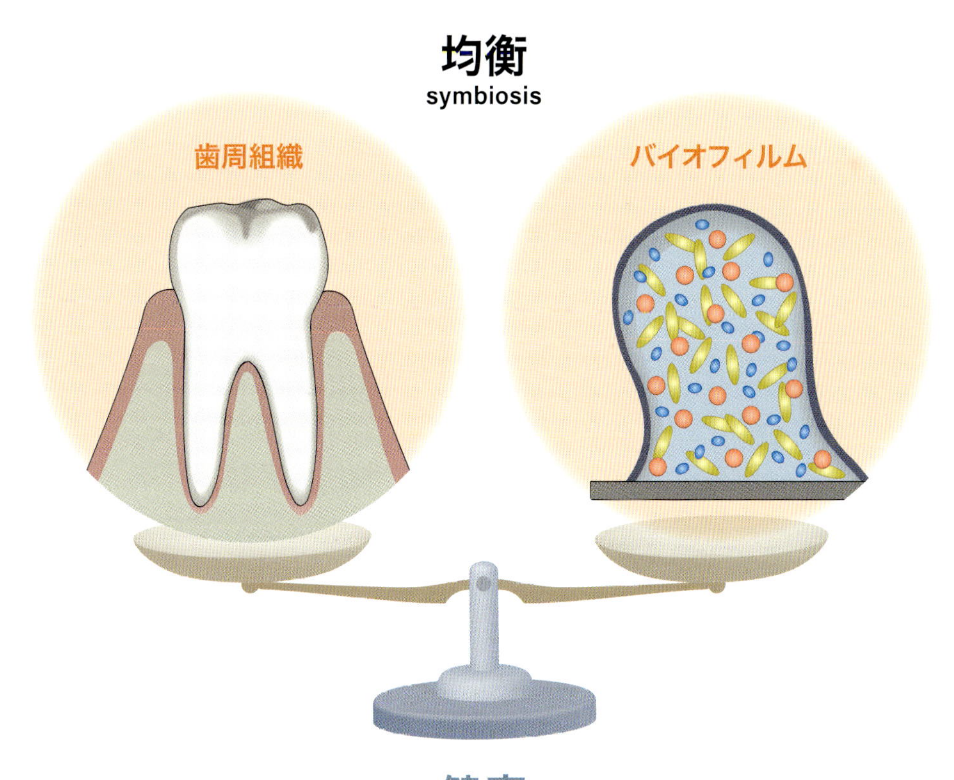

バイオフィルムと歯・歯周組織のバランスが崩壊しないように、長期の管理を行わなければならない。患者の人生を通したメインテナンスにより、疾患の発症を抑え込むことが治療目標である。

図4　う蝕と歯周病の治療目標

2「治さなければならない」という思い込みからの脱却

1分でわかる！ 本項のまとめ

高齢者や慢性疾患を有する患者が増加している超高齢社会においては、医療技術中心の「治す医療」から、症状を和らげる（緩和する）ことを目的とした「悪化させない医療」へのパラダイム転換を図ることが必要である。しかし「悪化させない医療」には確定されたマニュアルや対処法はなく、医療技術のみの問題解決能力では患者に対峙することができない。そのため、医療面接を通じてその人にあった苦痛を和らげるシンプルな方法を考え、積極的に医科歯科連携・多職種連携を行うことが求められる。

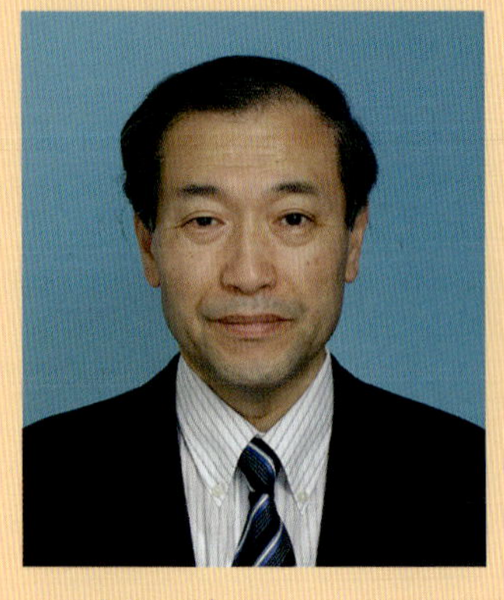

著者 杉 政和

金沢市・杉歯科クリニック

すぎ・まさかず ● 1977年、大阪大学歯学部卒業。1994年、金沢市にて開業。2013年より日本歯科医師会学術委員会委員。1996年より、石川県済生会金沢病院緩和ケア病棟においてボランティアにて終末期がん患者の口腔症状の診断・治療・ケアのアドバイスなどを行っている。2017年、『あなたの歯科医院でもできるがん患者さんの口腔管理』（インターアクション）を出版。

ここがPOINT 1 

高齢者や慢性疾患患者の歯科治療では、ほぼ問題がない「寛解」の水準を目指す。

ここがPOINT 2 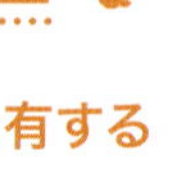

多くの問題を有する患者には、さまざまな専門職種との有機的な連携が不可欠である。

ここがPOINT 3 

疾患の治療のみならず患者の生活に配慮した温かい医療を行うことが望まれる。

増加する高齢者や慢性疾患患者の問題点

わが国が超高齢社会となって以来、歯科開業医を取り巻く社会構造も大きく変化し、高齢者のみならず、がんや認知症などの慢性疾患を有する患者が増えてきている[1、2]。これらの高齢者や慢性疾患患者は、歯科治療を行う上で何らかの問題点を有していることが多い。すなわち、

①全身疾患などの身体的・精神的問題（**表1**）、残された時間の問題、在宅介護や通院困難などの社会的問題といったさまざまな背景を抱えていること

②高齢や慢性疾患による免疫能の低下や治療の副作用などのために口腔合併症を併発することが多く、口腔合併症には治るものと治りにくいものがあること（**表2**）

などがあげられる。このような問題点を抱える患者に対しては、従来の修復や補綴による機能回復を目的とする治療中心の歯科医療では対応できない場合があり、今後これらの患者にどう対応していくか、歯科医療のありかたが問われている。

表1　高齢者に多い慢性疾患

循環器疾患
- 高血圧症
- 狭心症
- 心筋梗塞

脳血管障害
- 脳梗塞
- 脳出血などの後遺症

呼吸器疾患
- 気管支喘息
- 慢性閉塞性肺疾患

代謝性疾患
- 糖尿病
- 骨粗鬆症
- 圧迫骨折

肝疾患
- B・C型肝炎
- 肝硬変

腎疾患
- 腎疾患での透析患者

精神疾患
- 老年期うつ病
- 認知症

悪性腫瘍
- がん

老年症候群
- フレイル
- サルコペニア
- 嚥下機能障害（誤嚥）
- 健忘症候群
- せん妄
- 排尿障害
- 低栄養
- 脱水

など50以上の症候

（参考文献3より引用改変）

表2　治る合併症と治りにくい合併症

	治る合併症	治りにくい合併症（少し改善するも完治は困難）
疾患の特徴	●器質的疾患	●機能的疾患
疾患名	●がん治療による口腔粘膜炎 ●口腔カンジダ症 ●ウイルス感染症 ●細菌感染症	●口腔乾燥症 ●味覚障害 ●摂食・嚥下障害 ●口臭症
治療法	●有効な治療法がある または ●時間とともに治癒する	●有効な治療法がない
目標	●治癒をめざす	●つらい症状を少しでも和らげる
対応法	●キュア+ケアで対応	●ケアが主体

2 「治す医療」から「悪化させない医療」へのパラダイム転換

そこで必要になるのは、すべての患者を「治さなければならない」という歯科医師としての倫理観から脱却し、患者によっては、医療技術中心の「治す医療」から、症状を和らげる（緩和する）ことを目的とした「悪化させない医療」へのパラダイム転換を図ることである。

すなわち、**表3**に示すように高齢者や慢性疾患を有する患者であっても、通常の歯科治療が問題なくできる場合は当然「治す医療（キュア）」を行うべきであるが、何らかの問題によってそれができない時には、必ずしも治すことを目的としない「悪化させない医療」へと方針を切り替えるのである。

表3　治す医療と悪化させない医療

治す医療	●医療技術中心の医療 ●キュア	●通常の歯科治療が可能な場合すべて
悪化させない医療	●症状を和らげる医療 ●キュア＋ケア＋予防	●全身疾患のため医療連携によっても通常の歯科治療が困難な場合 ●時間的問題のため通常の歯科治療が困難な場合 ●社会的問題のため通常の歯科治療が困難な場合 ●治りにくい口腔合併症を併発している場合

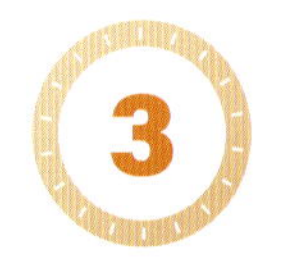

3 「悪化させない医療」の実践

「悪化させない医療」では、治療を妨げる問題がさまざまであるため、確定されたマニュアルや対処法は存在しない。つまりマニュアル化された医療技術のみの問題解決能力では患者に対峙することはできない。

1）考えかた

（1）症状や苦痛を「治す」のではなく「和らげる（緩和する）」と考える

症状や苦痛への治療をまったく行わないのではなく、患者に適応可能な治療法のなかでもっとも患者の負担が少なくかつ有効なものを積極的に行うが、少なくとも患者の主訴が緩和される治療でないといけない。そして、何か問題や異常があればいつでも連絡するように説明し、歯科医療者がいつも側にいる存在であることを患者に認識させることが大切である。

治せないかもしれないが、「支え、寄り添う」ことはできるのである。

（2）「寛解」を目指す

「寛解」とは白血病治療などでよく用いられる用語で、治療により疾患の異常所見や症状が改善し回復した状態をいう[4)]が、治癒を意味するものではない。「完全寛解」といってもいまだ治癒していないことから、再発を防ぎ、治癒に導くには「寛解後療法」が必要となる。高齢者や慢性疾患患者の歯科治療では、健常者への治療と同じ水準には届かなくても、ほぼ問題がない「寛解」の水準を目指すようにする。

（3）キュアできない点はケアで補う

原因療法にこだわらず、次善の策として適用可能な治療法や対症療法を行い、不足が懸念される点についてはケアを行い経過を見る。そのため、キュアだけでなく予防やケアまでを広く含む口腔健康管理（**表4**）の視点を持つことが重要になる。

2）方法論

（1）全身状態や背景を詳しく問診する（医療面接）

近年、医療面接という考えかたが導入されている。医療面接は、患者がどのような体験をし、どのような思いや要望を持っているのかという患者の背景についても患者の言葉で語ってもらう点が特徴的である。本稿での問診の目的は、疾患の診断のための問診とは異なり、患者の全身状態や背景を詳しく知ることにあるので、医療面接の方法を取り入れるのもよい。

（2）その人にあった苦痛を和らげる方法を考える

まず、医療面接で得られた主訴の症状を和らげる方法をまず考える。主訴が何に起因し、どういう状態なのか、患者の口腔やその周囲の現症を詳しく診察し、診断を下す必要がある。

次に、主訴に対する原因療法は何か、その原因療法を患者に適応することが可能かを検討し、可能であれば原因療法を行う。適応できないのであれば、次善の策としての対症療法は何か、ケアやリハビリの必要はあるかなどについて、それぞれの患者の全身状態や背景を勘案しながら、苦痛を和らげる具体的な方法について考えていく。

（3）できるだけシンプルに

患者の負担を考慮して、できるだけシンプルな対策を考えることが重要であるが、けっして手を抜いていい加減にすることではない。相手への思いやり、気づき、知識、誠実、温かさに基づく、最小限の治療やケアで最大の効果が得られるシンプルな方法を考える。

（4）積極的に医科歯科連携や多職種連携を行う

さまざまな問題を有する患者ゆえに、その対応にあたっては、医師はもとより、さまざまな専門職種との有機的な連携が不可欠である。それを地域として行えば、歯科医師主体の地域包括ケアとなる。

3）具体論[6]

（1）う蝕や義歯に対する最小限の対応

筆者が、終末期がん患者に対して行っている治療のうち、う蝕や義歯に対する治療法の一端を述べる。通常の歯科治療から以下のような最小限の治療まで、患者の全身状態や残された時間を考慮して方法を決めている。

①う蝕の鋭縁による舌や口腔粘膜の疼痛：鋭縁の削合のみ。う蝕が大きければ、サホライド塗布を行う。

②冷水痛：う蝕部分の除去を可及的に行った上で、サホライド塗布や仮封剤、水酸化カルシウム製剤、グラスアイオノマー、レジンなどを充填する。

③自発痛：可能ならば浸潤麻酔の上、抜随を行うが、全身状態によっては鎮痛剤投与に留めることがある。

④咬合痛：可能ならば根管治療を行うが、全身状態によっては鎮痛剤投与に留めることがある。

表4　口腔健康管理の捉えかた

口腔健康管理	口腔機能管理		●う蝕処置 ●感染根管処置 ●口腔粘膜炎処置 ●歯周関連処置* ●抜歯	●ブリッジや義歯などの処置 ●ブリッジや義歯などの調整 ●摂食機能療法 など
	口腔衛生管理		●バイオフィルム除去 ●歯間部清掃 ●口腔内洗浄	●舌苔除去 ●歯石除去 など
	口腔ケア	口腔清掃 など	●口腔清拭 ●歯ブラシの保管 ●義歯の清掃・着脱・保管	●歯磨き など
		食事への準備 など	●嚥下体操指導（ごっくん体操など） ●唾液腺マッサージ ●舌・口唇・頬粘膜ストレッチ訓練	●姿勢調整 ●食事介助 など

＊歯周関連処置と口腔衛生管理には重複する行為がある

（参考文献5より引用改変）

⑤義歯：義歯の調整や修理が大多数を占める。義歯の新製が望ましいこともあるが、義歯の新製は原則として行っていない。ティッシュコンディショニングやリベースなどで経過を見ることが多い。

看護師や家人に対して、義歯の清掃方法や保存方法などの義歯に対するケアの指導を行うことも忘れてはならない。

（2）治りにくい口腔合併症に対する対応

治りにくい口腔合併症は、機能的な障害が多く、原因不明のものや原因が多岐にわたるために治療法も確立されておらず、対症療法やケアなどしか対応方法がない。このように有効な治療法がない場合でも、治すことはできないかもしれないが、患者の訴えに共感し、ていねいにケアをすることによって、患者のつらい症状を少し和らげることはできる。つらい症状がそれ以上ひどくならないようにケアすればよいのである。すなわち、患者と向き合い、合併症の原因が不明で治療法も確立されていないことを医学的にていねいに説明した上で、つらい症状を少しでも緩和することを目的に、考えられ得るケアのいろいろな方法を患者と一緒に試行錯誤しながら行っていくことに尽きると思われる。

①口腔乾燥症：**図1**に対応方法を示すが、現実には保湿剤による口腔内の保湿（**表5**）が主となっている。ただ、保湿剤よっても症状のコントロールは困難で、1つの方法を漫然と続けるのではなく、口腔内の状況や患者の好みでいろいろと組み合わせて行ってみる必要がある。

②味覚障害：対応としては**図2**に示すような方法があるが、実際には舌苔の除去と食事の工夫で経過を見ることが多い。抗がん剤治療による味覚障害では数週間で回復することもあるが、放射線治療で口腔内が照射野に入っている場合などでは非常に長期間回復しない場合もあり、患者に寄り添いながら、いくつかの方法を組み合わせて行っていくことが重要である（**表6**）。

③摂食・嚥下障害：摂食・嚥下障害は、低栄養、誤嚥

口腔乾燥症への対応法

図1　口腔乾燥症への対応のKEY POINT

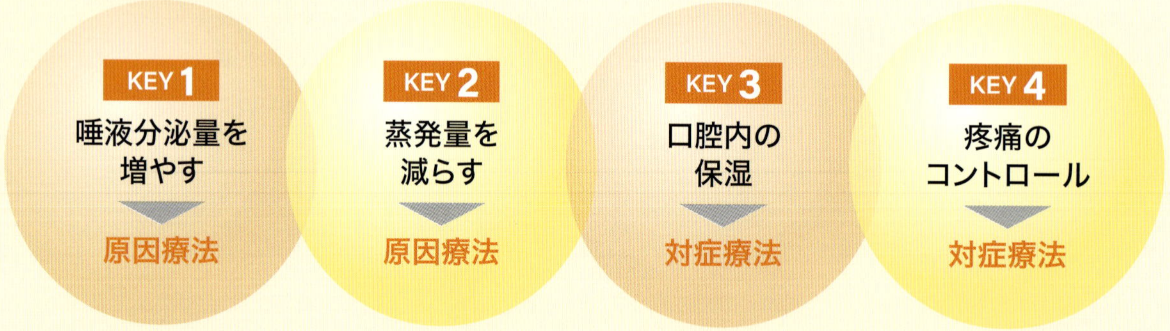

KEY 1	KEY 2	KEY 3	KEY 4
唾液分泌量を増やす	蒸発量を減らす	口腔内の保湿	疼痛のコントロール
原因療法	原因療法	対症療法	対症療法

（参考文献6より引用）

表5　含嗽剤、保湿剤の使用法

目的	症状	含嗽剤	保湿剤
●口腔内に水分を付加する	●乾く ●ねばねばする	●重曹含有のもの ●アルコールを含まないもの（ハチアズレ®など）	●洗口液タイプ ●スプレータイプ
●清涼感を与える	●気持ちがわるい ●ねばねばする	●香料（ミントなど）含有のもの（ネオステリングリーン®など）	●洗口液タイプ ●スプレータイプ
●口腔粘膜を保護する	●舌が痛い ●ざらざらする	●粘膜保護作用のあるもの ●重曹、アルコールを含まないもの（アズノール®など）	●ジェルタイプ

（参考文献6より引用）

による誤嚥性肺炎や窒息、胃瘻造設の問題などを引き起こす。対応としては、咀嚼機能の改善や摂食・嚥下リハビリテーションということになるが、時間がかかることや患者への負担から、途中で中断することも多い。そのような場合、誤嚥しても肺炎を起こさないように、口腔清掃などのケアを十分行うことで経過を見るのも一法である。

④口臭症：対応としては、舌苔除去などの口腔清掃が重要であるが、現実には患者の積極性がないと困難であることが多く、口臭予防洗口剤や含嗽剤、保湿剤などを用いたケアがおもな対応法となっている。

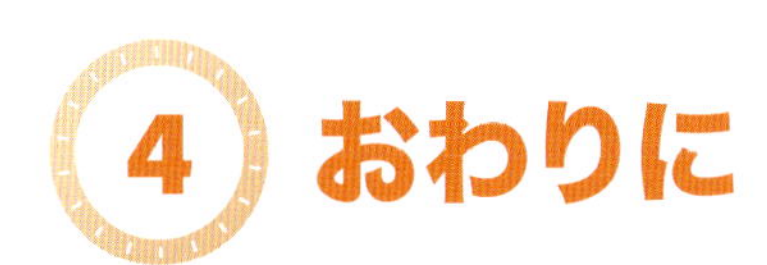

4 おわりに

今後の歯科医療のあるべき姿として、キュア偏重の医療から脱却し、症状や苦痛を少しでも和らげる「悪化させない医療」を取り入れる必要があると思われる。

キュアだけではなく予防やケアを広く組み込んで口腔を管理する「口腔健康管理」の考えかたをもとに、医療の目的を従来の疾患の治療だけに置かずに、患者のQOLを重視し、患者の「生活」にもっと配慮した温かい医療を行うことが望まれる。

KEY 1
唾液分泌量を増やす
KEY 2
舌の清掃
KEY 3
食事の工夫
KEY 4
亜鉛の投与

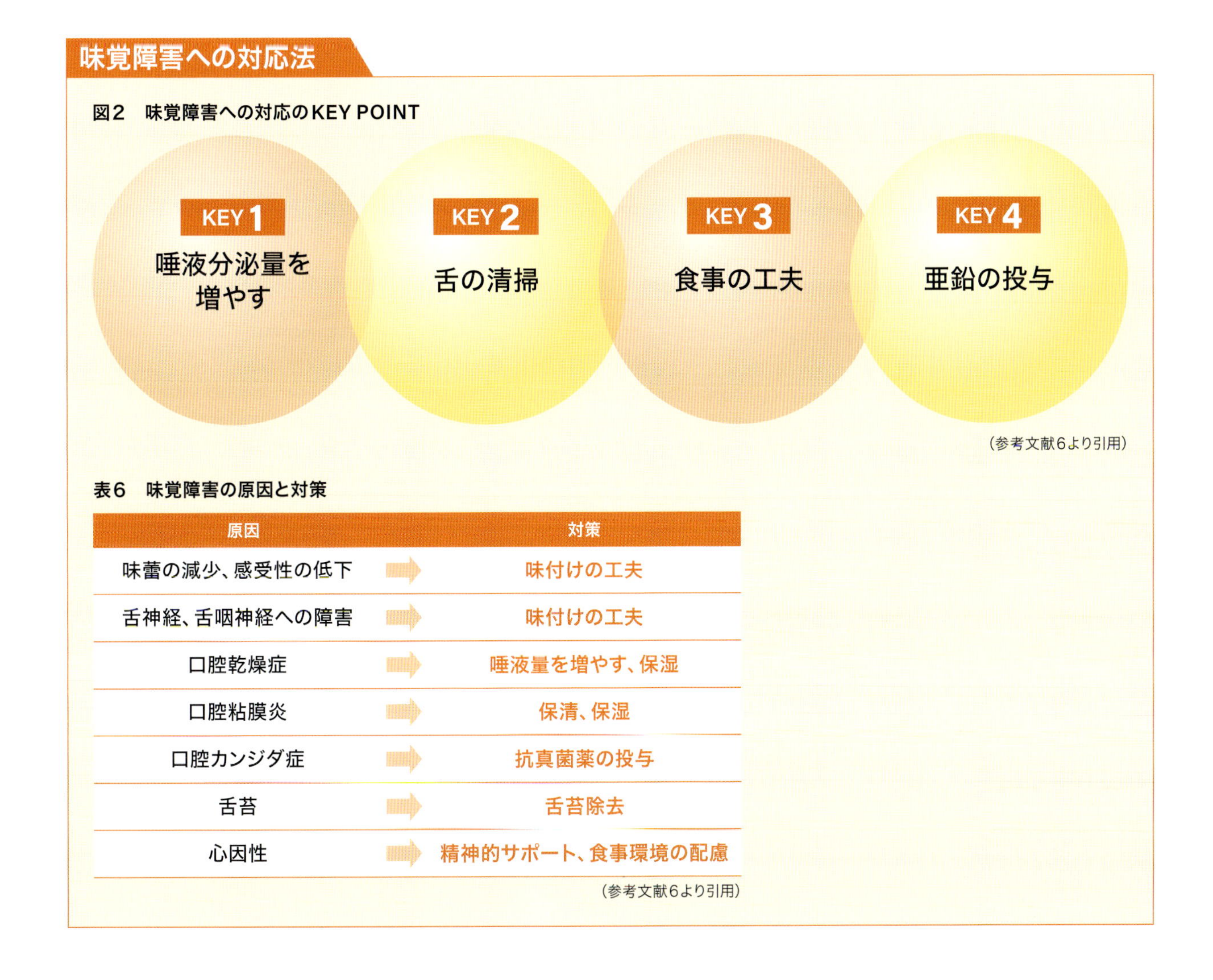

味覚障害への対応法

図2　味覚障害への対応のKEY POINT

（参考文献6より引用）

表6　味覚障害の原因と対策

原因		対策
味蕾の減少、感受性の低下	➡	味付けの工夫
舌神経、舌咽神経への障害	➡	味付けの工夫
口腔乾燥症	➡	唾液量を増やす、保湿
口腔粘膜炎	➡	保清、保湿
口腔カンジダ症	➡	抗真菌薬の投与
舌苔	➡	舌苔除去
心因性	➡	精神的サポート、食事環境の配慮

（参考文献6より引用）

3 「コンピュータガイデッドサージェリーは安全」という思い込みからの脱却

1分でわかる! 本項のまとめ

既存骨の情報のみを元に立案されたシミュレーションは、歯列弓や対合歯、軟組織の情報などが欠落し、外科的・補綴的にさまざまな問題を引き起こす。これらシミュレーションのエラーは、サージカルガイドの再現性が高いほど正確に口腔内に反映されるため、コンピュータ支援なしの従来法にも劣る結果を招くことを念頭に置くべきである。

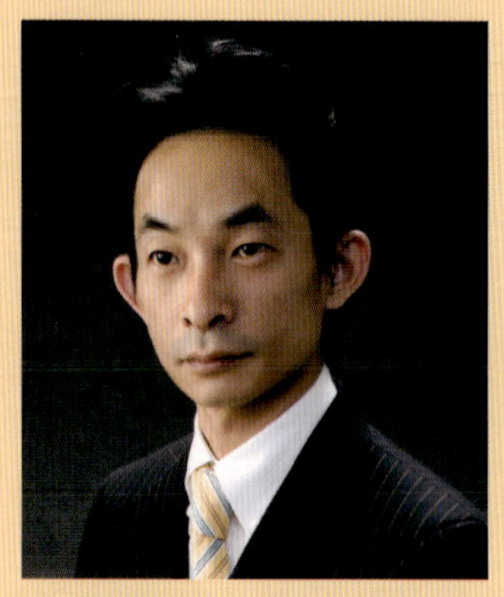

著者 髙橋 聡
福岡県開業

たかはし・さとし ● 1999年鹿児島大学歯学部卒業。日本臨床歯科医学会学術副委員長。産業医科大学歯科口腔外科学講座・麻酔科勤務を経て、2005年たかはし歯科クリニック開業。『歯科臨床のエキスパートを目指してⅢ〜インプラントレストレーション』(共著・医歯薬出版)、「臼歯部抜歯後即時インプラント埋入の術式と予後に関する考察」(共著・クインテッセンス・デンタル・インプラントロジー誌)など執筆。

ここが POINT 1
硬軟組織不足や歯列を補正した診断用ワックスアップのデータを用いてシミュレーションを行う。

ここが POINT 2
サージカルガイドの再現性が高く、かつ口腔内固定方法が確実なシステムを選択する。

1 コンピュータガイデッドサージェリーの再現性を問う前に

近年、CT設置歯科医院の増加やCAD/CAMの進化に伴い、コンピュータガイデッドサージェリーは広く普及しはじめた。術前に解剖学的危険因子を避けた埋入シミュレーションを行い、サージカルガイドに反映させて手術を行う本術式は再現性が高く、安全かつ正確に手術を行う上できわめて有用性が高いとされる[1、2]。

ところが皮肉なことに、再現性が高いシステムほど、診査・診断・治療計画の誤り、つまりシミュレーションのエラーが忠実に再現されてしまう（**図1**）。また、サージカルガイドの適合や固定方法に小さな不備が生じると、施術結果にはそれが大きく反映されてしまう。そしてなによりも、サージカルガイドが術野を被覆する本術式は、外科の基本である「術野の直視」が不可能となる。このことは、術式のエラー発見が遅れることを意味し、術野を明視下に行う従来法と比べて大きな落とし穴となる。これらの点から、患者負担が軽いとされるフラップレスサージェリーとガイデッドサージェリーのコンビネーションは、より慎重な計画・施術が必要であることがわかる。

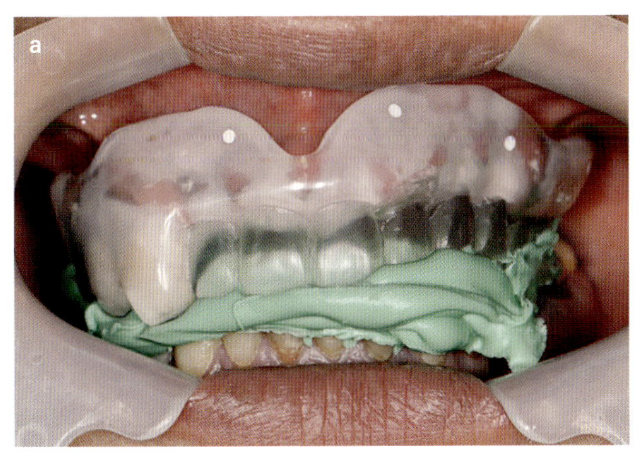

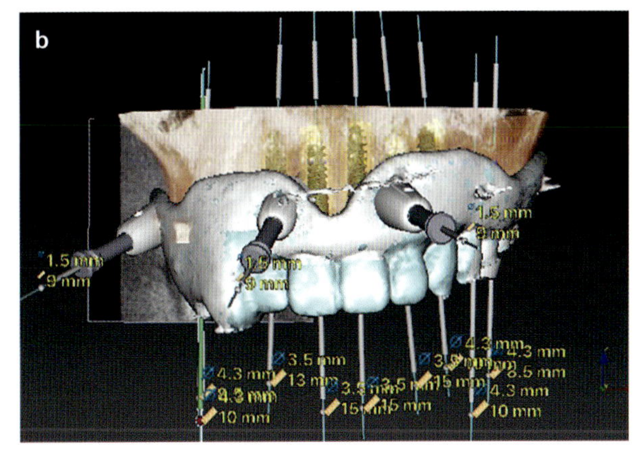

図1a、b
咬合平面に対して 不適切な診断用ワックスアップを基に製作されたラジオグラフィックガイド（a）と、口腔内装着状態がそのまま忠実に再現されたシミュレーション画面（b）。画面上の歯軸を参考に、埋入シミュレーションが計画された。

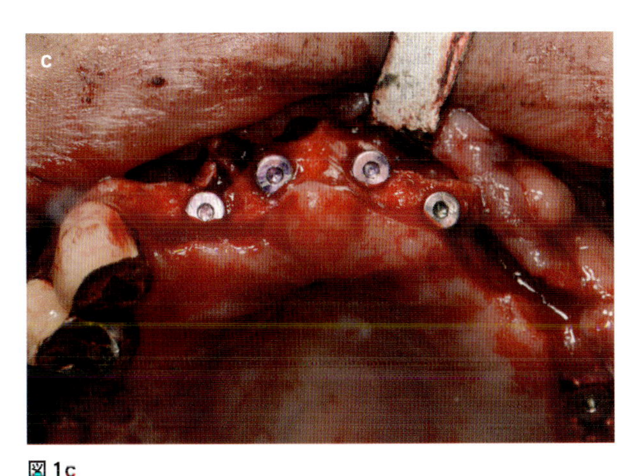

図1c
アンカーピン3本で固定したサージカルガイドを用いて、受容床形成を行い、インプラント8本を埋入した。埋入操作後の前歯部埋入位置は、目視では骨面に対して適切と思われた。

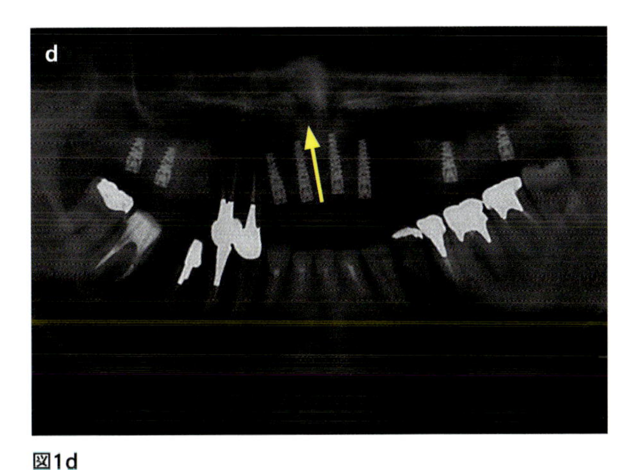

図1d
術後のパノラマエックス線写真では、前歯部埋入軸は総じて左側に傾いており（黄矢印）、ラジオグラッフィックガイドの歯軸の傾きを正確に反映していた。

2 サージカルガイドの再現性は、臨床的許容範囲なのか？

インプラント修復が、審美的要件やインプラント周囲炎に対する外科的要件を満たすには、埋入位置や方向、深度がきわめて重要となる。これらを考慮したシミュレーションに基づき製作されたサージカルガイドを用いたガイデッドサージェリーは、フリーハンドサージェリーと比較して精度が高いとされる。その一方で、さまざまなシステマティックレビューにおいてガイデッドサージェリーは誤差が生じるとされている（**図2**）。Bornsteinらはサージカルガイドを用いた外科操作にはシミュレーションとの誤差が生じることを示し、平均誤差2 mmを考慮した埋入位置を推奨している[4)]。

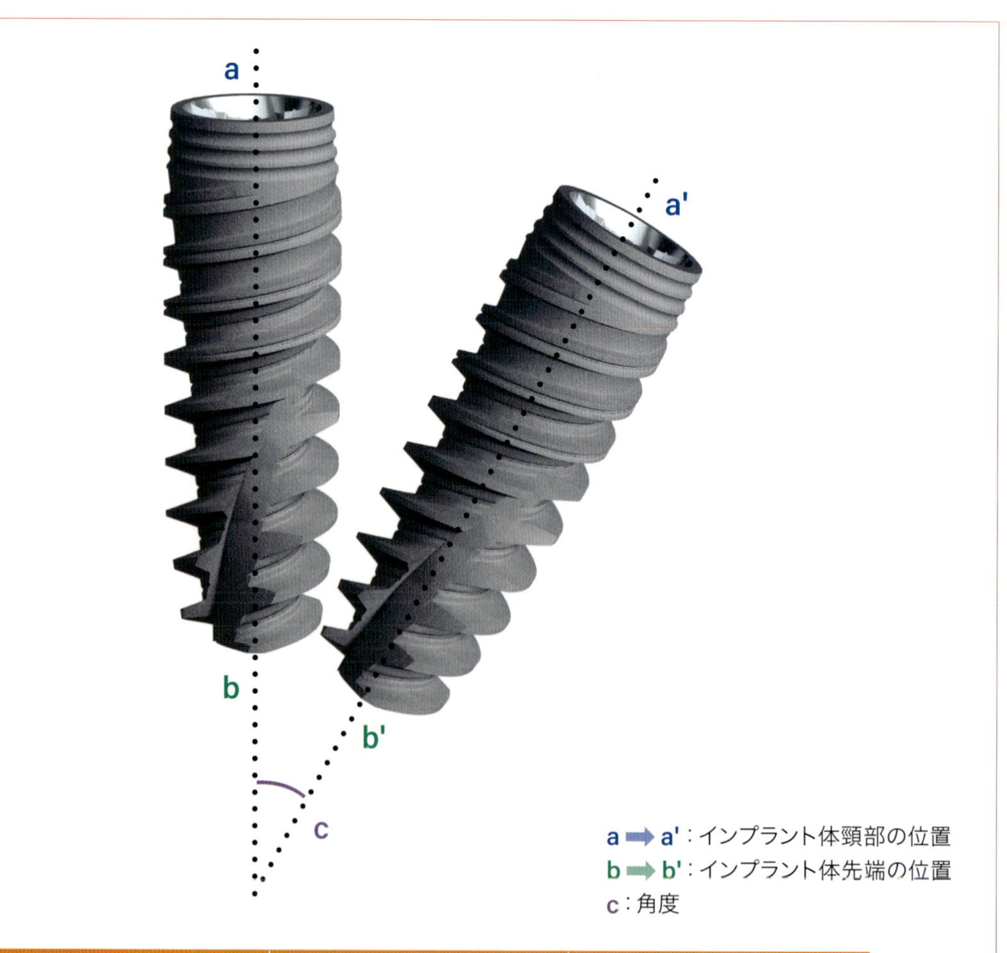

誤差の計測点	平均値	最大値
a. インプラント体頸部の位置	1.12mm	4.5mm
b. インプラント体先端の位置	1.39mm	7.1mm
c. 角度	3.89°	21.16°

図2　インプラント埋入のシミュレーション位置と埋入後の位置の誤差。　（参考文献3より引用改変）

また、抜歯即時インプラント埋入の術式では、抜歯後の頬側歯槽骨はその大部分が1 mm前後の厚みしかなく[5]、ガイデッドサージェリーの誤差如何では損傷または喪失する可能性も考えられる（**図3**）。

Schneiderらはシステマティックレビューにおいて、骨支持型、粘膜支持型、歯牙支持型、インプラント支持型のサージカルガイドの誤差を比較し、骨支持型の誤差がもっとも大きく、歯牙支持型が2.82°でもっとも少なかったと報告している（**表1**）[6]。しかし、遊離端欠損症例や多数歯中間欠損症例では、歯牙支持型であってもサージカルガイドが不安定となりやすく、角度の誤差を生じやすい（**次ページ図4**）。

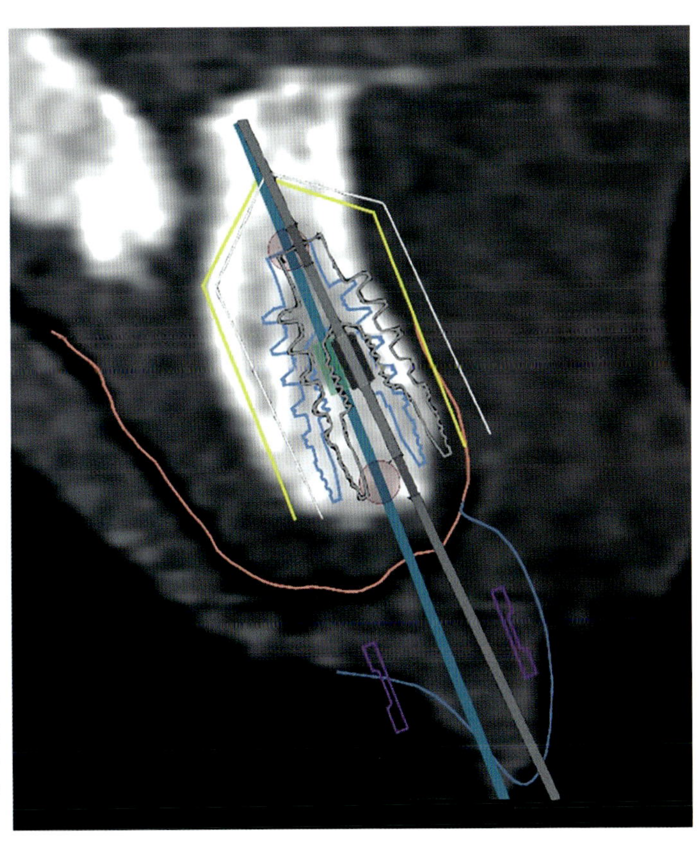

図3
上顎中切歯に対するインプラント埋入の理想的なシミュレーション（水色）と埋入角度を約4°唇側に傾斜させたシミュレーション（灰色）。図2で示された埋入角度誤差平均値3.89°を想定した後者のシミュレーションでは、唇側皮質骨が切削された部位にインプラント体は位置づけられている。

表1　サージカルガイドの支持方式別に見た誤差

	骨支持	粘膜支持	歯牙支持	インプラント支持
起始点の誤差	1.35mm	1.06mm	0.84mm	0.83mm
先端部の誤差	2.06mm	1.60mm	1.20mm	2.17mm
角度の誤差	6.39°	4.51°	2.82°	8.49°

（参考文献6より引用改変）

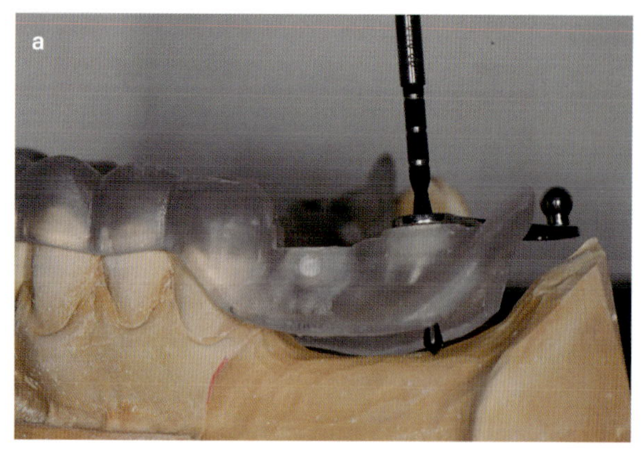

図4a

歯牙支持型遊離端欠損用サージカルガイドと、粘膜骨膜弁剝離後を想定した模型。サージカルガイドに力が加わらない状態では、バーの軸は遠心方向に確認される。

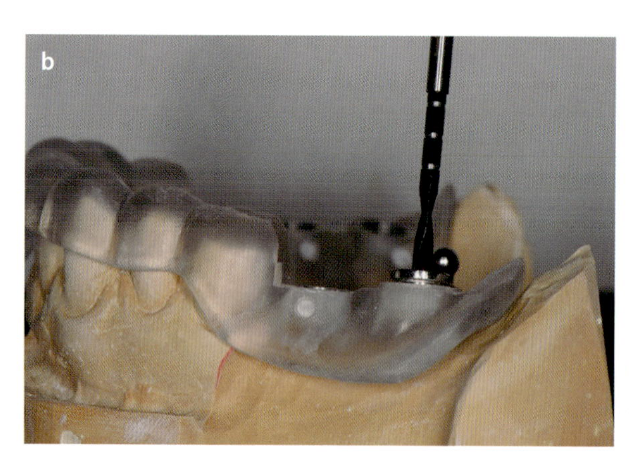

図4b

力が加わると粘膜支持を失った遊離端欠損部ではガイドは沈下しやすく、バーの軸も近心に傾斜しやすい。

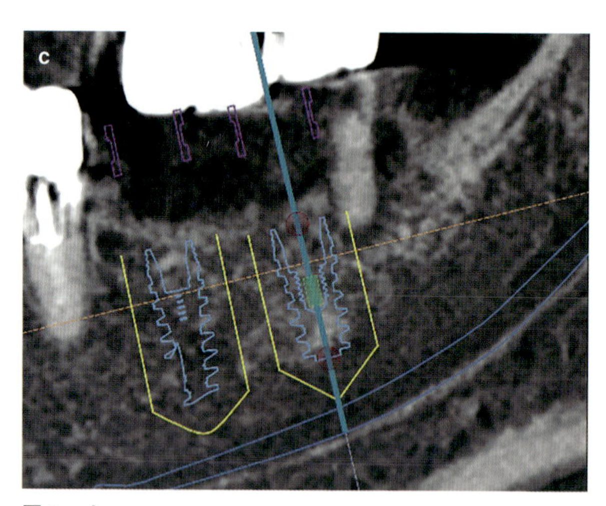

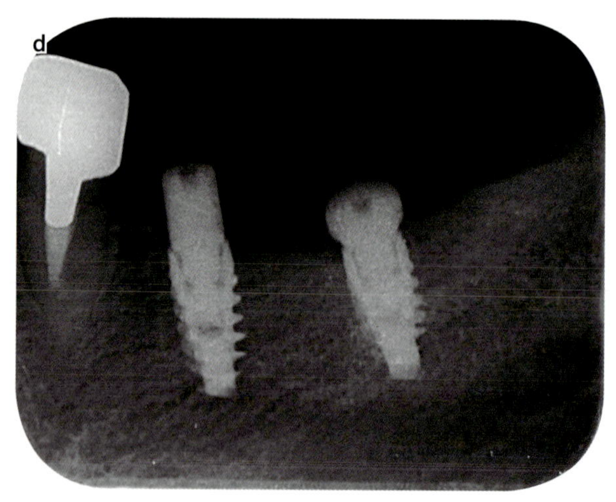

図4c、d

歯牙支持部を確実に固定し、沈下に留意して埋入を行うことで、シミュレーションの再現が達成される。

3 コンピュータガイデッドサージェリーの治療指針における注意喚起

2014年度のITI Consensus Reportにおける「インプラント歯学における現代の手術と放射線学技術についての合意声明および臨床的推奨事項」[4]では、コンピュータガイデッドサージェリーの治療指針を示している（**表2**）。

合意声明では、ガイドを用いたインプラント埋入の正確性はフリーハンドサージェリーと比べて優れていることが示されたが、平均誤差に対する偏差の大きさも同時に指摘され、解剖学的に余裕を持たせた埋入計画を推奨している。

表2　コンピュータガイデッドサージェリーの治療指針

（参考文献4より引用改変）

Guidline 1	ガイド手術は、適切な診断と治療計画にとって代わるものではなく、それらの補助手段として考えるべきである。
Guidline 2	ガイド手術は常に補綴主導型で行われるべきである。これには、ワックスアップもしくは適切なソフトウェア上で考案されたデジタルワックスアップを基に製作されたエックス線写真撮影用テンプレートが含まれる。
Guidline 3	高画質CBCTとデジタルプランニングを統合した情報には、解剖学的重要構造体の位置、適切なインプラントの埋入位置と寸法、骨増生の必要性、そして補綴設計を含むべきである。
Guidline 4	ガイド手術の変位量の報告に従えば、解剖学的重要構造体とインプラントの間には全周にわたり2mmの余裕を設けてインプラントの位置を計画するべきである。解剖学的重要構造体と近接する場合は、安全確認のために術中にインプラント先端部のエックス線写真を撮影するべきである。
Guidline 5	ガイド手術はフラップレス、もしくはオープンフラップで行われる。
Guidline 6	粘膜支持型、歯牙支持型またはその複合支持型、もしくはインプラント支持型のサージカルテンプレート（ガイド）を用いるべきである。
Guidline 7	ガイド手術の精度向上のためには、可能であれば（受容床形成だけに用いるのではなく）インプラント埋入までの操作を完全にガイドを用いて行うべきである。
Guidline 8	ガイド手術は、部分欠損症例と無歯顎症例におけるさまざまな荷重プロトコールで使用が可能である。
Guidline 9	ガイド手術の適応症には下記のものが含まれる。 ●治療計画の支援 ●複雑な解剖構造に直面した場合 ●最小限の侵襲での手術 ●治療法および治療オプションに対する患者理解の向上

4 インプラント治療に関する習熟度が、コンピュータガイデッドサージェリーの異常と危険を察知する

治療指針でくり返し提唱されているとおり、コンピュータガイデッドサージェリーの主たる目的は「フリーハンドサージェリーの弱点を補うこと」、つまり周囲の解剖学的危険因子を損傷せずに理想的なインプラント埋入位置を獲得することである[7]。この目的を果たすためには、フリーハンドサージェリーが一定のレベルに達していることが条件となり、コンピュータの支援を受けると一足飛びにインプラント手術が安全に行えるわけではないことを意味する。

たとえば、解剖学的危険因子や隣在天然歯に近接、もしくは接触した際の手指感覚を持ち合わせていない術者は、ガイデッドサージェリーの誤差に遭遇した際に危険感知が遅れる（**図5**）。さらに、サージカルガイドが術野を覆うため、出血や穿孔などの術中合併症を目視しづらい（**図6**）。ガイデッドサージェリーが誤差なく進行していると過信すると、場合によっては重大なインシデント・アクシデントを招く可能性がある。

初心者が安心して用いるには、安全性が高い症例から経験を積み、偶発症を未然に察知し対応する技量を備えておく必要がある。

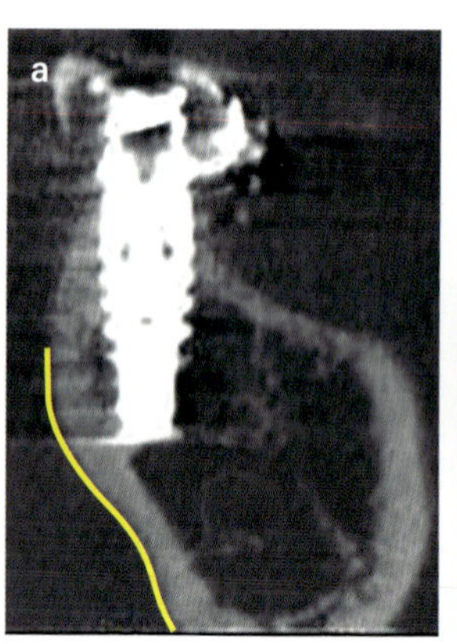

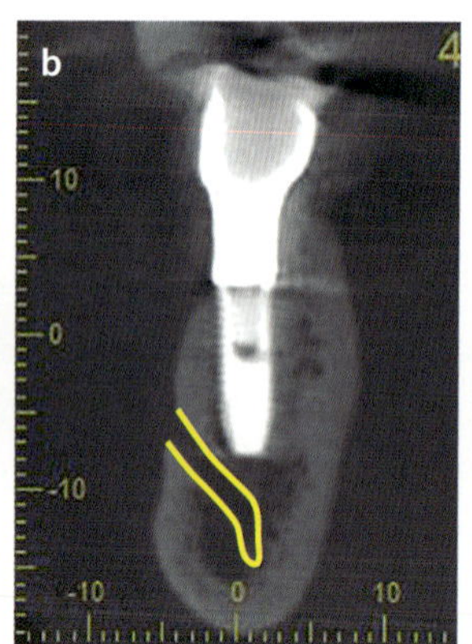

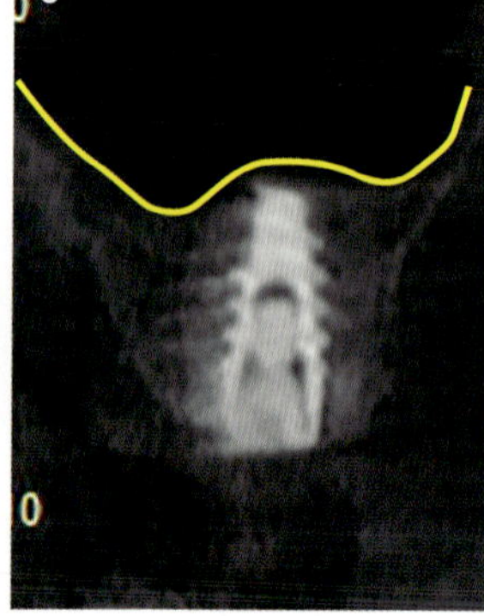

図5 a〜c

下顎舌側皮質骨(a)、下歯槽管上壁(b)、上顎洞底皮質骨(c)と接触、近接した埋入。いずれのケースも、ドリリング中に硬い骨質を感知した時点で受容床形成を停止した。

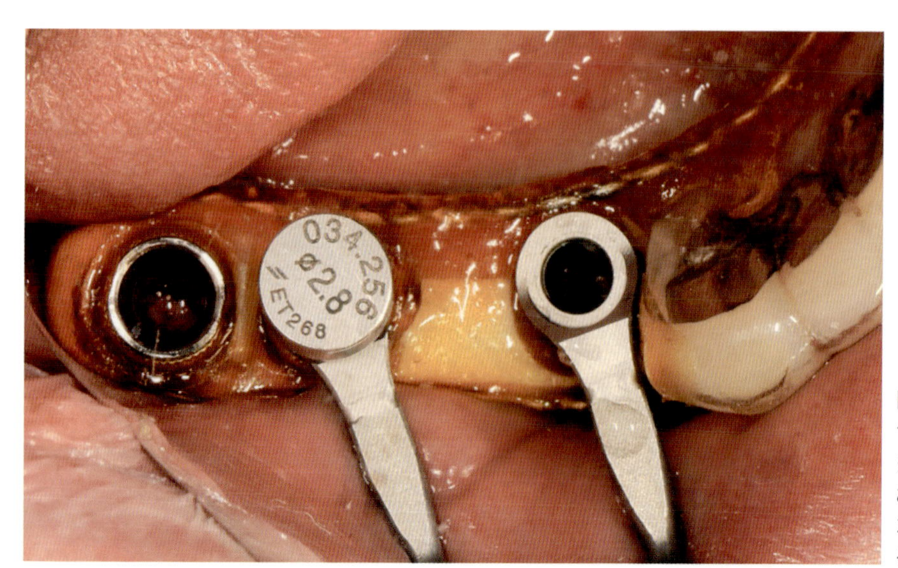

図6

下顎臼歯部をフラップレスガイデッドサージェリーにて行った症例。低侵襲な術式であるが、サージカルガイドが術野を覆い、インプラント受容床の目視は極めて困難である。

5 シミュレーションで失敗しないために

STEP 1 シミュレーション画面の歪みを必ず補正する

シミュレーションソフト上のパノラミック画像は、口腔内全体から見たインプラントの埋入位置や方向などを把握する上で参考となる画像である。しかし、パノラミックカーブの設定が適切でない場合、意図とはまったく異なる埋入位置・方向として描出される（**図7**）。パノラミックカーブは残存歯を参考に適切に調整を行い、埋入位置は冠状断や水平断、埋入方向は矢状断やクロスセクショナル像で最終確認することが望ましい。

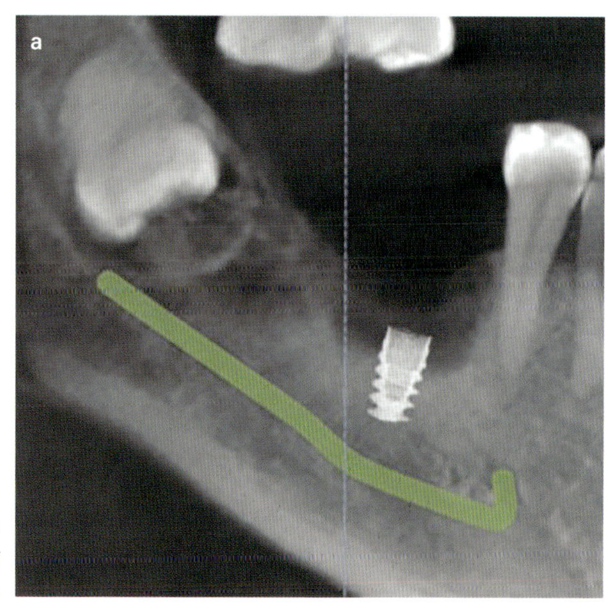

図7a
下顎右側第一大臼歯への埋入シミュレーション例。パノラミック画像では，断層位置を示す水色点線上にインプラントは描出されていない。

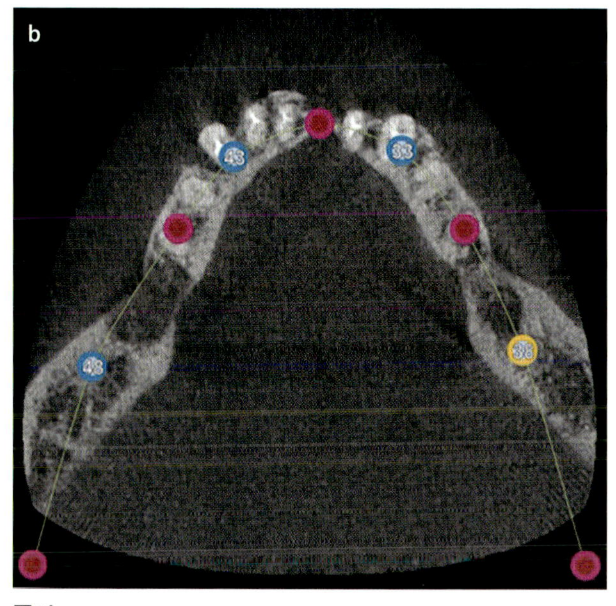

図7b
パノラミックカーブを実際の下顎歯列弓に合わせて修正した。

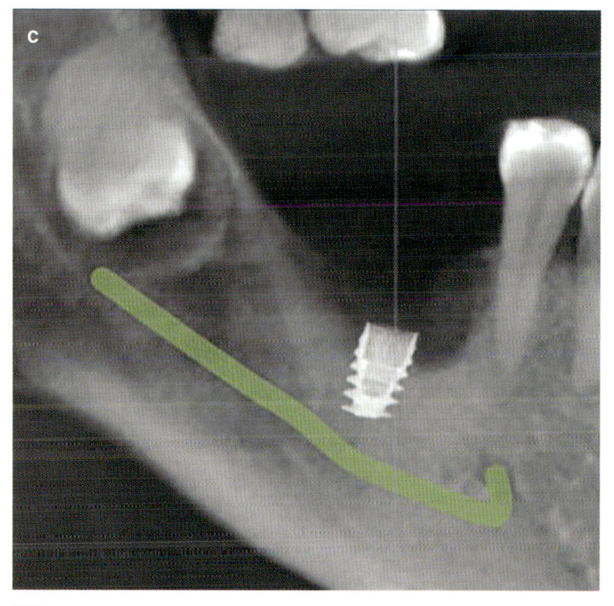

図7c
断層位置の不一致は解消された。

STEP 2 既存骨主導となりがちな埋入位置を歯列弓から再確認する

シミュレーション画面は基本的に硬組織が対象であり、軟組織の厚みや隣在歯との歯頸線の関係などは把握が困難である。このため、埋入シミュレーションは既存骨内にインプラント体を収めることに腐心され、その結果として頬舌的埋入位置の不良を招く。さらに、埋入には十分な骨幅が存在したとしても、理想的な咬合や審美の回復の点から、既存骨への埋入そのものが不適切な場合もある。

これらを診断し適切な埋入計画を決定するには、硬軟組織の不足を補正した診断用ワックスアップが必要であり、この情報を既存骨の情報と重ね合わせた上で埋入位置は決定されるべきである[8)]（**図8**）。

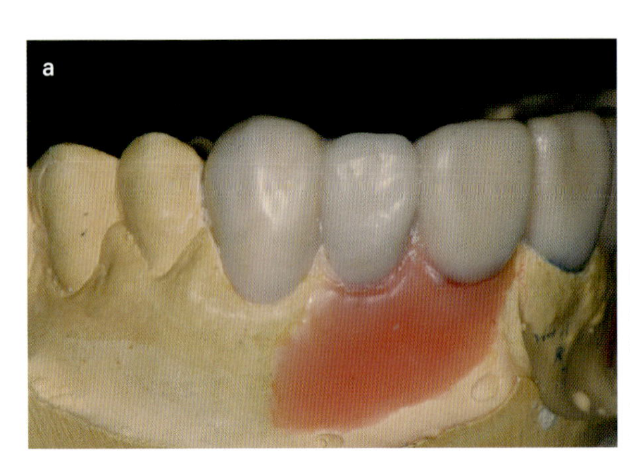

図8 a
抜歯後吸収した歯槽堤に対し、硬・軟組織不足を補ったワックスアップ。このワックスアップから得られた側切歯の位置に対して、埋入シミュレーションとGBRの計画を行う。

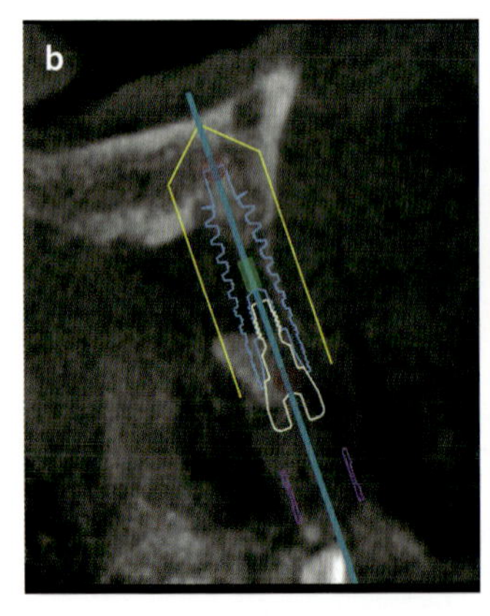

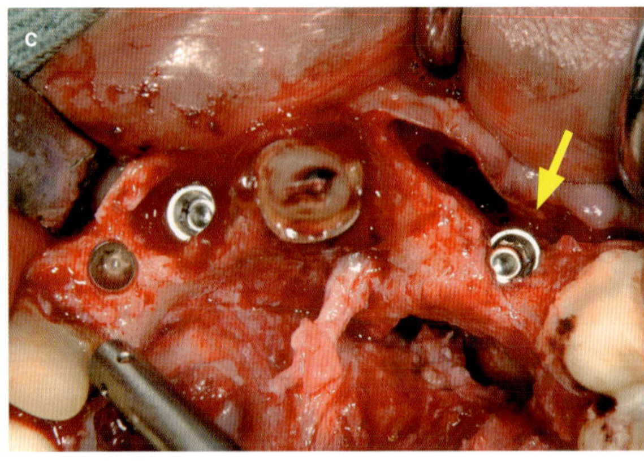

図8 b、c
既存骨より唇側へ位置づけされた上顎左側側切歯の埋入シミュレーション（b）。シミュレーションどおり埋入され（cの黄矢印）、この後唇側骨欠損部、口蓋側嚢胞摘出窩にもGBRを併用した。

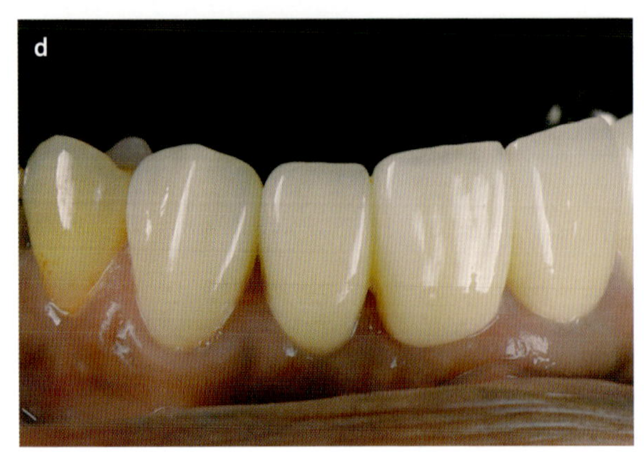

図8 d
最終補綴では歯列弓に調和した歯冠形態が得られた。

STEP 3 頬舌的埋入軸が対合歯に対して適切か確認する

シミュレーション画面は上下片顎に分けられるため、対合歯との対向関係が把握しにくい(**図9**)。また、インプラント周囲に必要とされる周囲骨を既存骨から十分に得ようと計画すると、埋入傾斜角は天然歯よりも鋭角となる。鋭角なインプラント体に対して、上部構造を歯列弓の理想的な位置に収めようとすると、唇・頬側に応力が集中しやすい形態となる。この結果、辺縁骨吸収や歯肉退縮などの合併症を来しやすい。

日本人を含めたアジア人のU1-L1角の平均値は124.4°であり、この数値から大きく逸脱しない埋入計画が補綴的に望ましい。

図9 a〜c

唇側既存骨骨幅を優先させた埋入ミュレーション(a)と対合歯との対向関係を考慮に入れた埋入シミュレーション(b)。後者を採用した埋入は、対合歯との対向角度が適切である(c)。

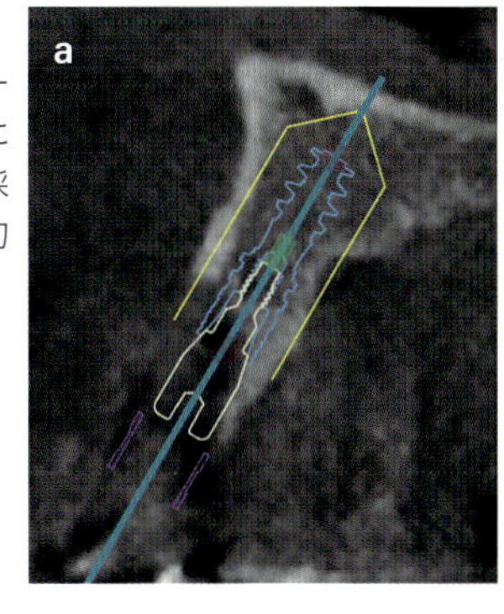

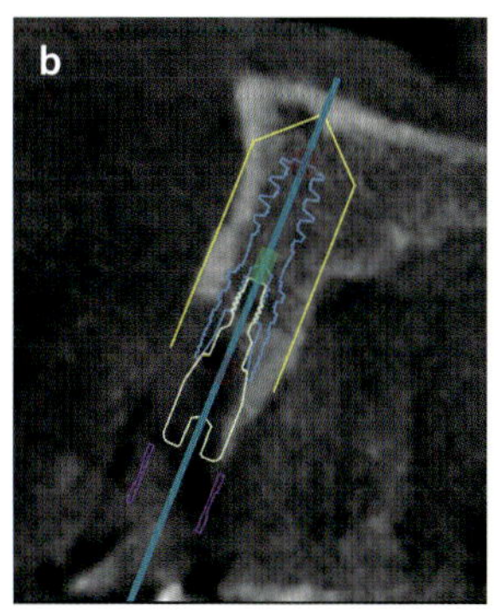

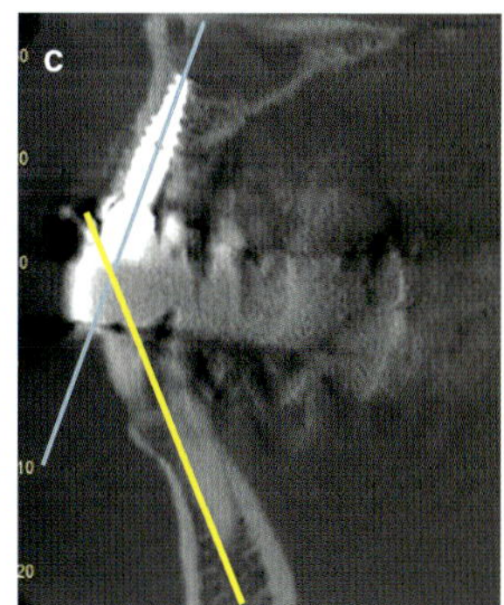

STEP 4 頬舌的埋入軸・位置が計画された補綴様式に適しているか確認する

治療指針のGuidline 3にあげられているとおり、埋入計画には補綴設計を含める必要がある。近年、インプラント周囲炎への配慮としてスクリュー固定式の上部構造が見直されているが、前歯部のアクセスホールの位置は審美的観点と上部構造の破折強度の観点から、より基底結節に近接した位置(cigulum zone)に位置づけられることが求められる[9](**図10**)。

つまり、インプラントの埋入角度は歯列弓に対してより鈍角に設定する必要があり、埋入シミュレーションの段階でアクセスホールの位置と埋入インプラントの関係を確認する必要がある。

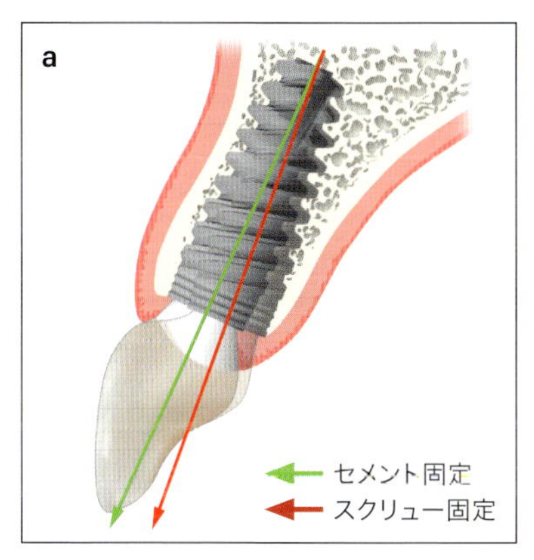

図10 a

上部構造固定様式別に見た、上顎前歯部の頬舌的埋入軸の模式図。

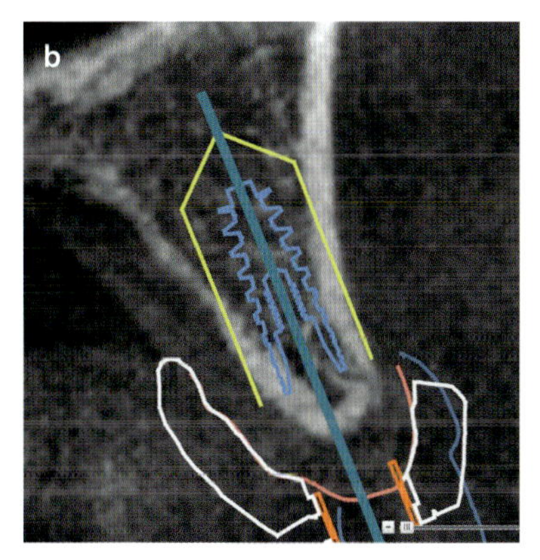

図10 b

スクリュー固定式上部構造を想定し、アクセスホールが口蓋側に位置づけられる埋入シミュレーションを行い、サージカルガイドを用いて埋入を行った。

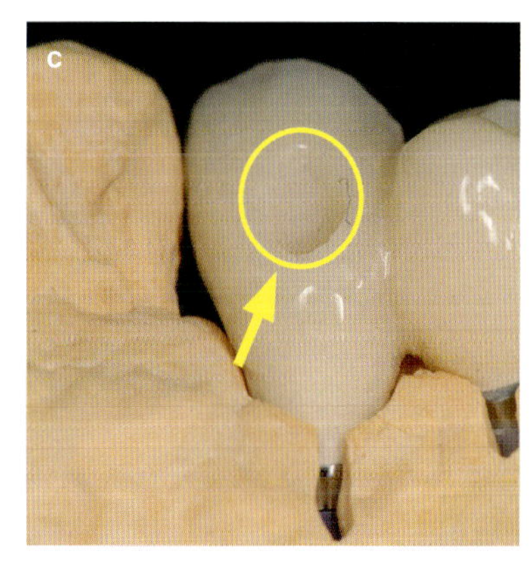

図10 c

スクリュー固定式上部構造のアクセスホールは基底結節上に位置づけられた(写真はプロビジョナルレストレーション)。

STEP 5 近遠心的埋入軸が天然歯に準じているか確認する

コンピュータガイデッドサージェリーは無歯顎に対するボーンアンカードブリッジに端を発し、臨床に浸透してきた[10、11]。この背景から、各社のガイドシステムに関するカタログに掲載されている多数歯埋入シミュレーション画面は、やや近心傾斜埋入の傾向を認める。しかし、遠心傾斜傾向である天然歯と逆行したインプラントの意図的近心傾斜は、インプラントや周囲骨に加わる応力に対する観点からは第一選択とは言い難い（**図11**）。

また、審美領域での近心傾斜埋入はアバットメントや最終補綴物設計にさまざまな制約をもたらし、歯間乳頭の再生不良や歯肉退縮に直結する[12]（**図12**）。

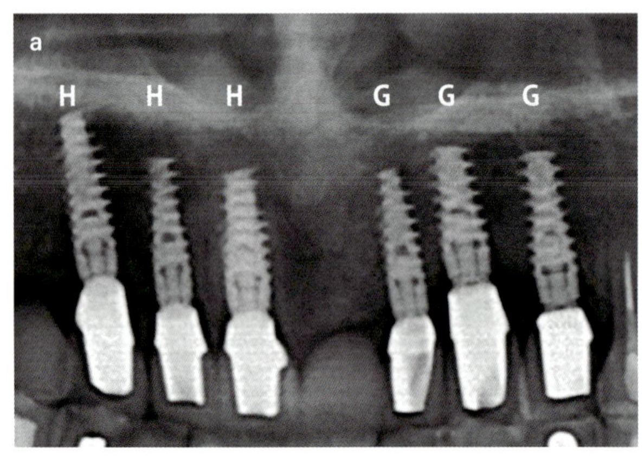

図11a
321|は抜歯即時インプラント埋入をフリーハンドサージェリー（H）で、|234はガイデッドサージェリー（G）で埋入を行った症例。抜歯窩方向に従い遠心傾斜傾向の右側と、シミュレーションの埋入軸に従い近心傾斜傾向の左側では埋入傾斜角が正反対である。

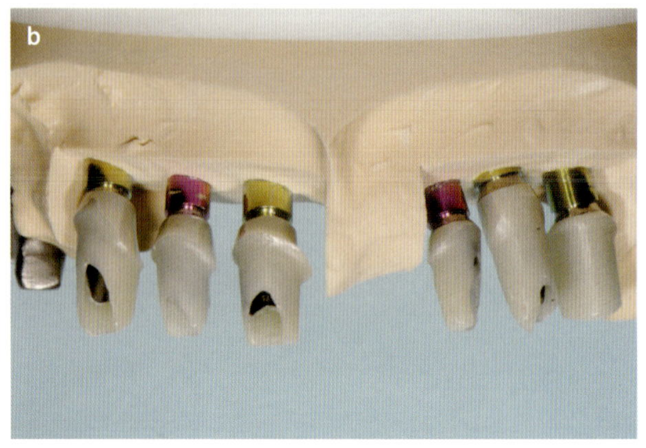

図11b
天然歯に準じた埋入軸である右側のアバットメント形態が、天然歯軸に逆らって近心傾斜させた左側よりも無理なく設計されていることが、アクセスホールの位置からも伺える。

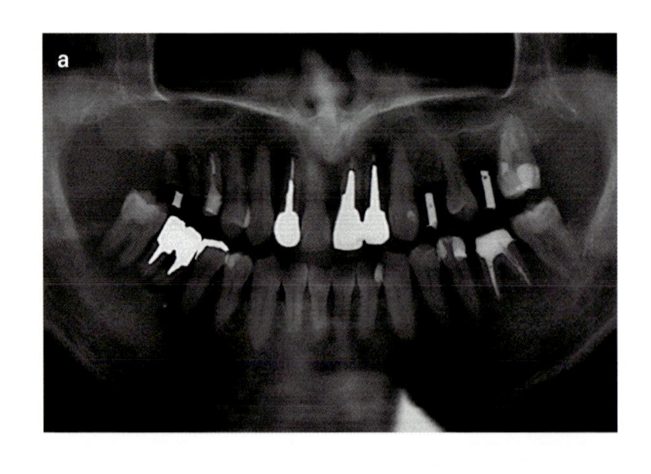

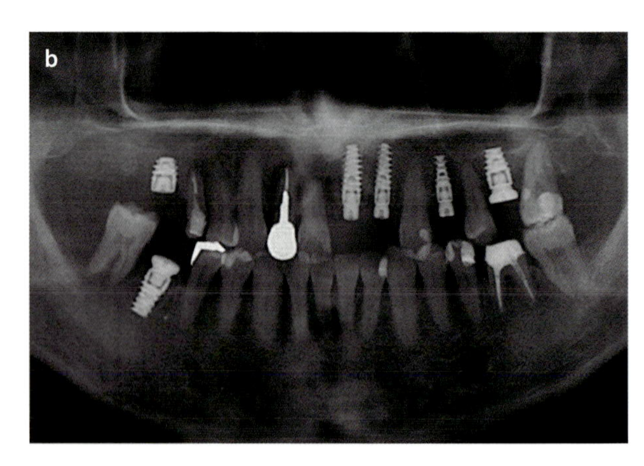

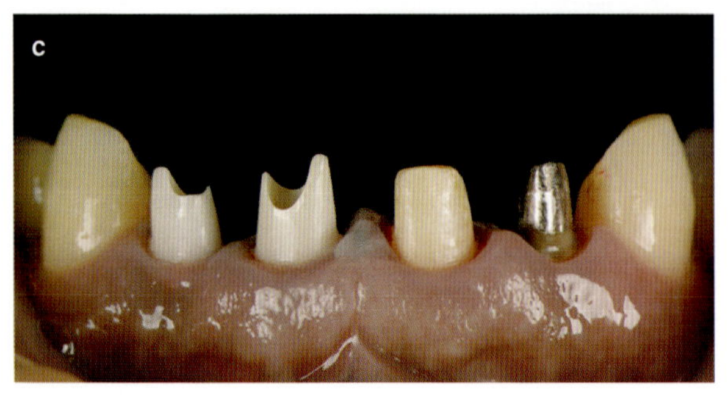

図12a〜c
隣在歯や反対側同名歯が存在する場合、埋入位置・方向は特に規制される。少数歯中間欠損（a）へのインプラントの位置づけは、厳密に隣在歯、反対側同名歯との調和を図るべきであり（b）、結果として妥当なアクセスホールの位置、上部構造の形態的左右対称性が獲得可能となる（c）。

STEP 6 スリーブの設計が適切か確認する

1）スリーブの直径

サージカルガイドに与えられるスリーブの直径は、多くのメーカーで2～3 mmの細いタイプと、ガイド埋入に対応したインプラント直径より太いスリーブの2種類前後しか用意されていない。最終ドリルまで用いる場合、インプラント径より大きな直径のスリーブを使用するが、特に歯冠幅径が小さい切歯部や小臼歯部欠損に対してインプラント体を埋入する場合では、スリーブが隣在歯や隣在スリーブと干渉するため、オーダーが受けつけられない。解決方法として直径の小さいスリーブを選択するが、この場合、インプラント受容床完成のためにはサージカルガイドを除去した後の追加のドリリングが必要であり[13]、サージカルガイド装着が前提であるガイド埋入は当然ながら不可能である（**図13**）。

干渉を回避しようとシミュレーションの埋入位置や方向の変更を試みがちであるが、これはテンプレートありきの考えであり、本末転倒である（**図14**）。

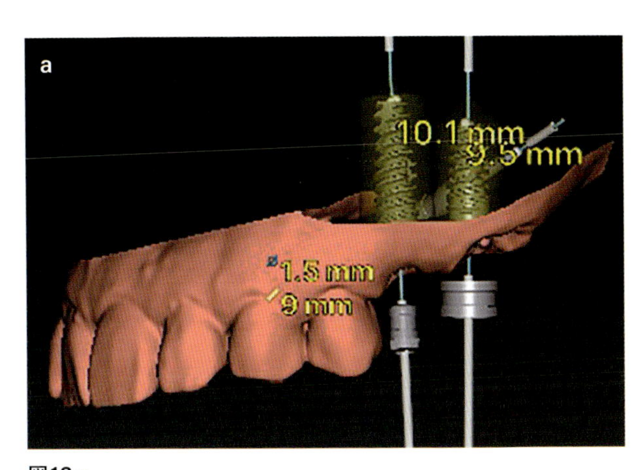

図13 a
隣在歯との干渉を避けるため、2 mm径のスリーブが与えられたプランニング画面。

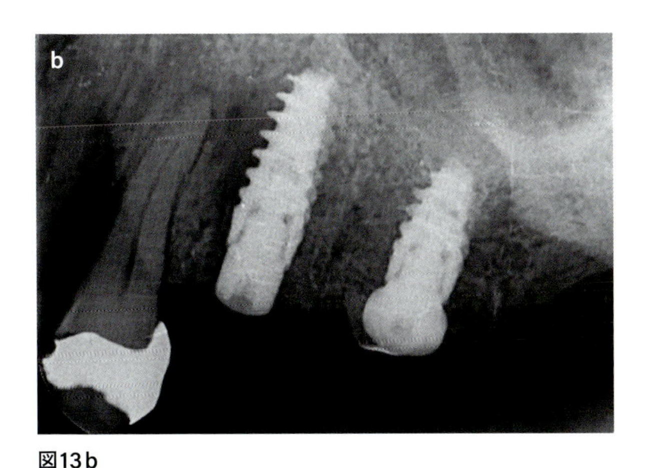

図13 b
2 mm径のバーで埋入位置を決定した後にサージカルガイドを除去し、通法に従ってシミュレーションどおりの埋入が行われた。

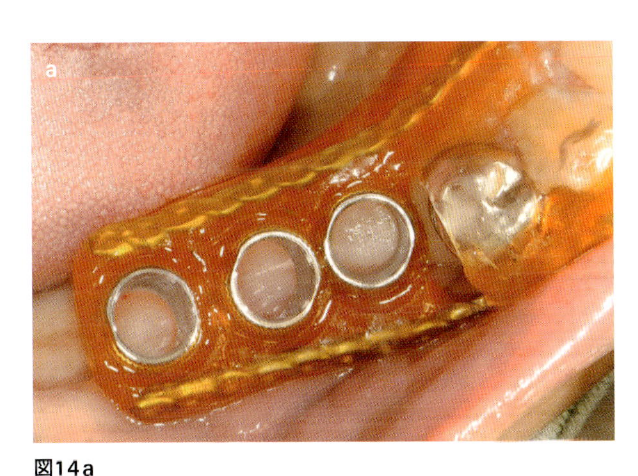

図14 a
隣在歯とガイド埋入用スリーブとの干渉を避けた設計のサージカルガイド。

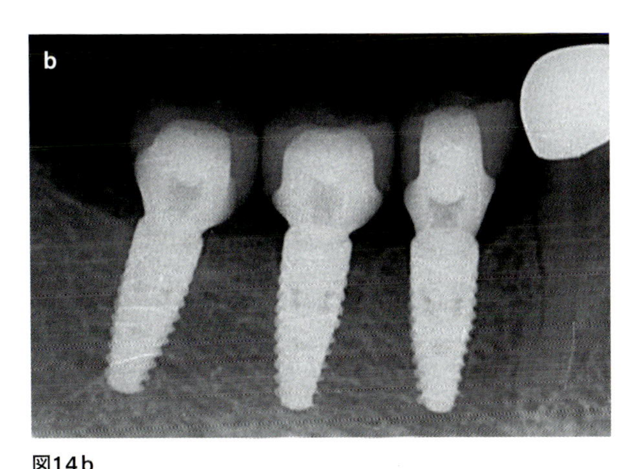

図14 b
第二小臼歯相当部インプラントは、ガイド埋入を優先させた結果、理想的な埋入位置よりやや遠心に位置づけられた。

2）スリーブの長さ、位置づけ

スリーブは長いほど、また切削骨面に近いほどサージカルドリルの安定性は増すが、歯肉縁下に設定すると術前試適が行えない（**図15**）。また、後方臼歯群に長いスリーブを適応すると、開口量の制限からサージカルドリルがスリーブに挿入できないトラブルも招く[13]。スリーブの長さやプラットフォーム－スリーブ間距離が一定に定められたシステムでは、実際に使用するインプラント長よりも長いインプラント長で設計を行い、スリーブと埋入部組織との干渉を避ける必要がある（**図16**）。

なおこのような問題点に関して、メーカーによってはソフトウェアからの警告表示はなく、干渉の回避方法に関してマニュアルにも記載はない。

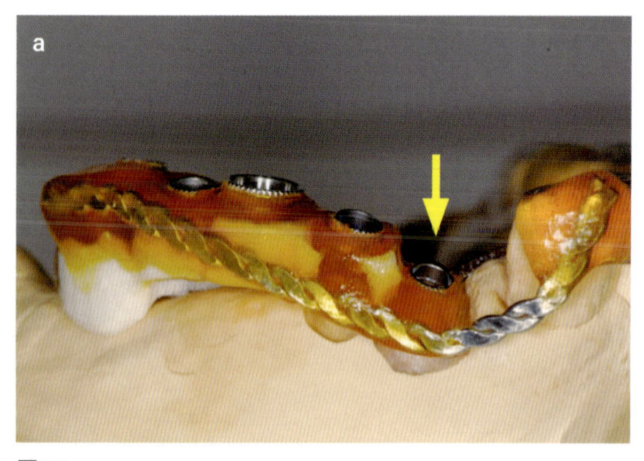

図15 a
石膏模型を削りスリーブを歯肉内に収めようと製作されたサージカルガイド。

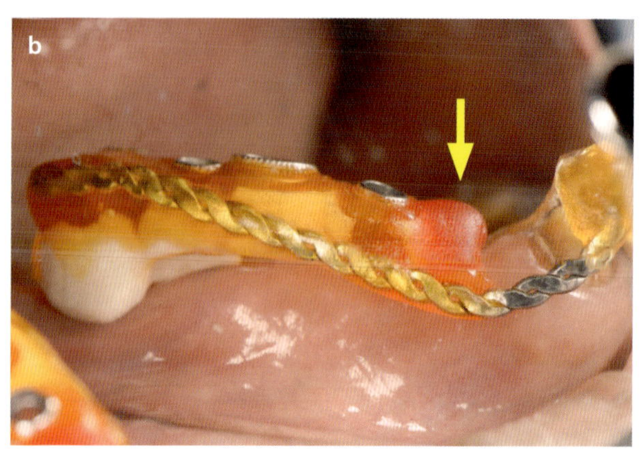

図15 b
術前試適が行えないため、粘膜面からスリーブを削合したが、右端のスリーブはサージカルガイドから脱落してしまった（黄矢印）。原則として、スリーブは必ず歯肉縁上に設定する。

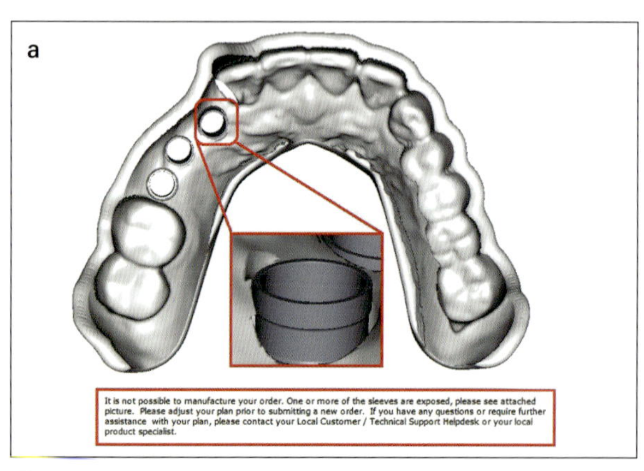

図16 a
CAD/CAMでサージカルガイドを製作した際に、スリーブが歯肉に干渉を起こすと、サージカルガイドが製作できない旨の警告文が表示される。

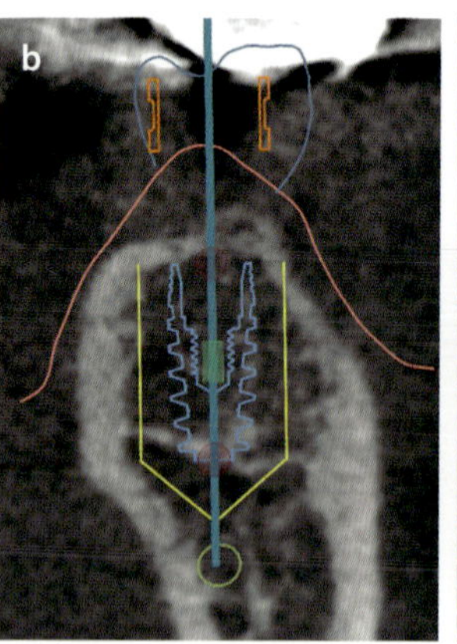

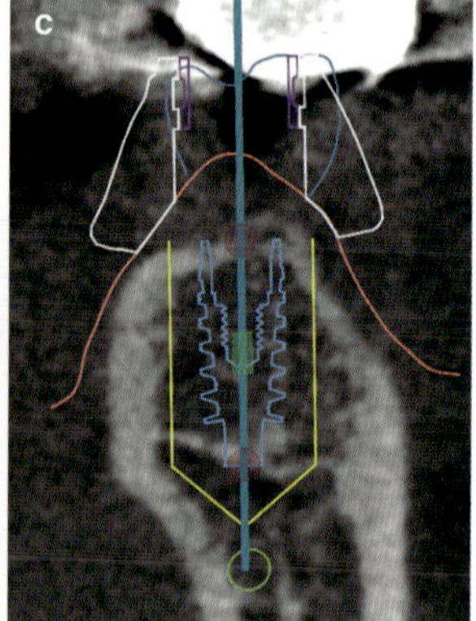

図16 b、c
このような場合、計画したインプラントの長さ（b：10mmのインプラント長に対し、スリーブ干渉を示すオレンジ色のスリーブ描画）より長いインプラントにガイド設計画面上で変更を行う（c：11.5mmのインプラントに変更したところ、スリーブ干渉は解け、紫色に描画された）。実際の埋入では変更前のインプラント長を用いるため、注意が必要である。

6 サージカルガイドで失敗しないために

1. 金属修復物が及ぼす影響を考慮する

作業模型を使用せずにシミュレーションデータのみでサージカルガイドを製作する場合、スキャン用模型のデータとCTデータをマッチングさせる工程において、金属修復物のアーチファクトが問題となる[13]。金属アーチファクトの影響を受けたCTデータは歯冠形態が不鮮明であり、マッチングポイントが正確に検出できないためソフトウェアが受け付けない。

CT撮影は対合歯の影響を受けにくい開口状態で撮影し、多数歯の金属修復物が装着されている症例では、シミュレーション用CT画像の撮影を行う前に支台築造体を含めた金属修復物の除去を先行する（**図17**）。

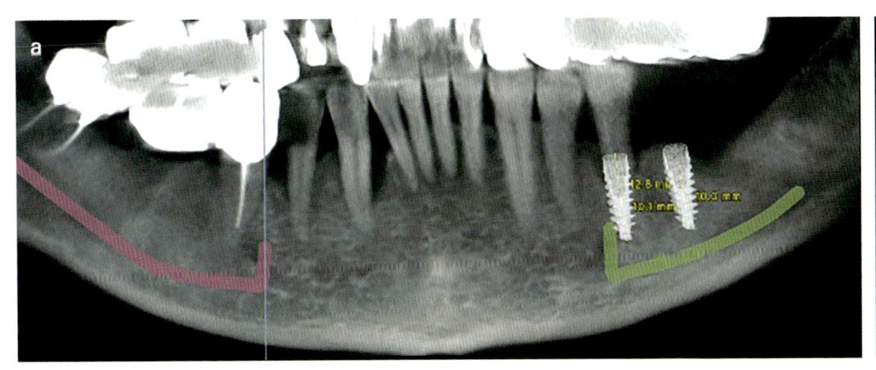

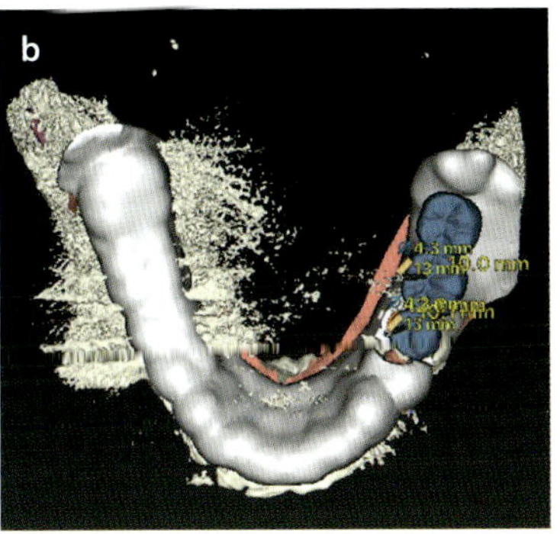

図17a、b

多数の金属修復物が装着されたCT画像（a）とサージカルガイドのシミュレーション（b）。閉口状態で撮影されたため、天然歯のマッチングポイントの検出も困難であった。

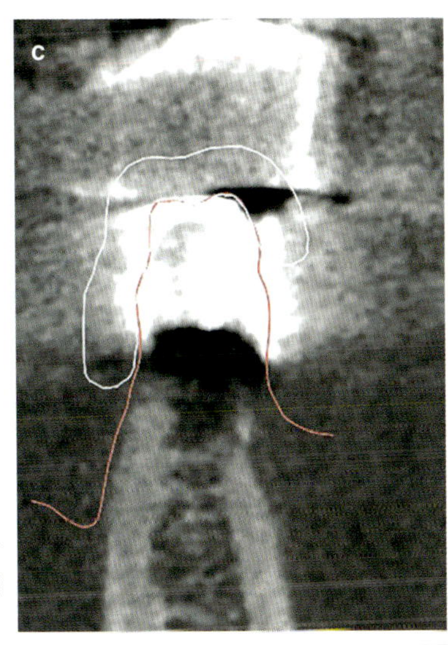

図17c

下顎右側金属修復物はアーチファクトの影響を受け、実際の歯冠形態より小さく検出されている。

2. 印象方法が及ぼす影響を考慮する

スキャン用、作業用を問わず、石膏模型を製作するための印象採得は、変形の少ないトレーと寸法安定性の高いシリコーン印象材を用い、超硬石膏で模型製作を行う（**図18**）。網トレーとアルギン酸を用いたスナップ印象では、コンピュータ精度の範疇を逸脱した誤差を招き、マッチングの不良やサージカルガイドの不適合が確実に生じる。

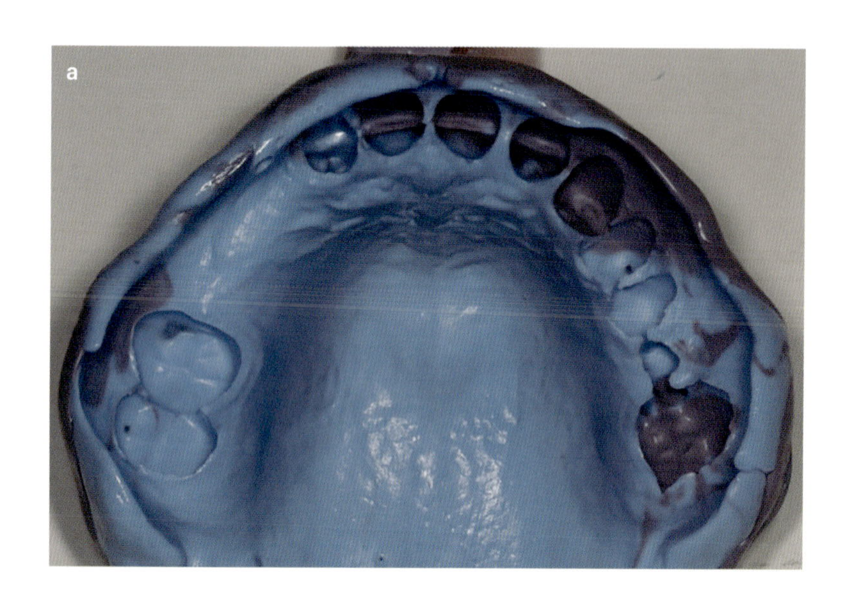

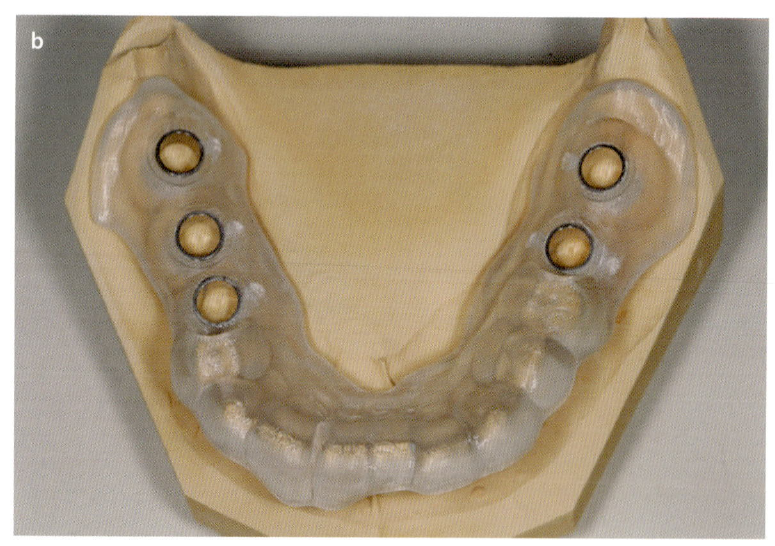

図18 a、b
シリコーン印象材を用いたスキャン模型用印象（a）と超硬石膏で製作したスキャン模型（b）。

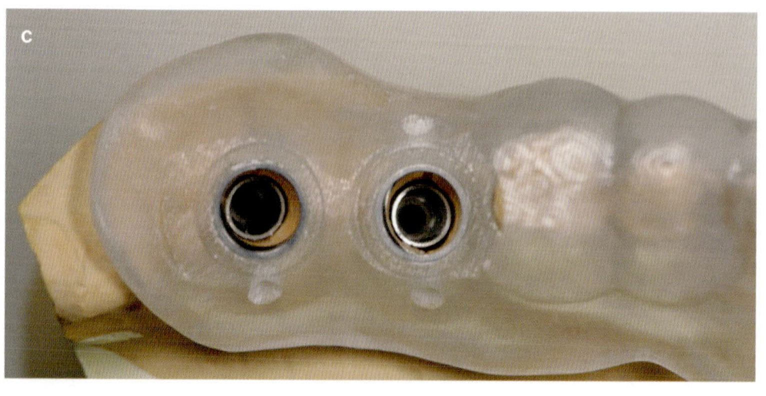

図18 c
CAD/CAMで製作されたサージカルテンプレートはスキャン模型で試適可能であり、使用後の埋入も正確である。

3. サージカルガイドの術前試適と調整を行う

一口にサージカルガイドとはいえ、その製作方法・材質はさまざまである。したがって、術前に適合状態やたわみ、術野への干渉などの確認のために口腔内試適と調整を行うことは、ガイド使用中のエラーを防ぐ意味で重要である。施術当日、浸潤麻酔終了後に試適を行うと、粘膜の腫脹や触覚の麻痺によりガイドの浮きや擦れを見逃す原因となるため、最低でも浸潤麻酔前に調整は済ませておく。ガイド床の形態は、粘膜の変形やフラップ剝離後の干渉など、実際の施術中の術野に起こりうるあらゆる可能性を想定して調整を行う（**図19**）。

また、抜歯即時埋入部位はサージカルガイドが干渉するため、術前試適が行えない。このため、術前に考えられる調整を可及的に済ませ、術直前に抜歯対象歯の歯冠削合を行った上で適合の最終確認を行うなどの対策が必要である。

なお、熱可塑性樹脂で製作されたサージカルガイドはたわみに弱いため、補強線やレジン添加でたわみを最小限に抑える補強が必要となる（**図20**）。また、保管方法も暗所保管などのメーカーの指示に従い、使用までに変形させない配慮が必要である。

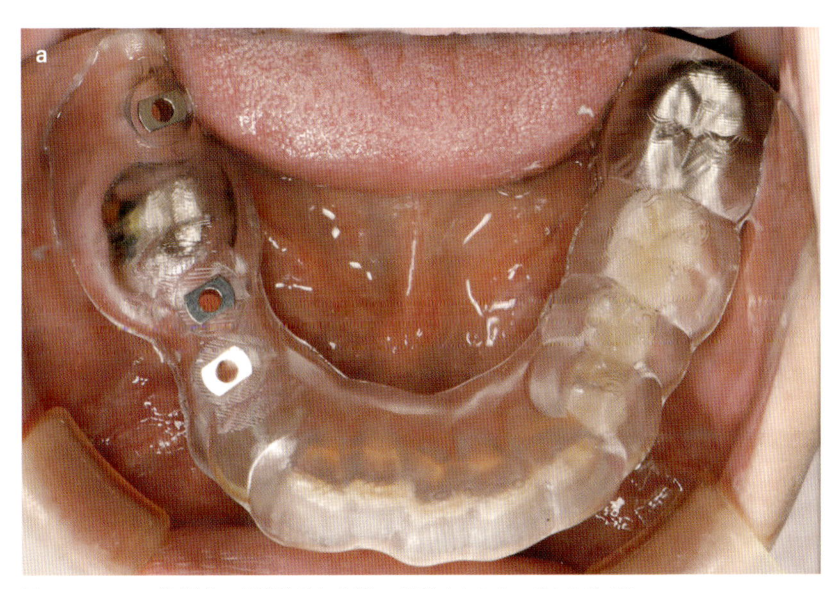

図19 a　フラップ剝離後の粘膜移動を考慮して調整されたサージカルガイド。

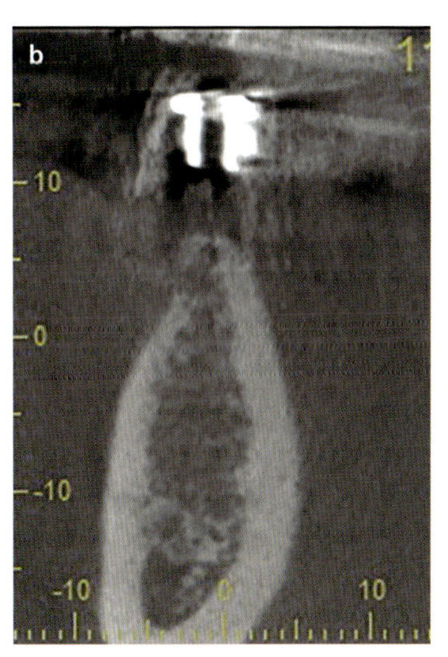

図19 b　CT撮影で、コンピュータ設計とスリーブの位置が一致することを確認した。

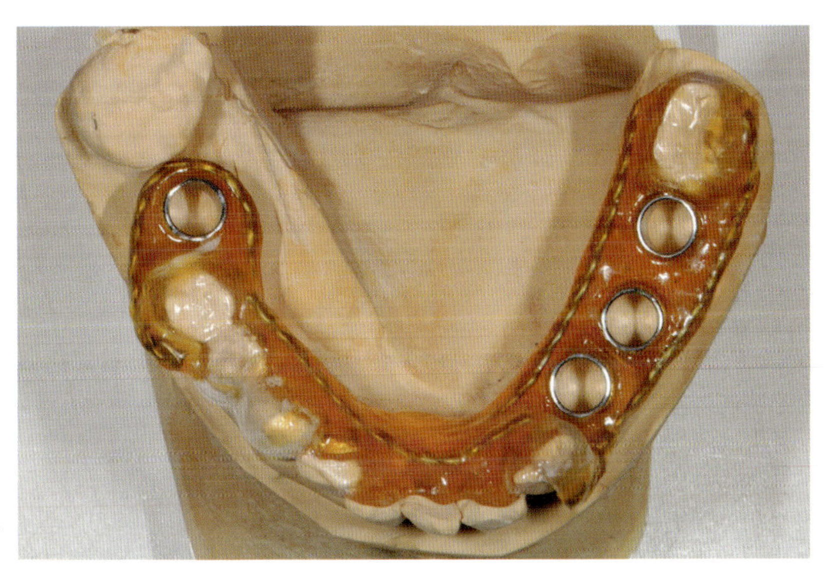

図20
補強線とパターンレジンでフレーム補強を加えた、熱可塑性樹脂で製作されたサージカルガイド。

4. サージカルガイドの固定方法と、術中変位に対策を講じる

多数歯欠損症例や遊離端欠損症例では顎堤に固定を求めるアンカーピンが有効であるが、術中の振動により固定が緩む、もしくは残存歯の動揺により固定位置が変位することもあり[14)]、過信は禁物である（**図21、22**）。

残存歯数が少ない、ないしは無歯顎の場合、サージカルガイドの固定が正しいか否かの判定は、残存歯との適合もしくは対合歯やサージカルガイド同士とバイト材で検証するしか方法がないため、口腔内固定前の位置づけにはかなりの慎重を要する（**図23〜25**）。

また、アンカーピンの設定がないシステム（**図26**）、もしくは解剖学的制約からアンカーピンの設定が困難な症例も存在する。このような場合、固定源となる歯にもっとも近い部位から作業を行い、たわみの影響が少ない術式を心掛けるなど、術者の経験と工夫が要求される。

アンカーピンの設計

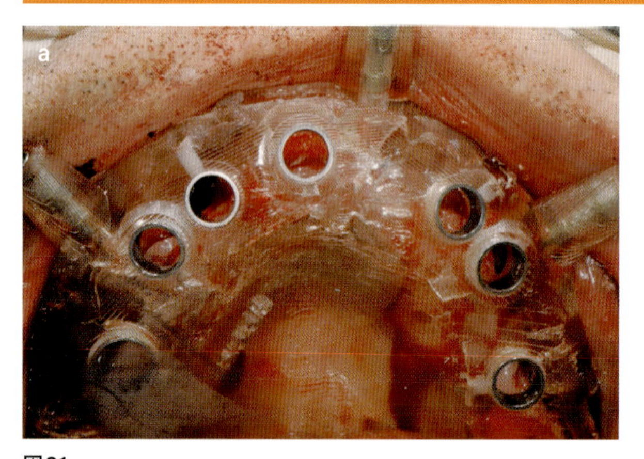

図21
頬側のみ設置されたアンカーピンの例。フラップ剥離後にサージカルガイドが口蓋側に変位する危険性が高い。

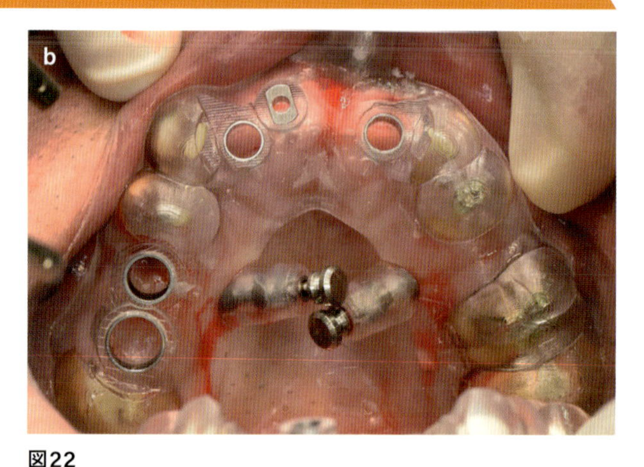

図22
頬側から加わる力に抵抗するように、口蓋側に設置された2本のアンカーピンの例。

固定位置の確認

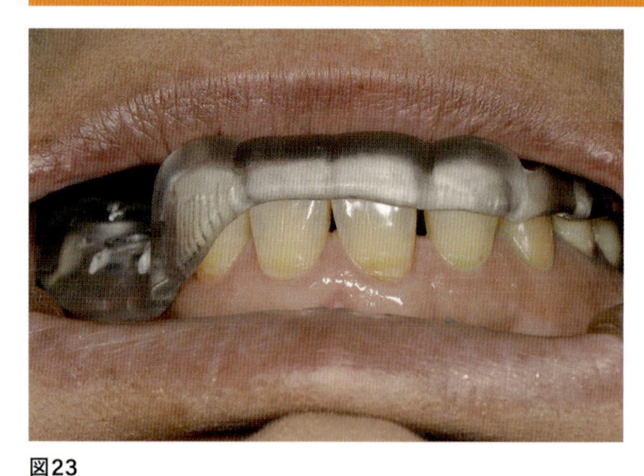

図23
歯牙支持部位と適合を得られたサージカルガイドの例。サージカルガイドと支持に用いる歯の適合は間隙なく確認される。

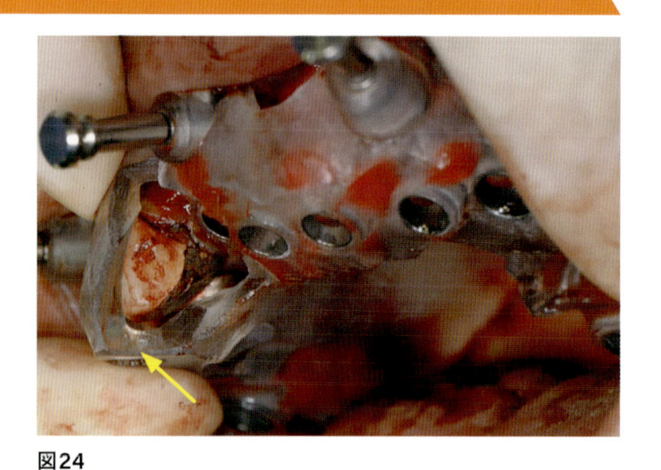

図24
歯牙支持部位に不適合を残したままアンカーピンで固定されたサージカルガイドの例。切縁部や口蓋側に不適合を認め、本来の固定位置よりも垂直的に浮いた状態、かつ唇舌的に傾斜した位置で固定された状態である。

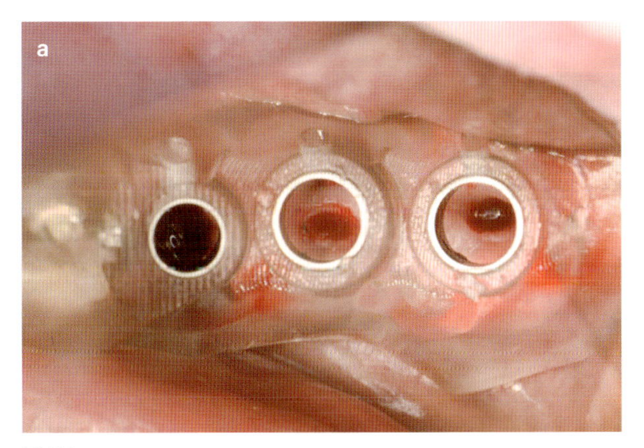

図25a

下顎右側第二小臼歯・第二大臼歯の抜歯窩を含む片側遊離端欠損に対して、フラップレスサージェリーを併用してサージカルガイドを用いた受容床形成を行った例。粘膜支持を優先し、フラップ剥離翻転前に受容床形成を行う。

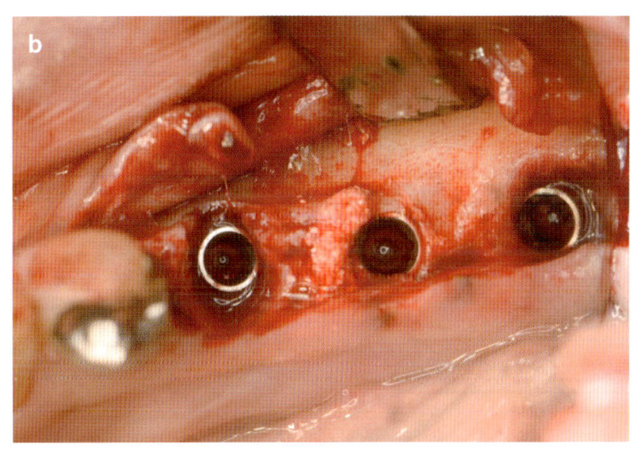

図25b

受容床形成完了後、フラップを剥離翻転し、抜歯窩に対してもシミュレーションどおりの位置にインプラントを位置づけた。この後、骨補填を行い、閉層した。

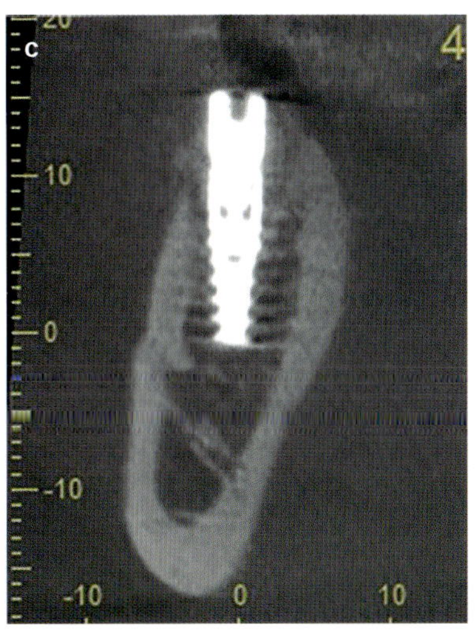

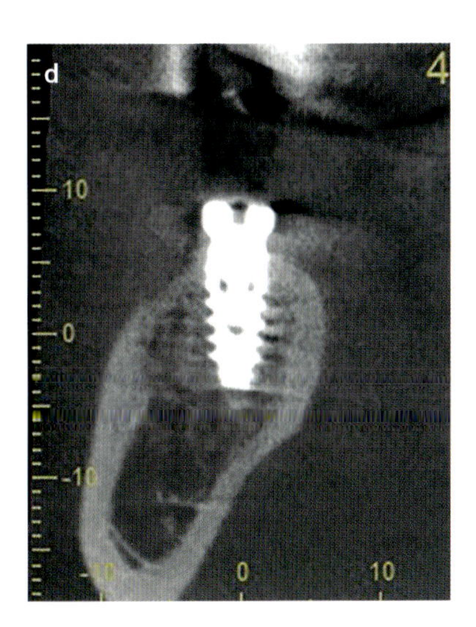

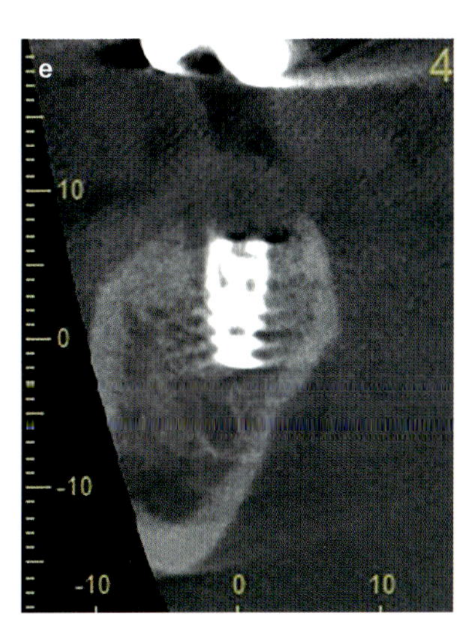

図25c〜e

術後の下顎右側第二小臼歯部（c）、同第一大臼歯部（d）、同第二大臼歯部（e）のCTクロスセクショナル像。抜歯窩根尖方向にスリップすることもなく、下歯槽管などの解剖学的構造体とも一定の距離が確保された。

受容床形成の順序とたわみ・沈下対策

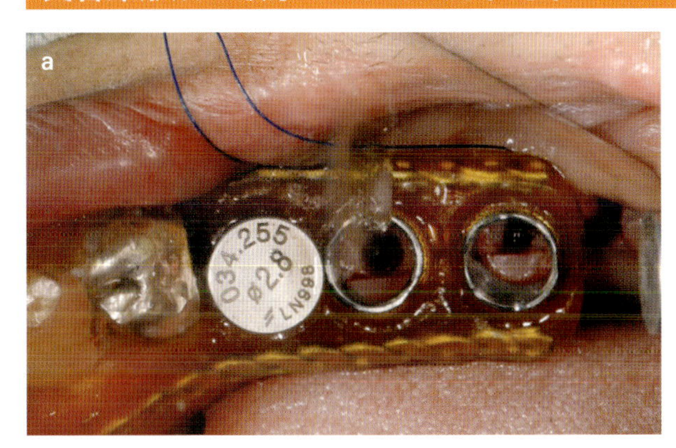

図26a

受容床を固定源とする固定ピン形式のサージカルガイドの例。たわみや沈下の影響がもっとも少ない欠損最近心部から作業を開始し、固定源として利用する。

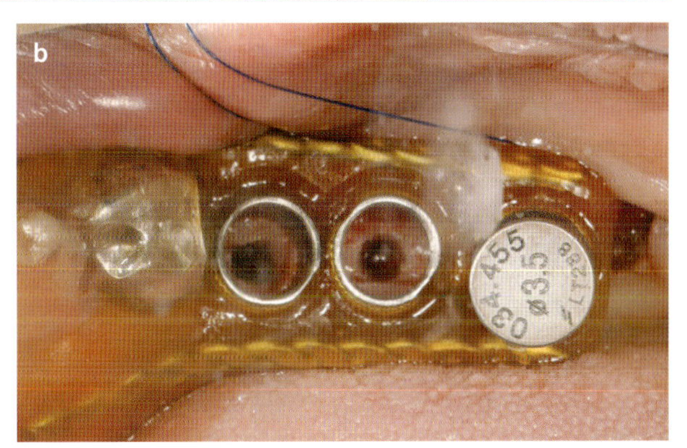

図26b

この固定様式では、固定ピンとコントラヘッドが干渉を起こし連続歯の作業が行えないため、一歯飛ばして作業を進めた。

5. 切削骨面上でのサージカルバーの滑りと振れに対策を講じる

一般的に、切削骨面が斜面である場合や抜歯窩の場合、フリーハンドでの操作と同じくサージカルドリルは滑りや振れを来しやすい。しかし、サージカルガイドにより術野が遮蔽されているため、これらの異常が発生しているか否かが感覚的に掴みづらい。

サージカルガイド使用下においても、起始点形成にはキリ状のドリルを採用し、受容床形成がシミュレーション位置から逸脱しないように慎重に切削操作を行う必要がある（**図27、28**）。

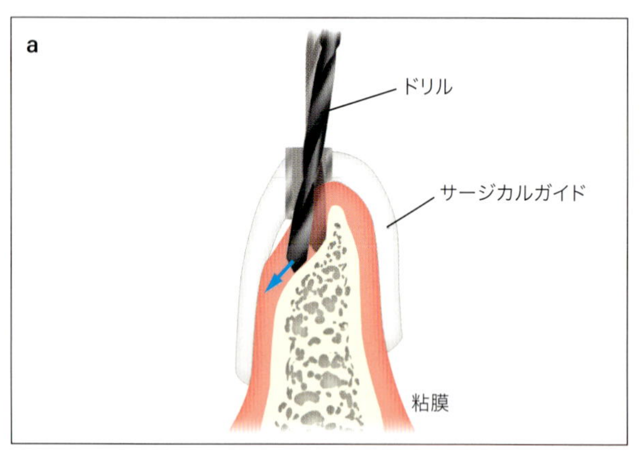

図27a
ドリルが安定を得にくい骨形態。サージカルガイド、コントラヘッドをしっかり把持し、滑りや振れに細心の注意を払う（参考文献3より引用改変）。

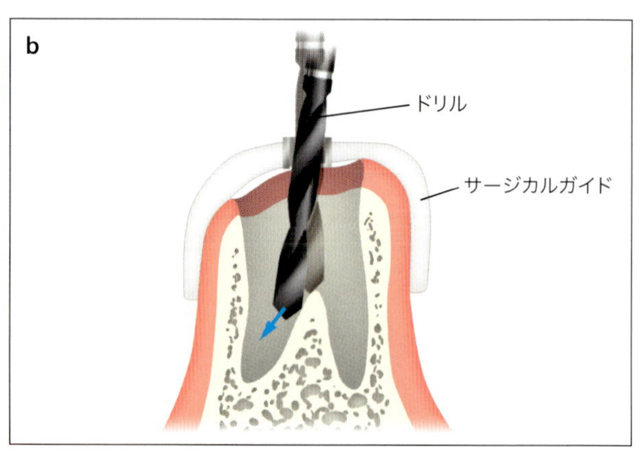

図27b
抜歯窩に対するドリリングは起始点とスリーブが離れるため、特にドリルがスリップしやすく、抜歯窩先端方向に誘導されやすい（参考文献3より引用改変）。

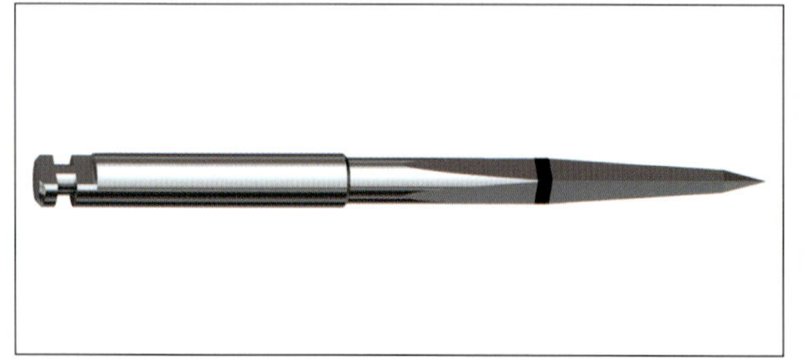

図27c
いずれの場合も、キリ状の先端形状のドリルを用いると、起始点が得やすい。

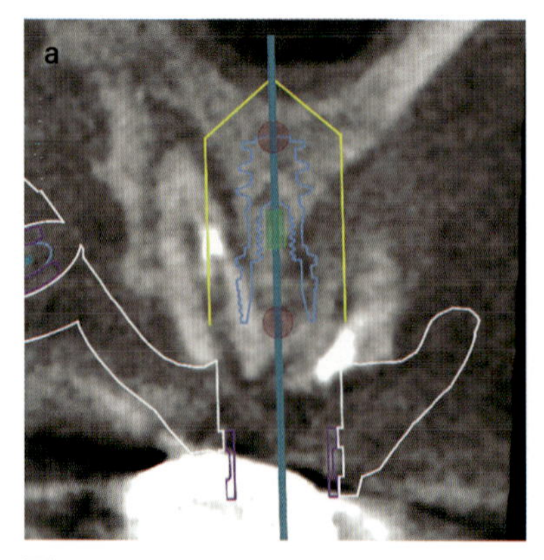

図28a
サージカルガイドの滑りを予想し、残根を残した状態で受容床形成を行うシミュレーションの例。

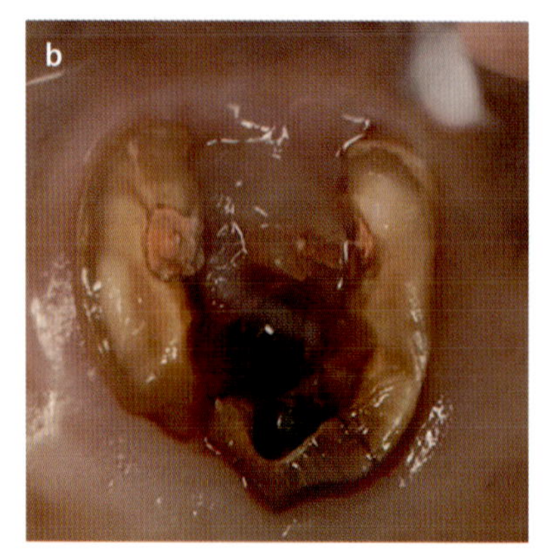

図28b
抜歯前に受容床形成を行うことで、ドリルが抜歯窩に誘導されず、歯槽中隔に正しく形成される。

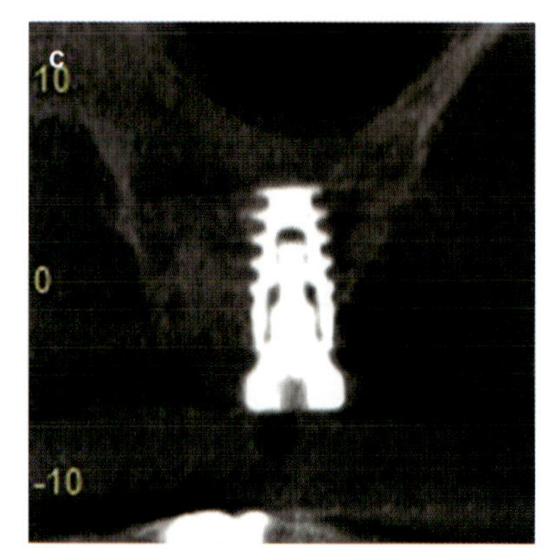

図28c
インプラント埋入直前に抜歯を行い、プランどおりの位置に埋入が確認された。

7 インプラント手術がコンピュータ支援の恩恵を受けるための条件

近年の乗用車に搭載される衝突回避システムや誤発進防止システムとは異なり、コンピュータガイデッドサージェリーはあくまでも術者が危険を察知しながら操作し続けなければならない。また、サージカルガイドを用いたインプラント埋入実習の場において、インプラント埋入経験豊富な複数の臨床家が行った結果は完全には一致しない。つまり、サージカルガイドの再現性が向上しているとはいえ、治療指針の頁で述べたとおり、カーナビゲーションシステムと同様、「ある程度」の目的に誘導してくれる1つの補助的手段と捉える必要がある。

通常、ドリルはインプラント径よりも細いため、ガイド埋入を行っても薄い皮質骨が骨折してしまうケースも存在する。しかし、いかなる優れたシステムにおいても、「骨折する可能性があるので、骨増生の準備を考えましょう」といった警鐘は鳴らさない。骨増生の術や準備がない臨床家は、このような術中トラブルにどう対処するであろうか。

世界的に著名なインプラント臨床家の手により始められた本術式は、診査・診断から外科手技に至るまで、経験による裏づけとコンピュータによる再現性をすり合わせる目的で開発が進められた経緯がある。つまり、補綴的概念に疎い、または外科的トラブルに対応力が弱い術者を救済するために生まれたシステムではない。本術式を有効に運営するためには、口腔全体の診査・診断と治療計画立案、歯周外科手技を基本とした硬軟組織の取り扱い、さらには外科的偶発症に対応できるだけの知識と備えを有することが必要条件である。

また、施術中に異常を感じた際には、コンピュータ支援からフリーハンドに切り替える勇気と技術、異常検知能力も要求される。さらには、スリーブ切削片の組織への飛散[15]や注水不足による熱傷の問題[16,17]などのシステム上の弱点も考慮に入れた、組織に対して愛護的な外科操作が最終的な成否を決めることとなる。

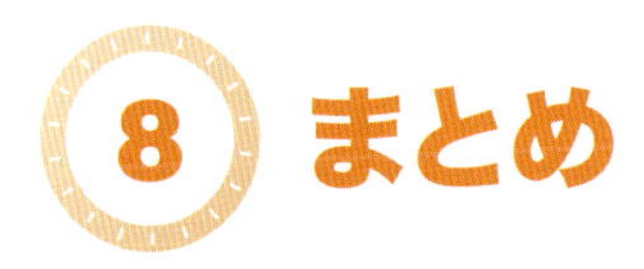

8 まとめ

コンピュータガイデッドサージェリーは、診査・診断から施術まで、少数歯欠損から経験を積みながら正しい手順で使用すれば、術者・患者ともに受ける恩恵は大きい（**図29**）。しかし、誤差はさまざまなステップで発生する可能性があり、早い段階でエラーが生じると、最終工程までその影響は続くことを念頭に置くべきである。

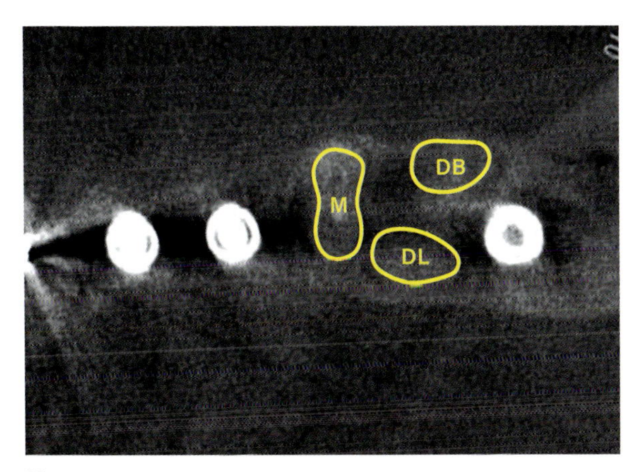

図29
ガイデッドサージェリーが正しく進行すると、ピンポイントへの埋入が実現する。抜歯予定の第一大臼歯は、骨性治癒期間中に暫間補綴物を装着するため保存している。開大した遠心根の間隙を避けるように計画された埋入は、狂いなく実行されている。

4 「インプラント周囲炎は予防できない」という思い込みからの脱却

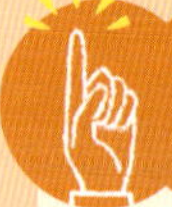

1分でわかる！ 本項のまとめ

インプラント周囲炎は10年以上前からの課題であるものの、いまだ対応法は確立していない。しかし、インプラント周囲炎になりやすい環境とリスク因子を理解した上で、より確実なオッセオインテグレーションの確立と維持、清掃性に優れた周囲組織の獲得のほか、固定方法を含む補綴設計および材料の適切な選択を行えば、発症を予防することも可能であると考える。

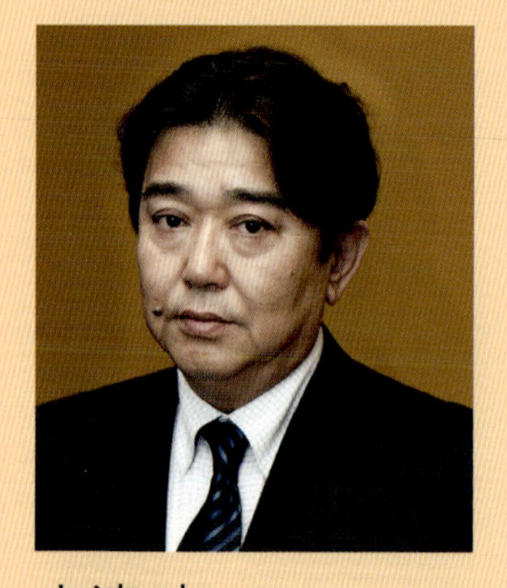

小濱 忠一

福島県開業

おばま・ただかず●1981年、日本大学松戸歯学部卒業。日本大学歯学部歯内療法学教室入局。原宿デンタルオフィス勤務を経て、1986年に小濱歯科医院開業。2006年より日本大学客員教授。『前歯部審美修復・天然歯編／インプラント編』(クインテッセンス出版）他執筆、講演多数。日本補綴歯科学会会員、日本歯周病学会会員、米国歯周病学会会員、日本臨床歯科医学会理事。

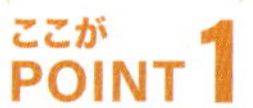

ここが POINT 1

親水性でプラットフォームシフティング機構、2mm以上の付着歯肉の確保が、インプラント周囲炎の予防には優位性が高い。

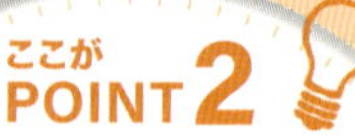

ここが POINT 2

インプラント周囲の1.5mm以上の骨幅の確保と、急速な進行を念頭に置いたメンテナンス時の診査と対応が重要である。

ここが POINT 3

前歯部ではセメント固定を選択しても問題ないが、臼歯部ではスクリュー固定を優先すべきである。

インプラント治療の基礎的研究とそれに基づいた臨床応用の蓄積によって、多くの症例で理想的な治療ゴールを達成することが可能になった。しかし一方では、術後にトラブルを惹起することもけっして少なくはない。そのなかでも、10年以上前から危惧されているインプラント周囲炎への対応は、現時点においても明確化されているとはいい難い。

そこで本稿では、インプラント周囲炎に対する理解と考えかた、そして臨床対応について解説したい。

1 インプラント周囲炎になりやすい環境とリスク因子の理解

1）インプラント周囲炎とは？

インプラント周囲炎とは、周囲粘膜の炎症に加え、支持骨の喪失が見られる不可逆性の炎症反応と定義される（**表1**）。

インプラント周囲炎の発症率は10～40%とかなりの高頻度であることが報告されている[1、2]。われわれ臨床家にかなり慎重な対応の必要性を示唆したといってよい。

天然歯における歯周炎と比べると病態の類似性はあるが、周囲組織構造には相違点があるため[3]、炎症性細胞浸潤がよりインプラント先端側に[4]、かつ発症後年数と相関せずすみやかに周囲骨吸収が進行する[5]と報告されている（**図1**）。これは、インプラントと天然歯ではコラーゲン線維の走行や密度に違いがあり、かつ外科的侵襲が加えられたインプラント周囲は瘢痕組織と同様に線維芽細胞に乏しく、その防御機能にも

表1　インプラント周囲粘膜炎とインプラント周囲炎の比較

	インプラント周囲粘膜炎	インプラント周囲炎
天然歯との比較	歯肉炎	歯周炎
進行	可逆性	不可逆性
BOP	＋	＋
排膿	＋あるいは−	＋
骨吸収	−	＋
動揺	−	骨破壊が大きい場合は＋

（和泉雄一, 吉野敏明（編）. インプラント周囲炎を治療する. 東京：医学情報社, 2010.より引用）

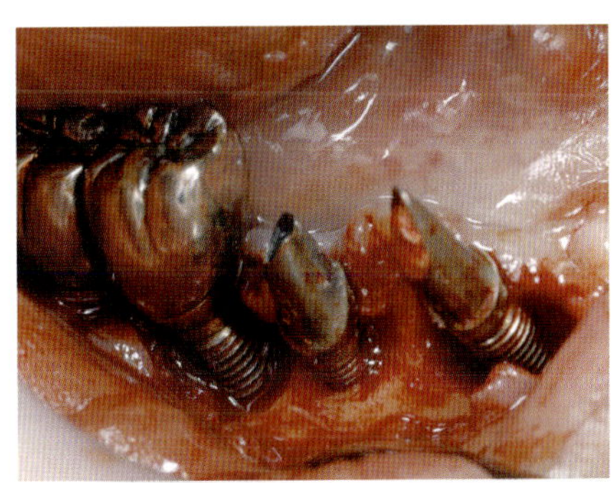

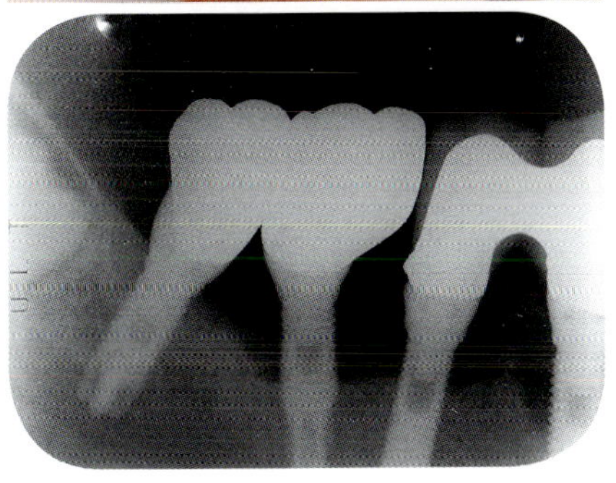

図1　インプラント周囲炎の実像

インプラント周囲炎は杯状の骨欠損を伴うのが特徴的で、デンタルエックス線写真で想定する以上に侵襲度合いは大きい。

差があるためと考えられている(**図2**)[6、7]。さらに、インプラント周囲病変の炎症性細胞浸潤は歯槽骨に直接作用するため、そこから骨髄まで広がる点で、非炎症性の結合組織の存在により骨から隔離されている歯周炎とは大きく異なる[8]。要するに、インプラント周囲組織は天然歯に比べ、外的因子に対して抵抗力が弱い組織であると認識し、歯周病学的根拠に基づいた生物学的抵抗性の備わった環境整備に努めることが臨床的に重要であると認識すべきである。

2）インプラント周囲炎発症のリスク因子

発症に影響を及ぼすリスク因子についてHeitz-Mayfield[9]は、リスクの重要度別の相関関係を報告している。またRenvertら[10]は、よりインプラント体や上部構造に関連したリスクを局所的因子に取り入れ、インプラント周囲炎成立に対するリスク因子を全身的因子と局所的因子に分類した(**図3**)。現在では、これらリスク因子の相互作用によって発症がより高まることが多数報告され、臨床的にも認識されている。

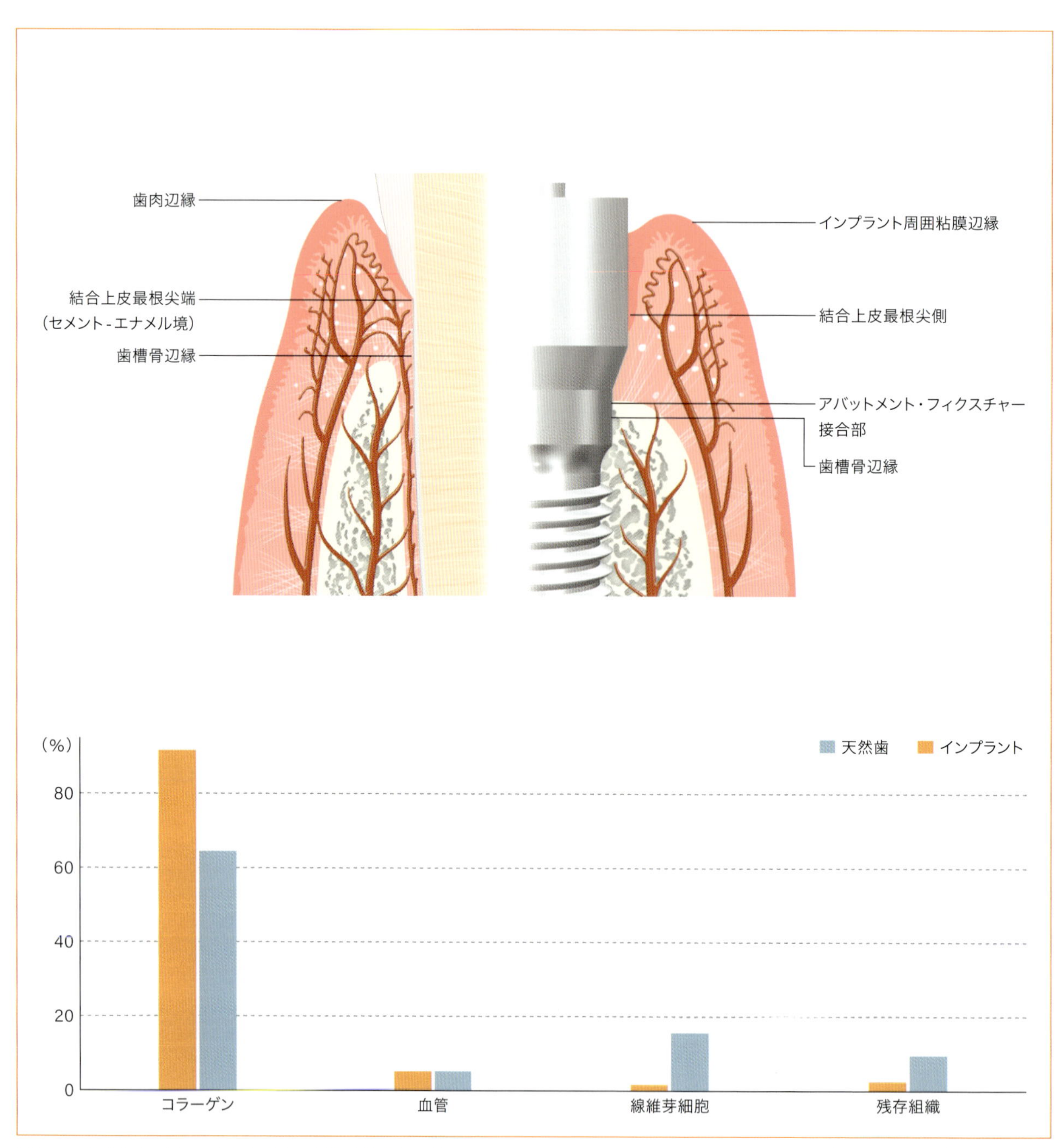

図2　天然歯とインプラントそれぞれの周囲組織構造の違い
インプラント周囲組織のコラーゲン線維の走行はインプラントに対して平行であり、代謝機能をつかさどる線維芽細胞の割合も少ない。

(Palacci P(編). インプラント審美歯科. 東京：クインテッセンス出版. 2002：34-35. を参考に作成)。

3）インプラント周囲炎に関与する細菌叢

インプラント周囲炎に関与する細菌叢についても多数報告されている。インプラント周囲炎の細菌叢が歯周炎の細菌叢に類似し[11～13]、歯周病原菌のなかでもRed complexに加え、Orange complexである*F.nucleatum*や*Prevotella intermedia*、*Prevotella nigrescens*、*Parvimonas micra*といった細菌が、インプラント周囲炎で高い頻度で検出されることを報告した例が多い[14, 15]。

一方、インプラント周囲炎では偏性嫌気性グラム陰性菌や運動菌の割合が増える[16]という報告のほか、同一口腔内においてインプラント周囲炎罹患部位と歯周炎罹患部位よりサンプリングを行い、その細菌叢を網羅的に解析した結果、インプラント周囲炎、歯周炎ともにグラム陰性嫌気性桿菌が大部分を占めたが、インプラント周囲炎罹患部位ではより多様で複雑な細菌叢の構成が示された[17]との報告もある。

4）インプラント周囲炎に対する従来の治療法

これまで、MombelliとLangら[18]が提唱したCIST（Cumulative Interceptive Supportive Therapy：累積的防御療法）のプロトコルや、Renvertらのインプラント周囲炎に対する外科的選択を骨欠損形態や罹患インプラントの本数で分けたフローチャートを基に、インプラント周囲炎の治療が行われてきたが、けっして満足する結果は得られなかった[19～23]。

2016年、東京医科歯科大学大学院医歯学総合研究科歯周病学分野と京都大学大学院医学研究科微生物感染学分野の共同研究[24]として、インプラント周囲炎と歯周炎の原因細菌叢に対し遺伝子学的手法を用いた網羅的な解析が行われ、それぞれの疾患における特徴が明らかになった。両疾患に関連する細菌叢は、バイオフィルムを維持するために臨床症状の類似性はあるものの、活動性の高い細菌種は異なるため（**次ページ図4**）、同じ治療を行ったとしてもインプラント周囲

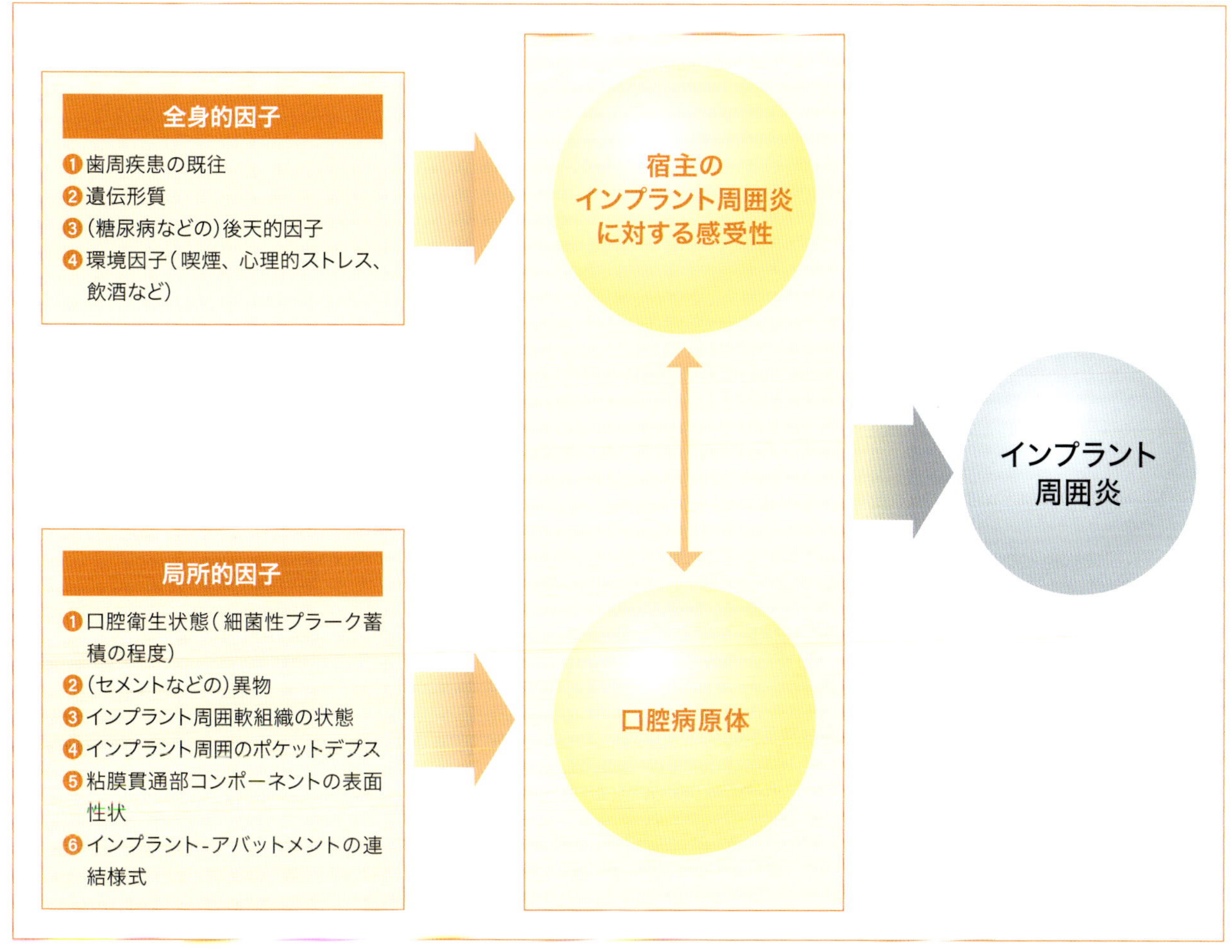

図3　インプラント周囲炎の成立とリスク因子　（参考文献10より引用改変）
インプラント周囲炎は、さまざまなリスク因子と生体の感受性の相互関係によって発症が決定される。

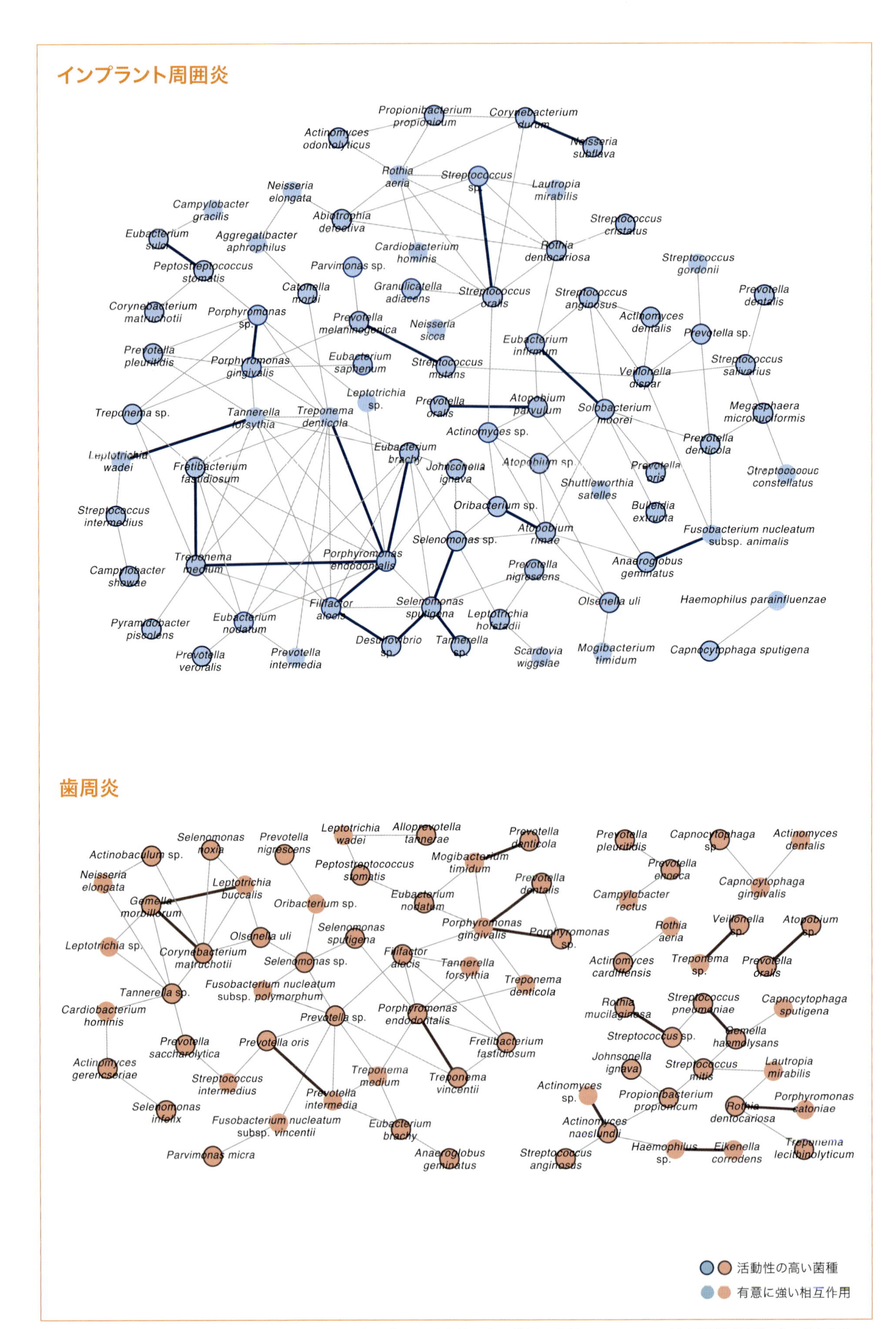

図4　歯周炎とインプラント周囲炎における細菌間の相互作用と活動性の高い菌種の比較

（東京医科歯科大学. プレス通知資料（研究成果）. 平成28年8月17日. より引用）

炎の細菌叢には与える影響は少なく、これが治療効果の差として現れる可能性が示唆された。

現在では、Er:YAGレーザー[25〜27)]やCO_2レーザー[28)]の除菌・殺菌作用や、チタンブラシを用いた機械的清掃、ならびに過酸化水素水やクロルヘキシジンを約2分間インプラント体表面に作用させ、生理的食塩水で洗浄する化学的清掃を外科療法と併用することで、一定の成果があったという症例報告も多くなっている（CASE 1）[29〜32)]。

とはいえ、インプラント周囲炎に対する鑑別的な治療法はいまだ確立しているとはいい難いため、現時点では発症しにくい環境を確立し、予防するという観点でインプラント周囲炎に対応すべきであると考える。

CASE 1　インプラント周囲炎の治療

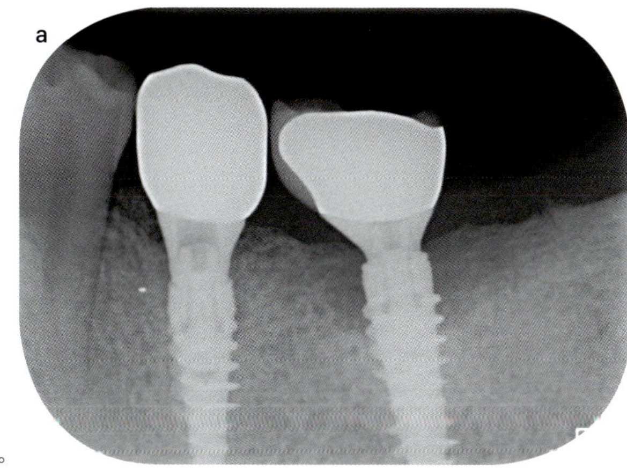

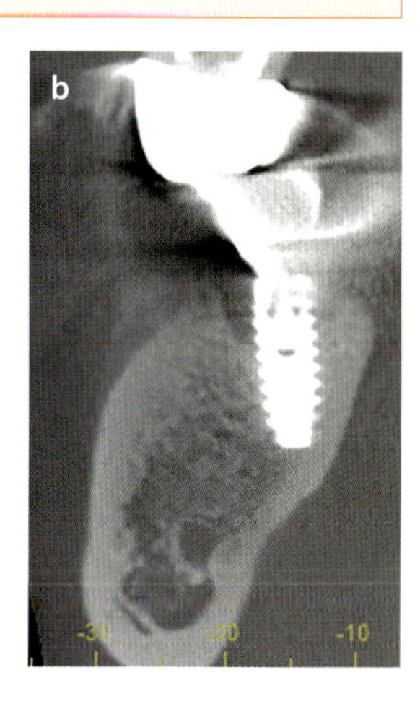

CASE 1a、b
左側大臼歯部に生じたインプラント周囲炎。

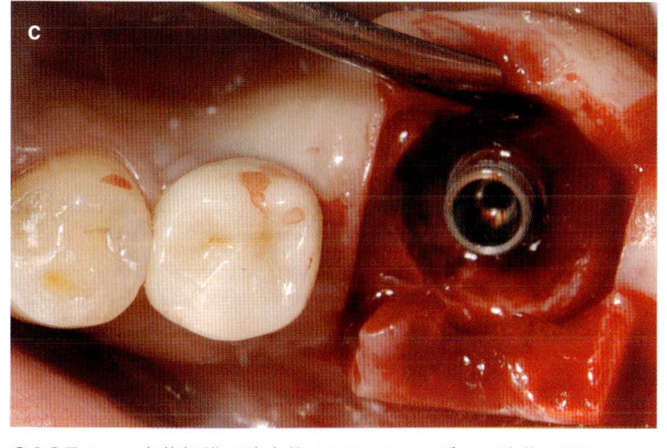

CASE 1c　肉芽組織の除去後、Er:YAGレーザーで除菌を行う。

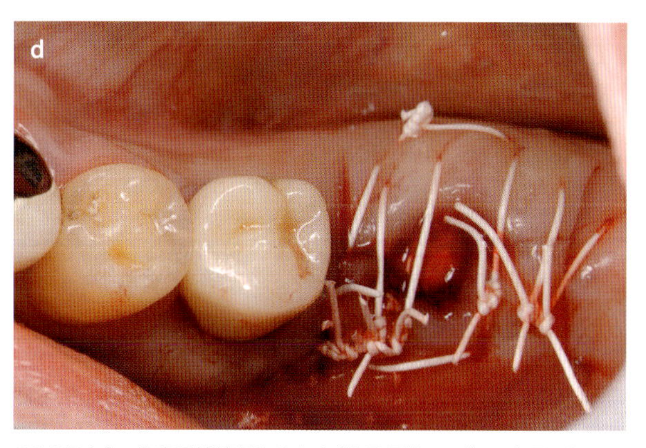

CASE 1d　他家骨補填剤とd-タイプ非吸収性メンブレンを用いたGBR。

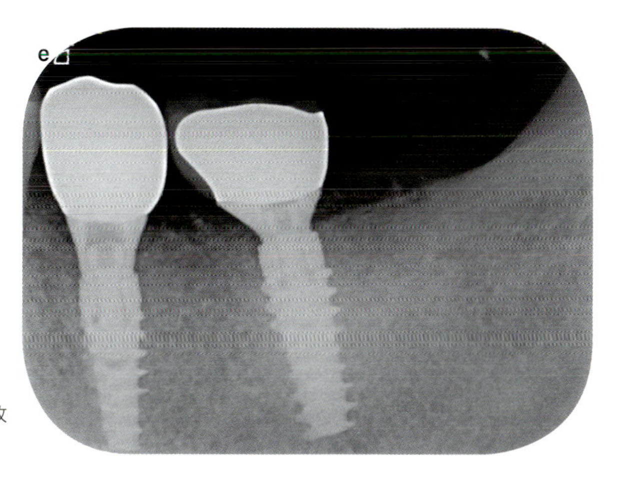

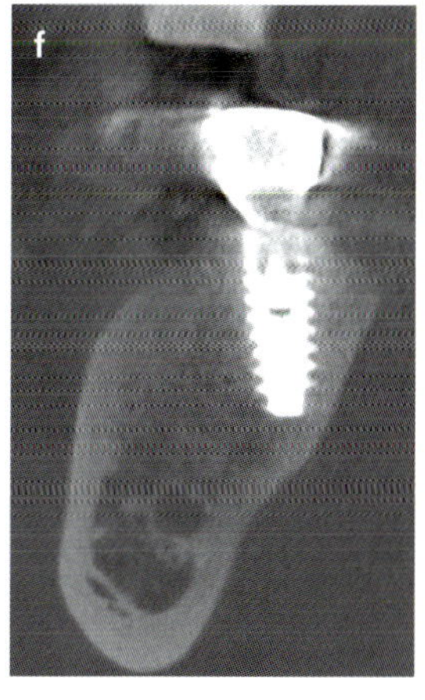

CASE 1e、f
術後1年と短期間ではあるが、骨欠損は改善し排膿など臨床症状は消失した。

2 インプラント周囲炎を予防するには

治療プロトコルが十分に確立されていない現時点では、すでに認知されている歯周病の履歴や喫煙などの全身的因子に加えて、外科的・歯周病学的そして補綴学的に関与するであろうと考えられている局所的リスクファクター(**表2**)への対応がもっとも重要である。

ここでは、それぞれに対する文献の紹介と、臨床対応のポイントについて解説する。

表2　考えられるリスクファクター

1. 外科および歯周病学的リスクファクター
- インプラント選択(表面性状、連結様式と性状)と埋入深度
- インプラント周囲組織の状態

2. 補綴学的リスクファクター
- 異物(プラーク・セメント)
- アバットメントマテリアルと形態
- 上部構造デザイン

1. 外科および歯周病学的観点からのポイント

外科的観点からインプラント周囲炎を予防するには、より確実なオッセオインテグレーションの獲得と維持、そして清掃性に優れた周囲組織の獲得が大きなポイントである。

1）インプラントの表面性状

インプラント周囲炎の発症率の高さが認識され始めた時期と並行して、Berglundhら[33～37]のグループは少頭数のビーグル犬を用いて意図的にインプラント周囲に炎症を誘発後、各種表面性状における骨吸収度合いを調べた。結果は、機械研磨面よりもラフサーフェス面のほうがその度合いが大きく、とくに陽極酸化処理された表面性状ではより進行する傾向を報告した。オッセオインテグレーションに有利とされるラフサーフェス[38]は諸刃の剣であり、一度感染に曝されると細菌の温床に成り変わること[39]も承知しておくべきである。主力インプラントメーカーが、プラットフォームに機械研磨面を持つインプラントをラインアップから外さないのは、適応症が存在するからである。全身状態や硬・軟組織の状態に不利が存在する症例では、機械研磨のプラットフォームを粘膜貫通部や骨頂部に位置させることが、予後の観点からは有利であることを認識しておくべきである。

各種インプラント表面性状に関する動物実験は多いが、長期的な臨床結果をまとめた論文は多くはない。Derksらは、スウェーデン人におけるインプラント治療の有用性に関する研究と題して、早期喪失および長期インプラント喪失[40]ならびにインプラント周囲炎[41]について報告しているが、表面性状の違いで有意差はないとした*。またAlbrektsson Tら[42]は、TiUnite®に関する3万以上の論文から諸条件を満たす106の論文のメタ分析を行ったところ、インプラント生存率と骨レベルの変化に加えて、インプラント周囲炎の罹患率は約4年後で約5％であったことを報告し、TiUnite®の表面性状は多くの症例で予知性が高いと結論づけている。

骨結合に関与する因子として、チタン表面は製造後経時的に炭素化合物が付着し、インプラント表面は疎水性に変化することを考慮しなければならない。その対応として、製造後から生理食塩水内で保存する方法[43～47]

＊ ストローマン社は、この論文中に記載されたロストオッズ比のデータを一部抜粋し、ノーベルバイオケア社とアストラ社のインプラントは早期喪失に関するオッズ比が約2倍高く、後期喪失では5倍超であったことを2014年12月にワールドワイドでプレスリリースしている。このレポートに対して、Dentsply & Sirona社は意義申し立てをドイツ・ハンブルグ裁判所に行い、本レポートは誤解を招く恐れがある内容であるとの判決が2016年3月に下された。詳細は、各種インプラントの罹患率は統計学的に有意差はなく、インプラントを選択するにあたり科学的に適切な情報として考慮できないとした。さらに裁判所はStraumann GmbHに対して、ドイツ市場における誤解を招く主張および図の使用を禁じ、賠償金の支払いを命じている。

や、埋入前に光機能化[48〜52]を行うことで、より早期に高確率のオッセオインテグレーションを獲得できることが実証されている（**図5**）。Ogawaらの基礎的・臨床的研究では、表面電荷の最適化に適した紫外線領域で光機能化を行うことで老化に伴って付着したチタン表面の炭化水素が分解・除去され、細胞やたんぱく質の付着が大幅に向上することから、アバットメントやヒーリングアバットメントなどに利用することも推奨している。

要するに、表面性状の違いが早期喪失やインプラント周囲炎と大きく関連があると解釈すべきではなく、親水性にして高い骨接触率を確保することが、その予防に有利であると理解すべきである。

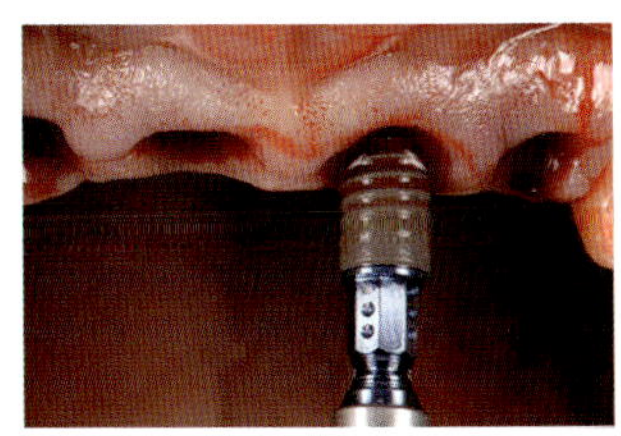

ⓐ SLActive

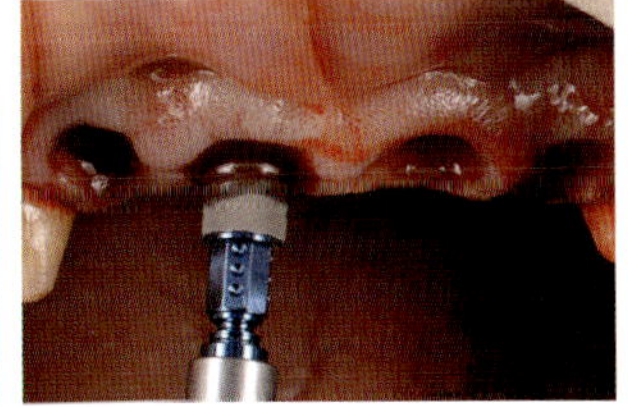

ⓑ SLA＋光機能化

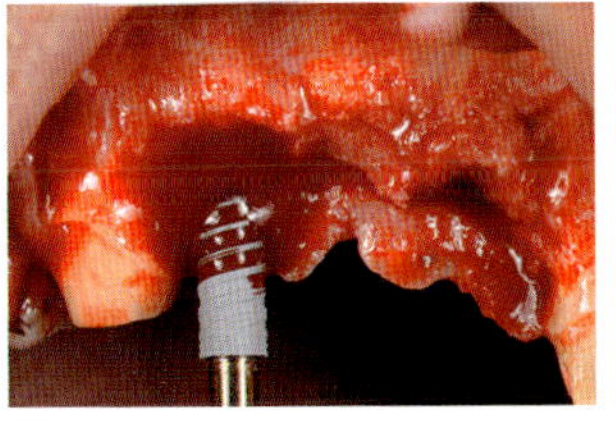

ⓒ TiUnite＋光機能化

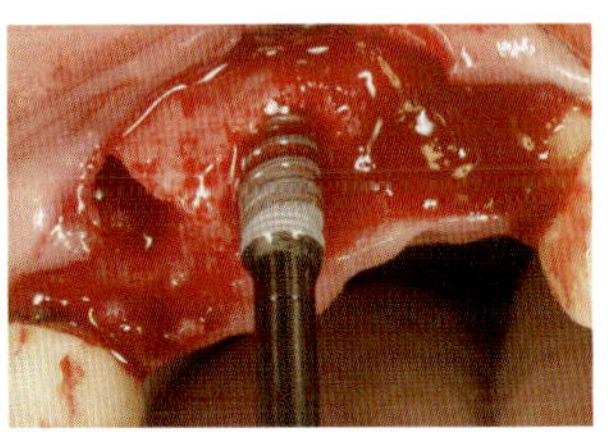

ⓓ TiUnite光機能化なし

図5　インプラント表面のヌレ比較　生理食塩液保存と光機能化では表面性状に関わらず同じような親水性を示した（a〜c）。問題があるとされていたTiUnite®表面は、光機能化を行わなくても大きな違いは認められなかった（d）。

2）アバットメントとの連結様式

バットジョイントインプラントでは、咬合負荷後にマイクロギャップを中心とした微小動揺が発生する結果、水平および垂直的な約1.5mmの辺縁骨吸収（saucerization）が骨縁下に生じる[53、54]。さらに、埋入深度が深くなるとマイクロギャップの位置がより骨縁下に至るため、辺縁骨吸収が進行するという報告[55]もある。しかし、骨縁下に軟組織が介在するとはいえ、適切なインプラントポジションが確保できている場合には、安定した状態で維持される臨床例は多い（**図6**）。

図6a、b
上部構造にはハイブリットレジンを使用し装着。辺縁骨には生理的な吸収を認める。

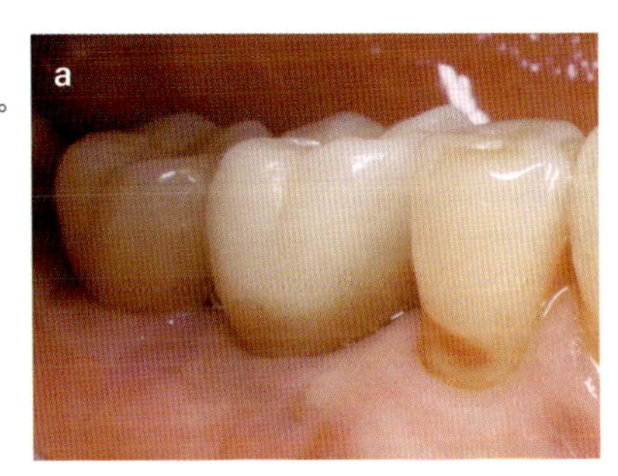

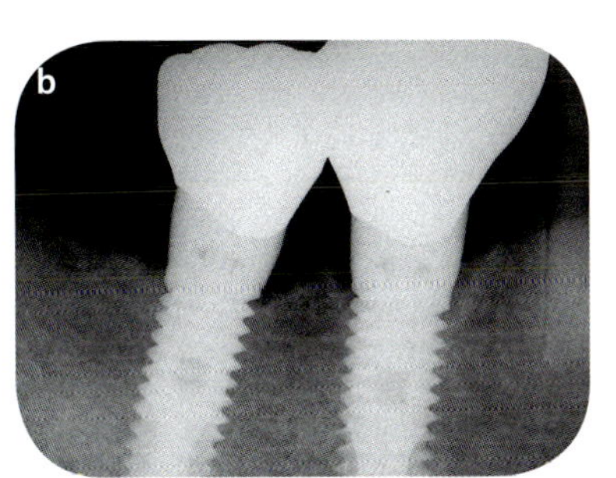

図6c、d
装着後、著しい咬耗と破折により咬合面をメタルに変更して再装着。術後20年以上経過するが、辺縁骨の吸収に変化はほとんど認められない。

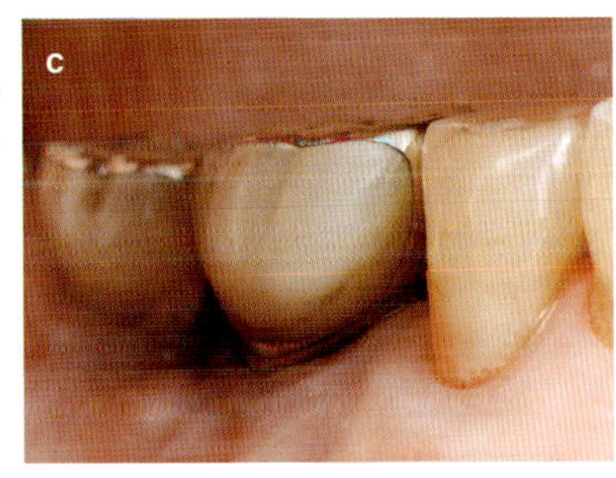

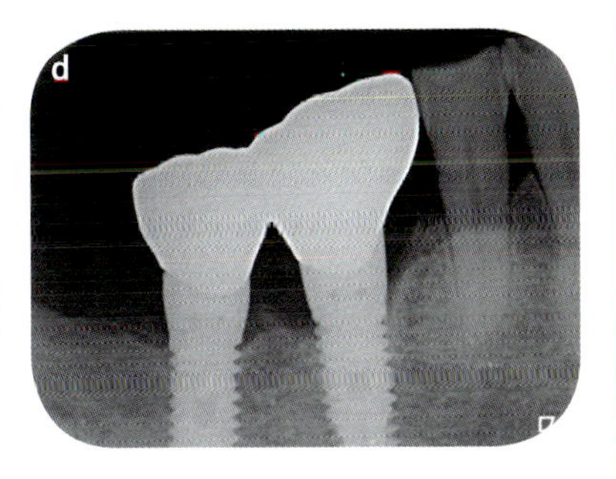

図6　バットジョイント機構における辺縁骨の経年変化

これに対して、プラットフォームシフティング機構を有するインプラントは、辺縁骨からマイクロギャップを水平的かつ可及的に遠ざけて骨縁下に埋入することで、プラットフォーム外縁に骨組織を誘導しやすく[56]、辺縁骨の吸収が抑制されると考えられている[57]。このマクロデザインが、インプラント周囲組織吸収に対して抑制的とした報告は多い（**図7**）[58～63]。Sánchezら[64]のレビューでは、今後の長期予後報告が必要であると前置きしながら、すべての論文で辺縁骨の維持が確認され、インプラント支持組織の維持に対し有効に作用していると報告している（**図8**）。

バットジョイント

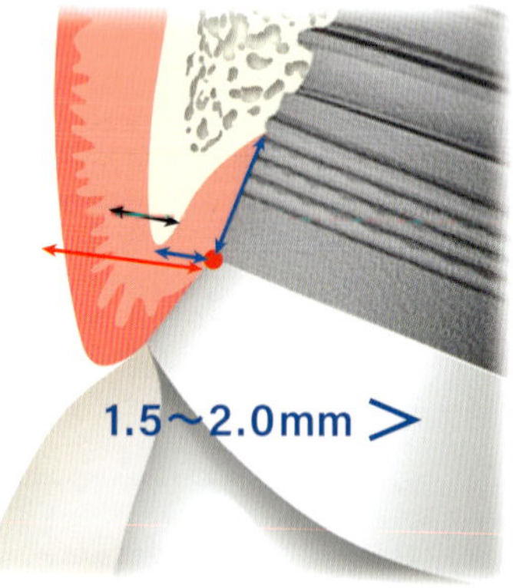

生物学的優位性

＜

プラットフォームシフティング

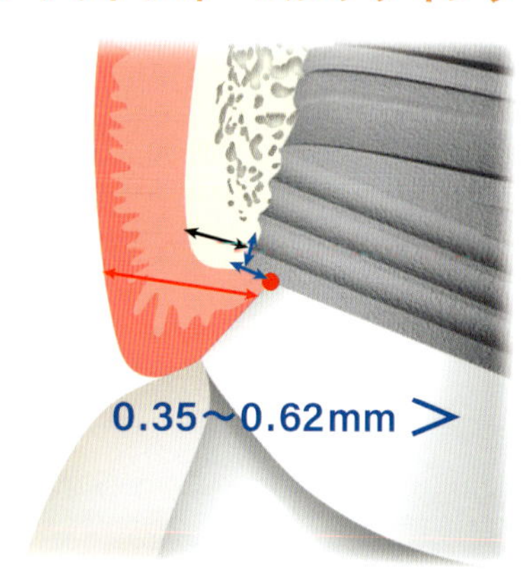

アバットメントとの連結部のマイクロギャップとマイクロムーブメントにより、インプラント周囲には1.5～2.0mmの水平および垂直的吸収が生じ（青矢印）、骨縁下に結合組織の付着が成立する。

コニカルコネクション機構によりマイクロムーブメントは抑えられるため、インプラント周囲の骨吸収は0.35～0.62mmに抑制されると報告されている（青矢印）。その結果、バットジョイントに比べると、骨（黒矢印）と歯肉（赤矢印）の幅そして骨頂部は維持されやすく、生物学的優位性が高い。

図7　インプラント連結様式が周囲組織に与える影響

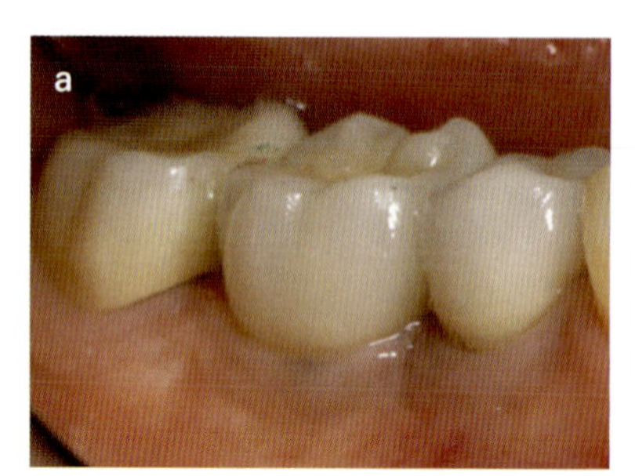

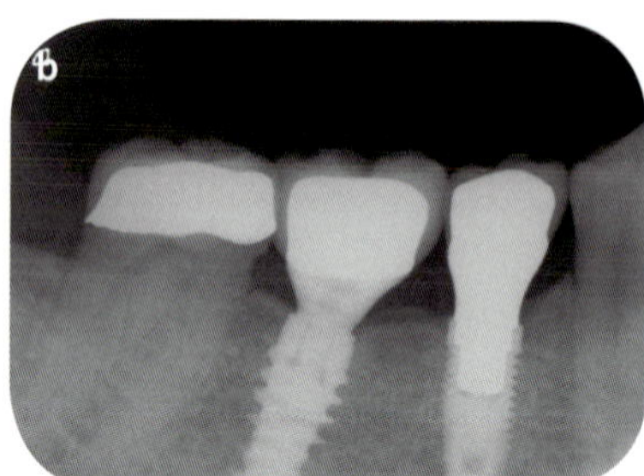

図8a、b
6|部はプラットフォームシフティング機構、5|部はバットジョイントインプラントのアバットメントを意図的に細く削合して装着。

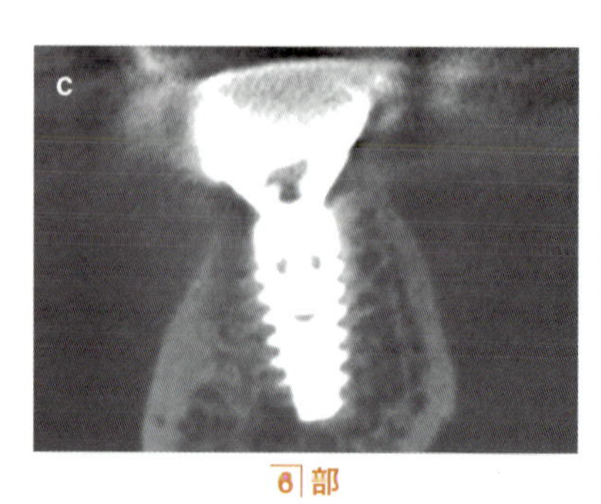

6|部

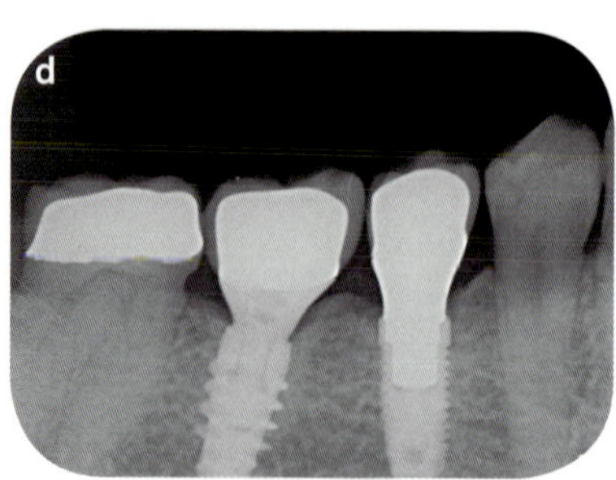

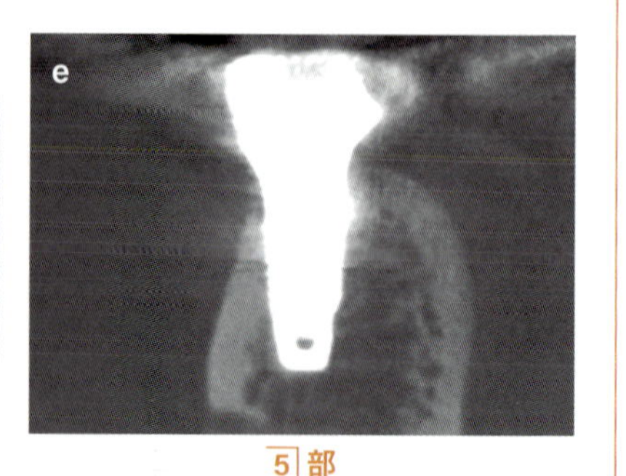

5|部

図8c～e　術後8年以上が経過するが、デンタルエックス線写真およびCT像で辺縁骨の吸収は認められない。

図8　プラットフォームシフティング機構における辺縁骨の経年変化

3）粘膜貫通部コンポーネントの表面性状

粘膜貫通部において、ラフサーフェス加工したカラーを有するインプラント体は、中等度の粗造性や機械研磨のカラーを有するインプラントと比較して、インプラント周囲炎の罹患率が高まるという報告[65]がある一方、中等度の粗造性を有するインプラントと機械研磨のインプラントカラーでは、13年以上の長期的骨吸収量に有意差はないとする報告[66]も存在する。

一般的には、プラットフォーム部の粗造性はバイオフィルム形成と相関があるとされているため[67]、機械研磨面を有するほうが有利であることは否めないが、これが決定要素とは一般的に考え難い。

4）インプラント周囲軟組織の状態（角化歯肉の存在とインプラント周囲溝の深さ）

2008年の6th European Workshop on Periodontologyでは、角化粘膜の存在はインプラント周囲病変と関連性が少ないと結論づけられたが、2006年のRoos-Jansåkerらによる9～14年の研究では、統計学的有意差はある（$p=0.02<0.05$）と報告されている[68]。さらに、インプラント周囲非可動角化粘膜幅2 mmを基準とした検討は、さまざまな補綴様式を対象として2008年以降も継続されている[69、70]。

近年の報告では、臼歯部の角化組織が狭いとプラークの蓄積や炎症発症率が高まる[71]ことや、インプラント周囲角化粘膜幅の増大がインプラント周囲の骨吸収を抑制することが期待できると報告[72]されている（**図9**）。付着歯肉の確保を確実に行った症例は、清掃性に優れるため、歯槽骨の吸収は生理的範囲で維持されている（**図10**）。

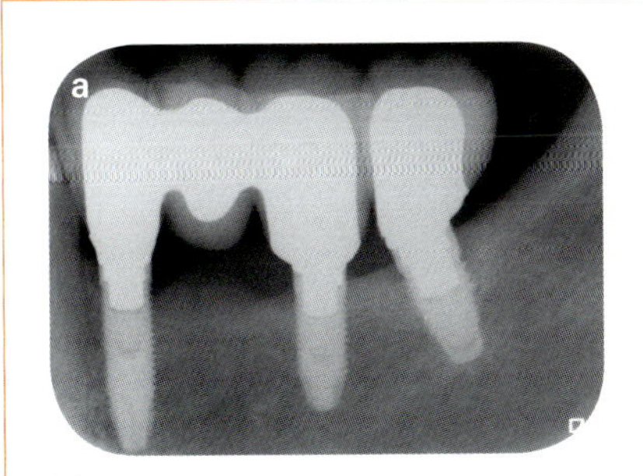

図9a
頬側にはほとんど付着歯肉がない状態で装着。

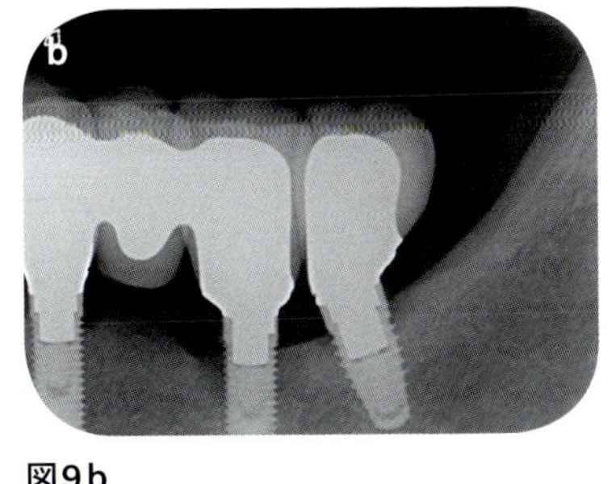

図9b
約8年後、6部に杯状の骨吸収と近心に異物を認める。

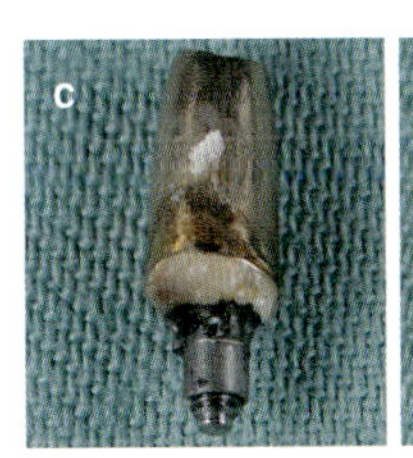

図9c、d
アバットメントを外してみると、立ち上がりの部分には大量のプラークが入り込み（c）、マイクロムーブメントを疑わせる酸化による黒変を認めた（d）。環境整備の重要性が理解できる。

図9　インプラント周囲の環境整備不備がもたらす影響

図10a
インプラントポジションの問題によって2週間毎にスクリューが緩むことで来院。インプラント周囲は、小帯の牽引も含め可動粘膜である。

図10b
環境整備のため、小帯切除と遊離歯肉移植を行う。インプラント方向の改善のためにカスタムアバットメントを製作。

図10c、d
約20年が経過するが、清掃性が大幅に改善されたためか、辺縁骨に異常な吸収も認められない。

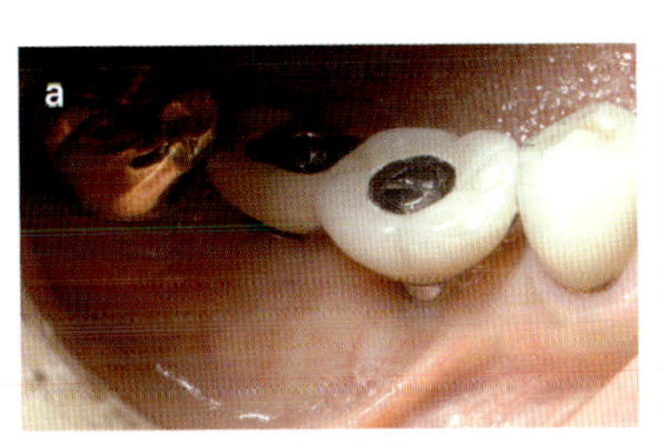

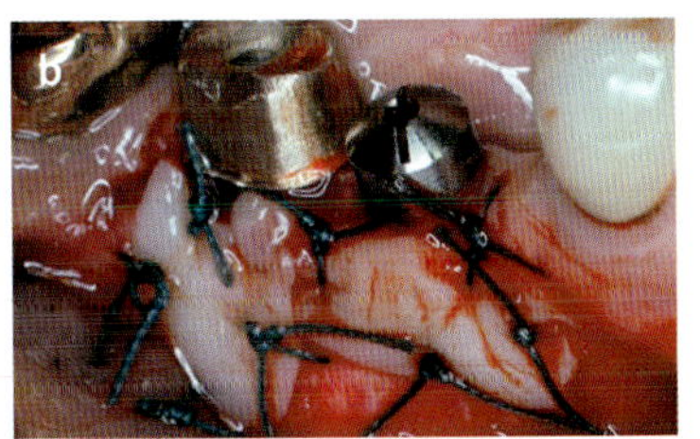

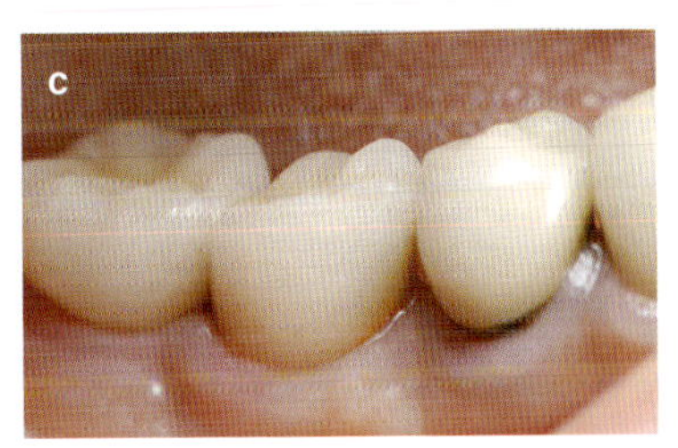

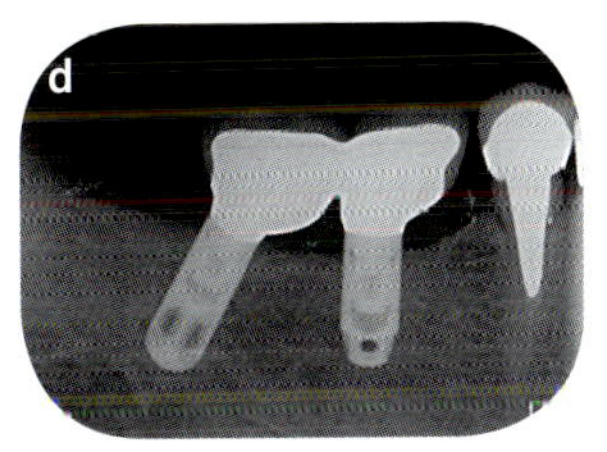

図10　インプラント周囲の環境整備の必要性

外科および歯周病学的観点からのポイントのまとめ

親水性でプラットフォームシフティング機構または1回法インプラント、そして2mm以上の付着歯肉の確保がインプラント周囲炎の予防には優位性が高いことを解説した。しかし、トラブルの有無の症例を振り返ると、けっしてこれらの因子だけに限定できないと筆者は考えている。

インプラント選択も大切な因子ではあるが、それ以上に重要なことは、辺縁骨に生じる吸収を最小限にするためのインプラント周囲の1.5mm以上の骨幅の確保と、進行が急速であることを十分に念頭に置いたメンテナンス時の診査と対応であると考えられる（**図11、12**）。一方、臼歯部の抜歯即時埋入[73、74]は前歯部ほど応用されてはいないが、術後の骨幅確保と付着歯肉を含めた周囲組織の温存が可能で、清掃性に優れた上部構造の装着が可能であることから、インプラント周囲炎予防には有利である（**図13**）。

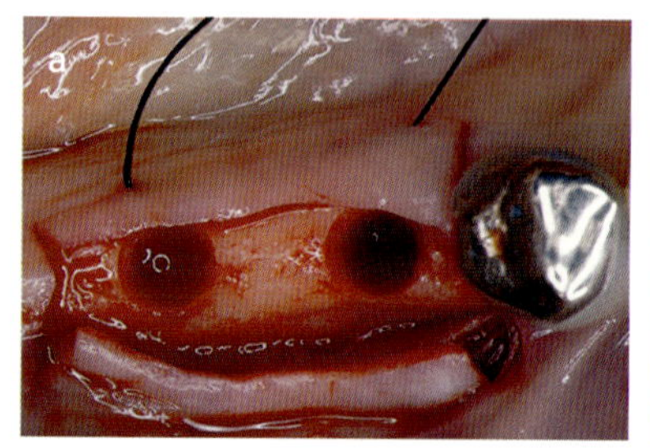

図11a
ドリリング終了時。5|相当部の頬側残存骨の厚みはほとんどない。

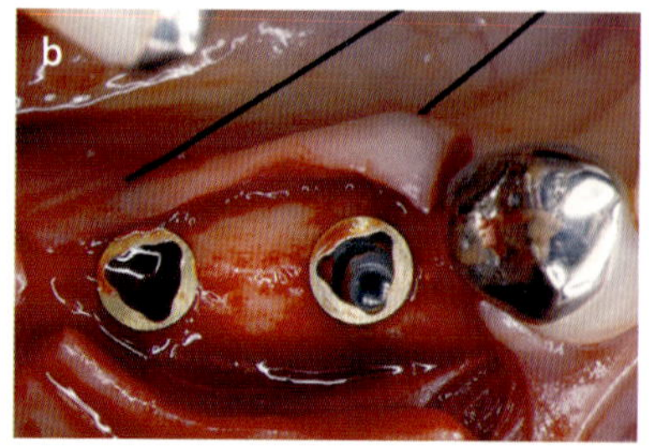

図11b
埋入深度は浅く骨縁上で、歯肉も薄い。

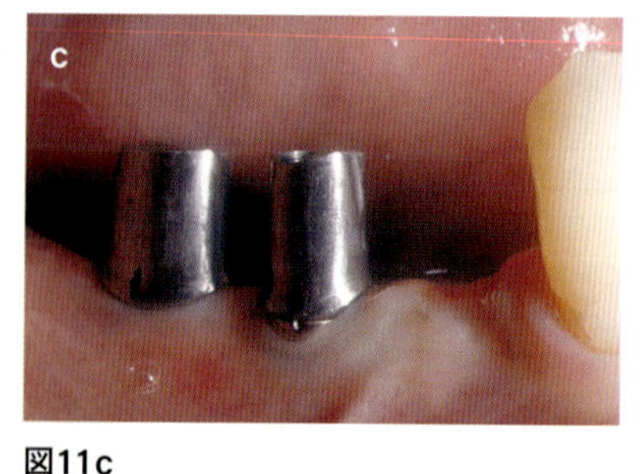

図11c
4か月後のアバットメント装着時。インプラントカラー部が露出し、頬側骨の吸収が伺える。

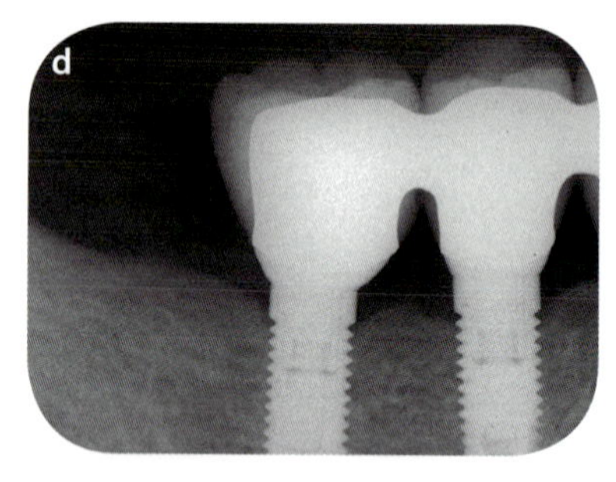

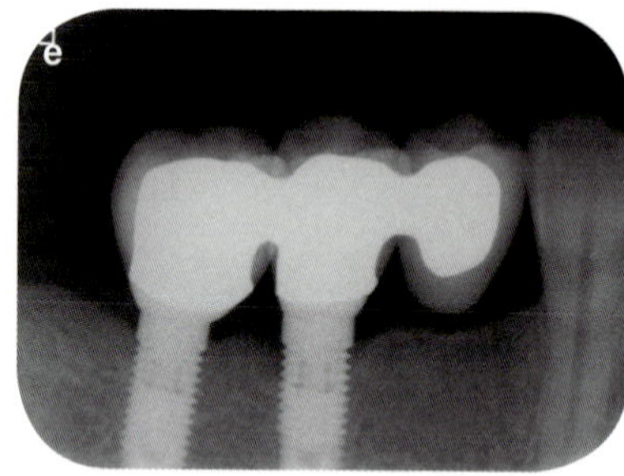

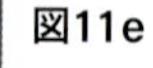

図11d
上部構造装着直後のデンタルエックス線写真。辺縁骨の状態に問題は認められない。

図11e
6年2か月後の状態。前方のインプラント周囲骨に軽度の骨吸収を認めるが、大きな問題とは思わずPMTCのみの処置を行った。

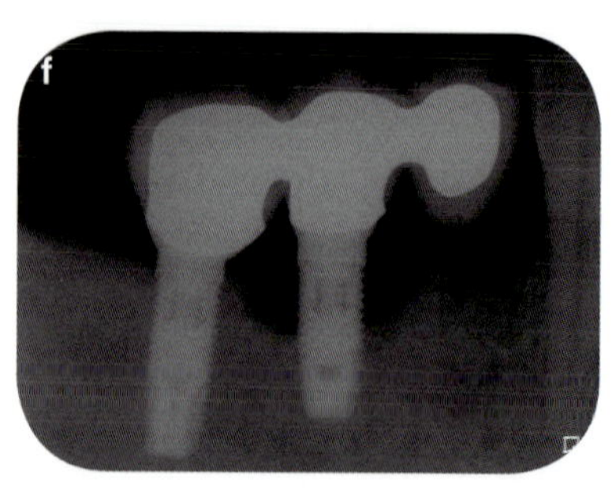

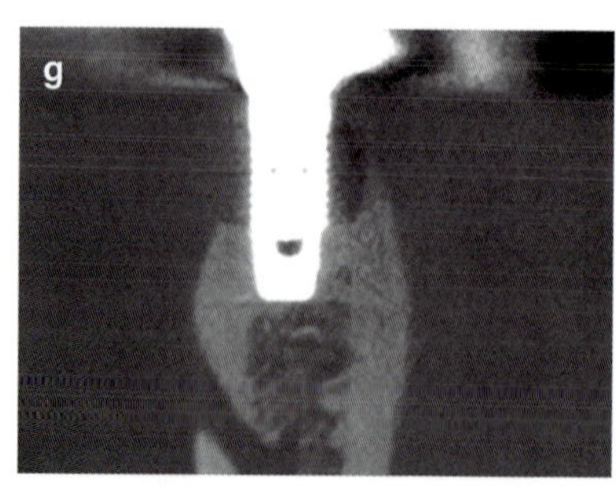

図11f、g
図11eから1年10ヵ月経過後（術後8年）の状態。骨吸収が急速に進行し、予後不良の状態と判断し、撤去した。

図11　インプラント周囲炎の進行は急速である

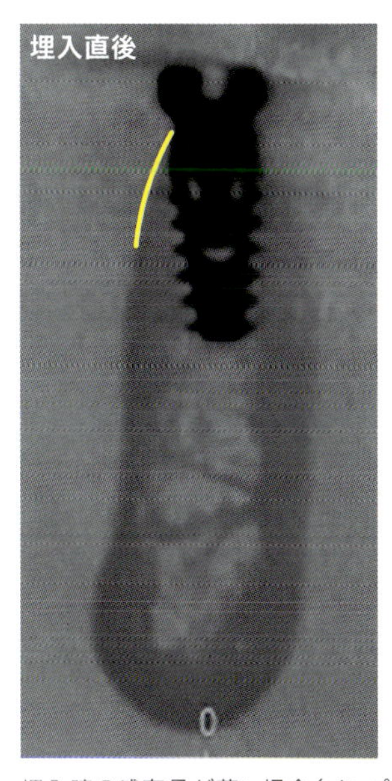

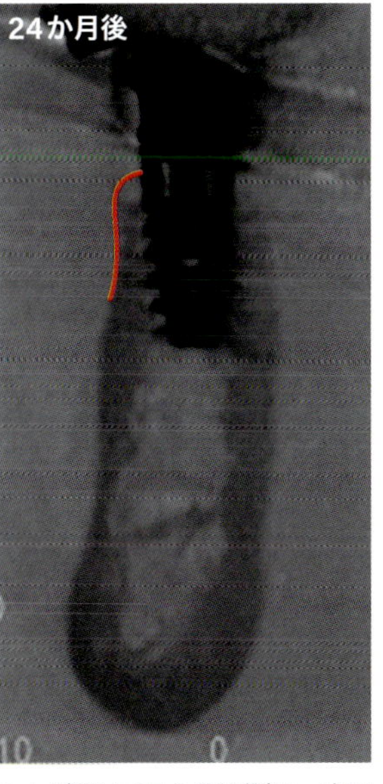

埋入時の残存骨が薄い場合（インプラントが透けて見える状態）は、容易に辺縁骨の吸収が生じる（写真は高橋聡先生のご厚意による）。

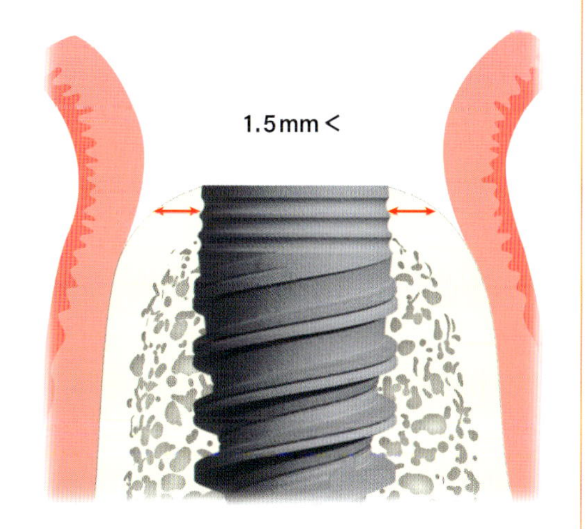

インプラントの種類を問わず、最低2 mm前後の骨幅がインプラント周囲炎の予防には必要である。

図12　血液供給を阻害する少ない骨幅は吸収する可能性が高い

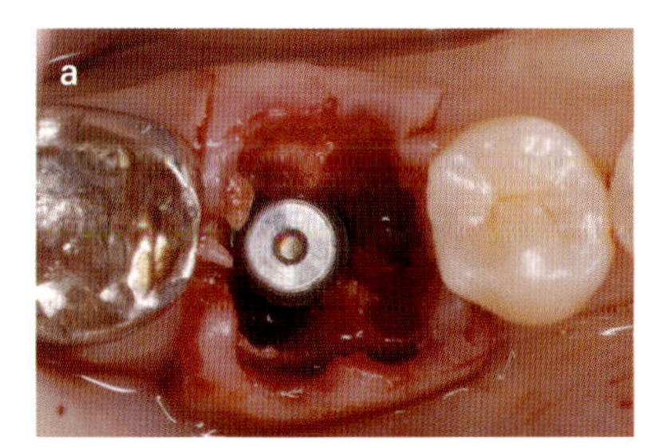

図13 a
適応症を十分に考慮した抜歯即時埋入。

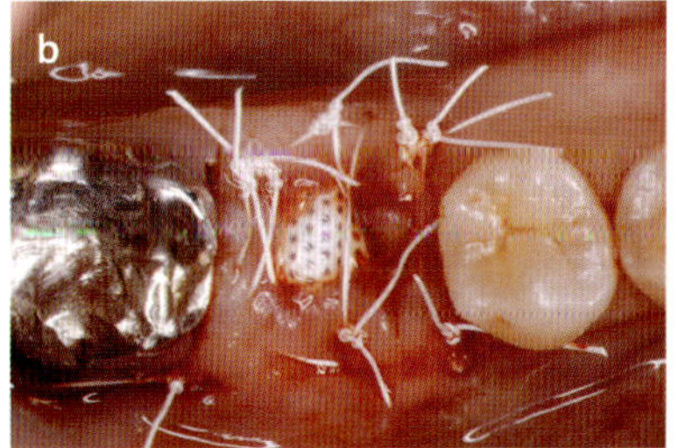

図13 b
オープンメンブレンテクニックを応用することで、周囲組織の温存が最大限可能である。

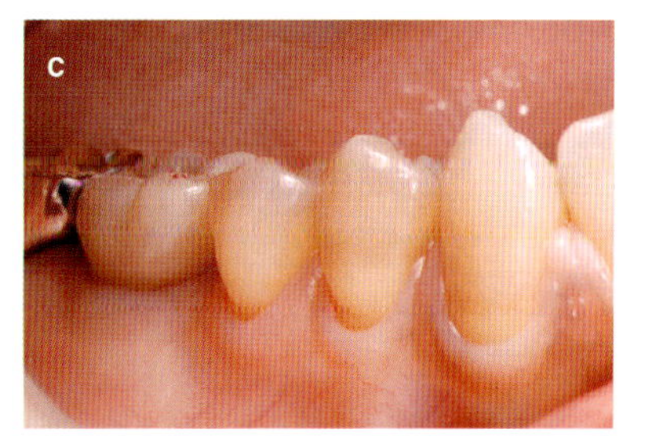

図13 c
抜歯即時埋入の応用は、清掃性に優れた上部構造の装着が可能である。

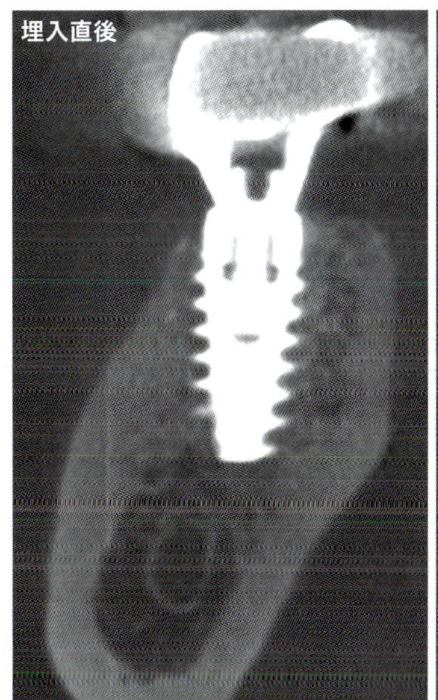

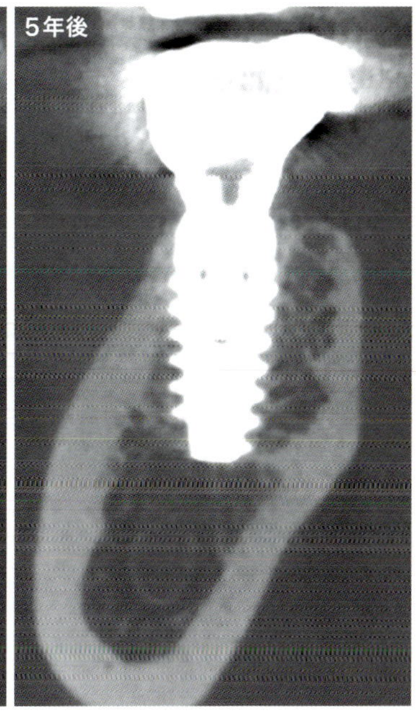

図13 d
術後の骨レベルは維持されている。

図13　抜歯即時埋入の優位性

2. 補綴時のエラーによるインプラント周囲炎を予防するには

ここでは、インプラント周囲粘膜に影響を及ぼすとされる補綴的リスクファクターについて解説する。

1）アバットメントの選択―アバットメントとインプラント周囲組織の付着―

チタンと酸化ジルコニウムでは2mmの上皮性付着と1～1.5mmの結合組織付着を認めたが、金合金は辺縁骨の吸収量が大きかったことが報告されている[75]。さらに、前者はインプラント周囲組織との付着に優位であるコラーゲン線維と線維芽細胞の割合が多いのに対して、後者では炎症性反応を示すリンパ球の浸潤が圧倒的に多かったことが報告されている[76]（**表3**）。また、二ケイ酸リチウムを利用した粘膜貫通部に接する上部構造の表面性状は、グレイジングした場合よりも手研磨の付着が優れるとの報告[77]もある。

すなわち、従来審美面から多用されてきた鋳接用金合金製カスタムアバットメントと、アバットメントの介在なしに直接上部構造をインプラントにスクリュー固定する方法は、粘膜貫通部組織との付着が弱く、炎症や歯肉退縮を惹起しやすいと考えるべきである。

2）セメント固定かスクリュー固定か

セメント固定式のインプラント周囲病変では、歯肉縁下1mm以上のセメント残留が問題点として検出され[78]（**図14**）、使用セメントのエックス線造影性に関する問題[79]や組成の問題[80, 81]も指摘されている。また、インプラントポジションが不良の場合には、アバットメント形態により歯肉縁下のセメント除去は影響

表3　各種粘膜貫通部コンポーネントに分布する組織

Material	Ti	ZrO_2	AuPt
Collagen	**50.1%**	**48.5%**	18.1%
Blood vessel	6.5%	8.0%	4.9%
Fibroblasts	**36.8%**	**34.2%**	16.8%
leukocytes	1.6%	2.6%	**29.8%**
Others	5.1%	6.8%	31.4%

CAD/CAM応用可能なTiとZrは、インプラント周囲組織との付着に優位であるコラーゲン線維と線維芽細胞の割合が多いのに対して、白金加金の周囲には炎症性反応を示すリンパ球の浸潤が圧倒的に多い。

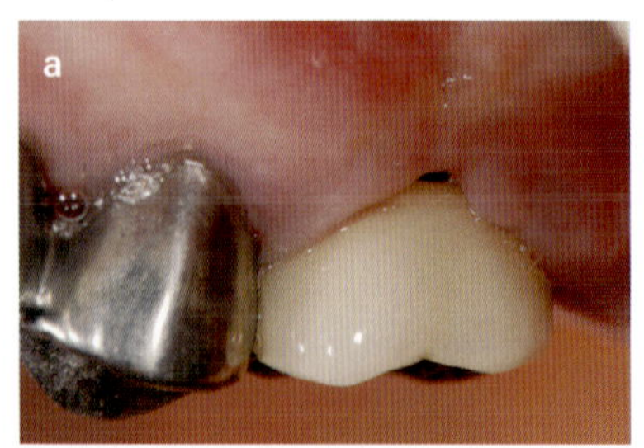

図14a
6 唇側中央部には付着の喪失が伺える。

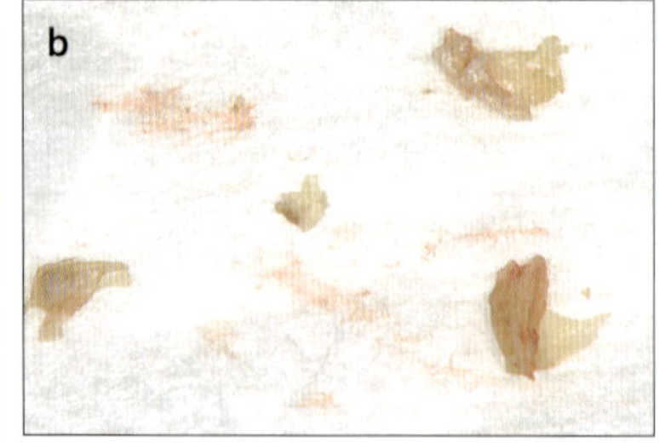

図14b
デンタルエックス線写真では透過性で不明瞭であったが、周囲組織を探ると大量の仮着セメントを確認し除去した。

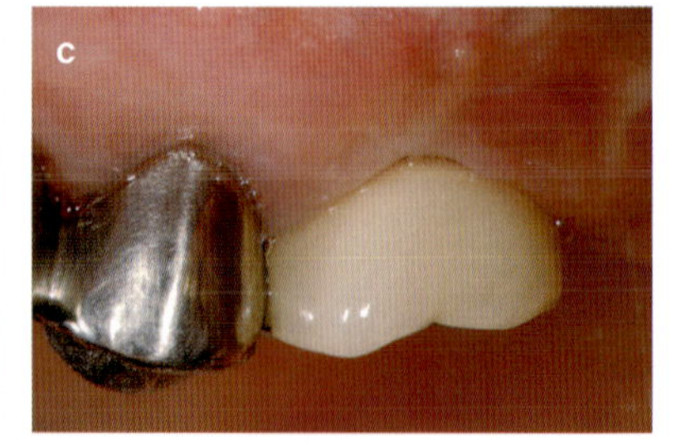

図14c
セメント除去後、歯肉の状態は正常に回復した。

図14　セメントの取り残しの影響

を受けることが報告されている[82](**図15**)。さらに、歯周病の履歴や喫煙者では、その発症率が数十倍も高く及んでいるという報告も存在する[83,84]。このように、プラークも含めた異物の存在は絶対に避けなければならない厳守事項ではある。しかし、確実なリスクファクターへの対応が行われた場合には長期的な安定を図ることが可能であり、スクリュー固定に比べ形態面から機能性と清掃性に優れている(**図16**)。

ではスクリュー固定式はどうであろうか？「インプラント周囲炎の予防にはスクリュー固定が絶対であ

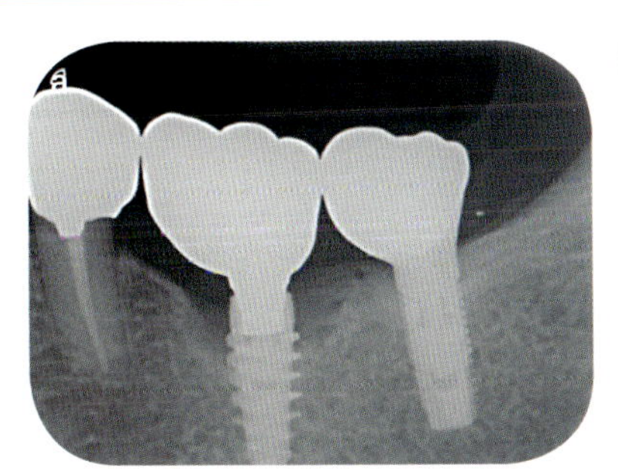

図15a
⌈6 部のインプラントにはインプラント周囲炎を認める。

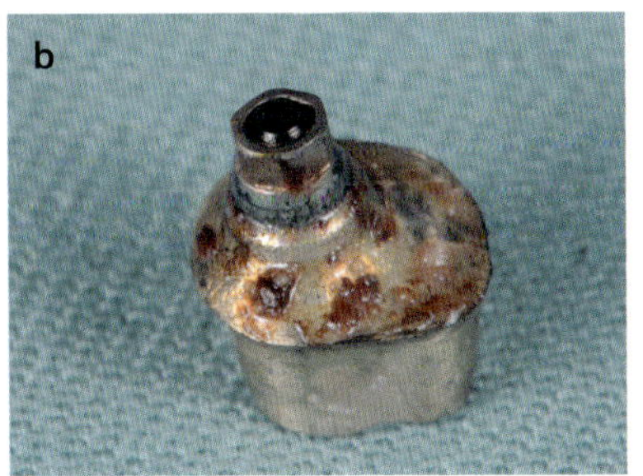

図15b
アバットメント除去後の状態。プラークだけでなく、炎症性の大量の異物を認める。

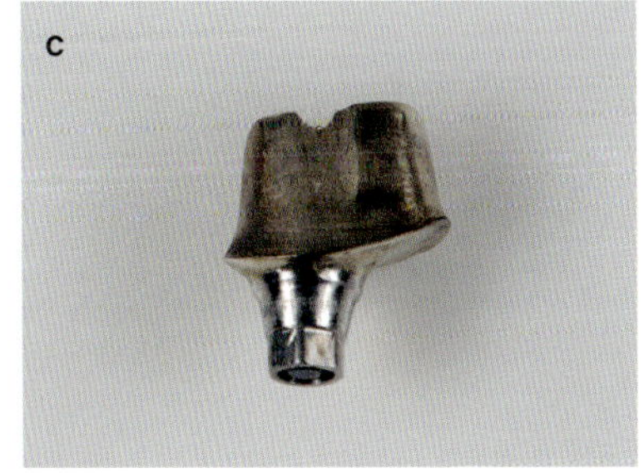

図15c
アバットメント清掃後の状態。埋入深度が浅いため、トランジッショナルカントゥアは急角度で清掃が困難な状態である。

図15　インプラントの埋入深度とアバットメント材質および形態が及ぼす影響

図16a、b
歯肉縁にフィニッシュラインを設定した削りだし用のチタンアバットメントを利用してセメント固定の上部構造を装着した。インプラント周囲には、2mm以上の厚い付着歯肉が確保されている。

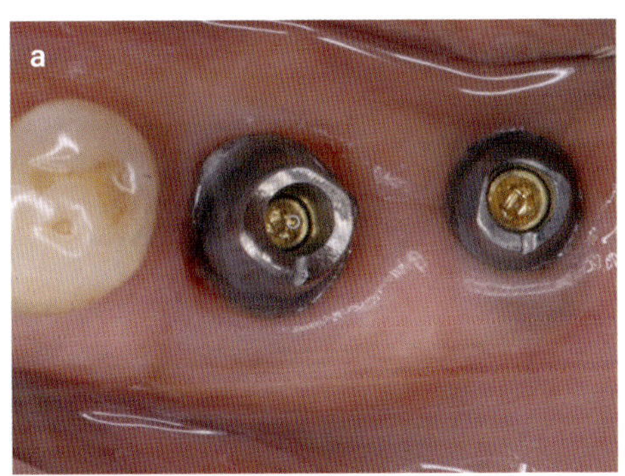

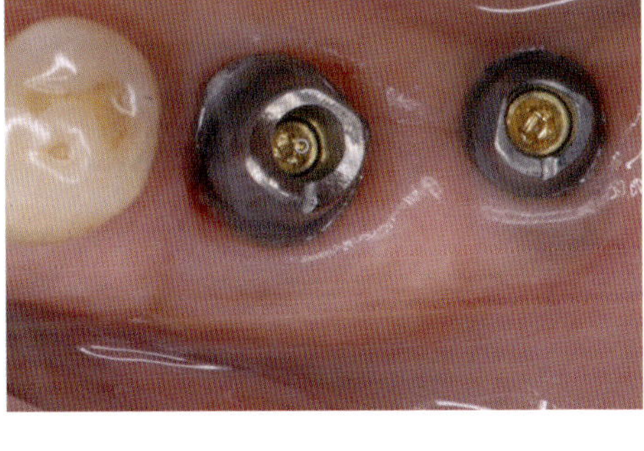

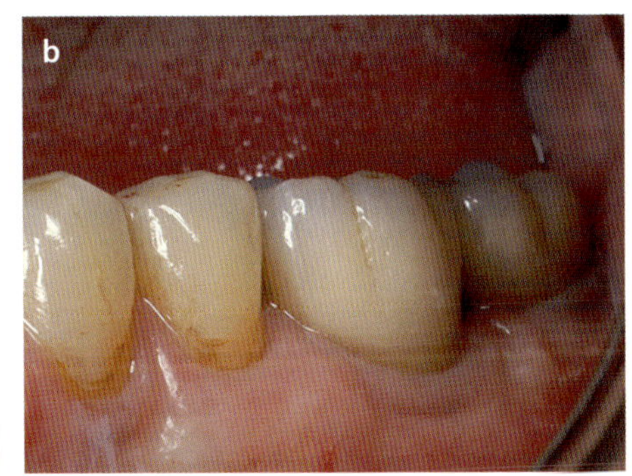

図16c、d
術後19年7か月。術後経過は良好である。インプラントプラットフォームからのアバットメント形態は、メンテナンスのアクセスがし易い移行的なテーパー形態が付与されている。

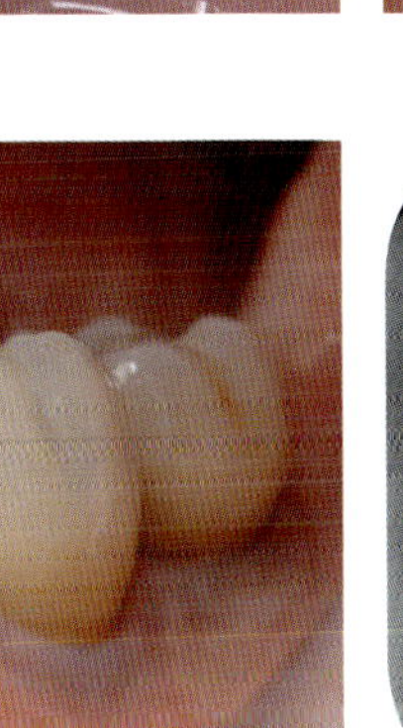

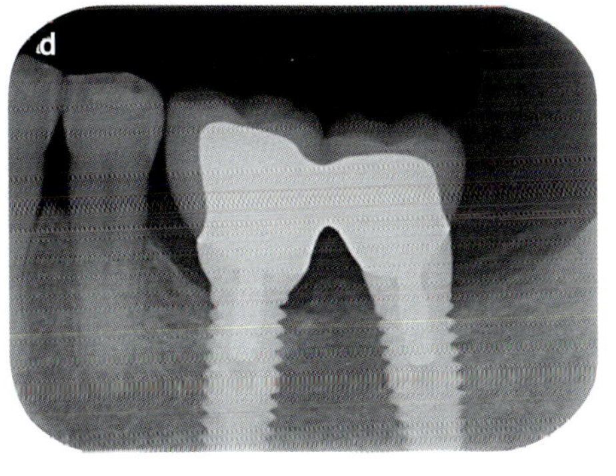

図16　セメント固定を成功に導くための条件

る」という風潮があるが(**図17**)、そうであろうか？スクリュー固定は、セメント固定に比べてアバットメントスクリューの緩みと上部構造セラミックの破折が有意に高いことが報告され[85、86]、その結果としてプラークの介在による歯肉の炎症と、辺縁骨吸収のリスクが高まることが示唆されている(**図18**)。加えて、咬合面と粘膜貫通部の材質にも注意を払う必要がある(**図19**)。さらに、インプラント治療本来の目的が審美性、機能性を回復して長期的な安定を図ることであることに鑑みると、各種天然歯とは異なる円形でフラットなフィニッシュライン形態から上部構造が製作されるがゆえに、形態的な問題から前歯と大臼歯部では問題が生じやすい(**図20、21**)。

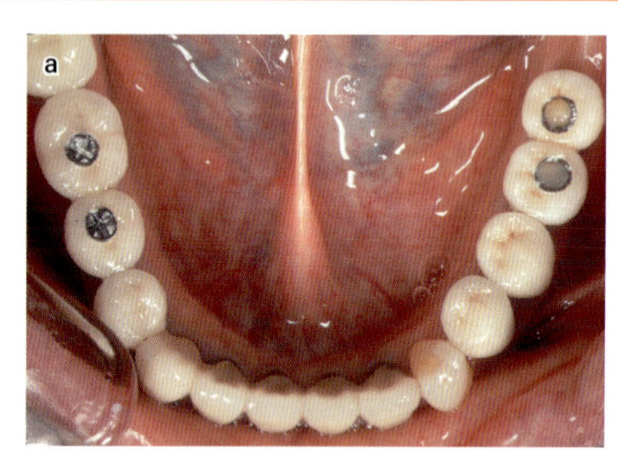

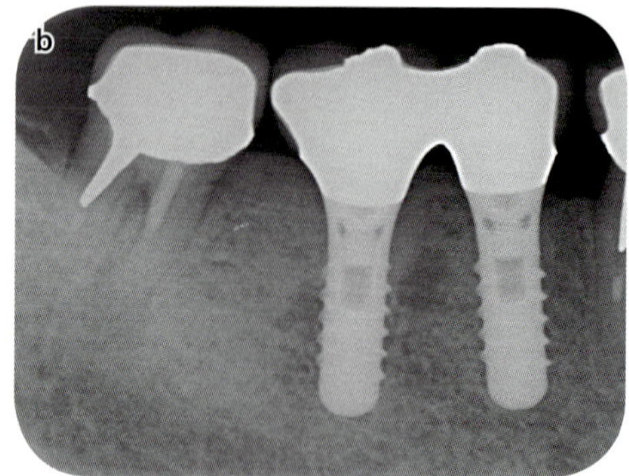

図17 a、b
上部構造装着直後の状態。

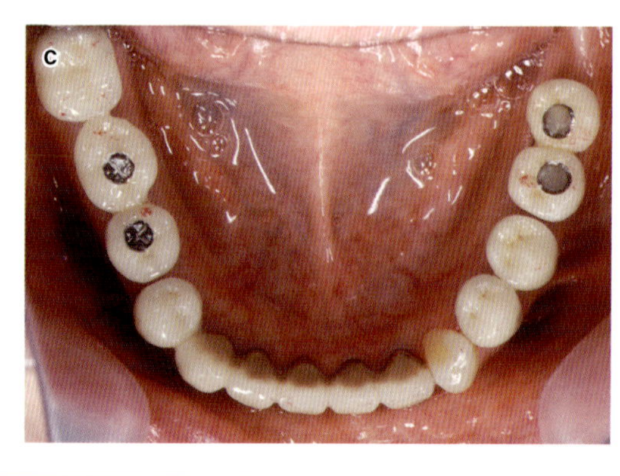

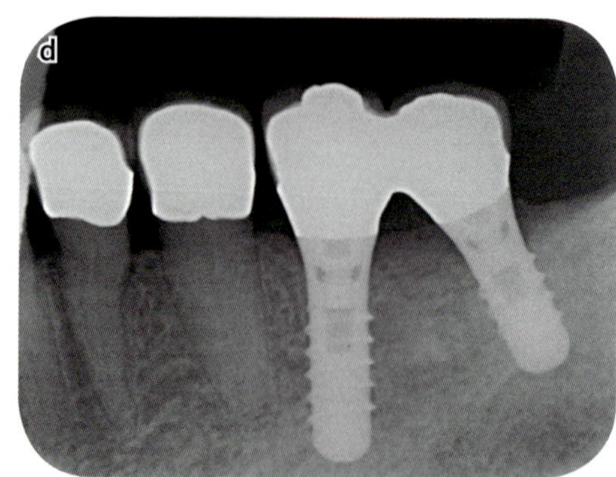

図17 c、d
装着後20年以上が経過し、コンタクトポイントの離開と上部構造の破折は認めるが、インプラント周囲骨は安定している。

図17　スクリュー固定の生物学的利点

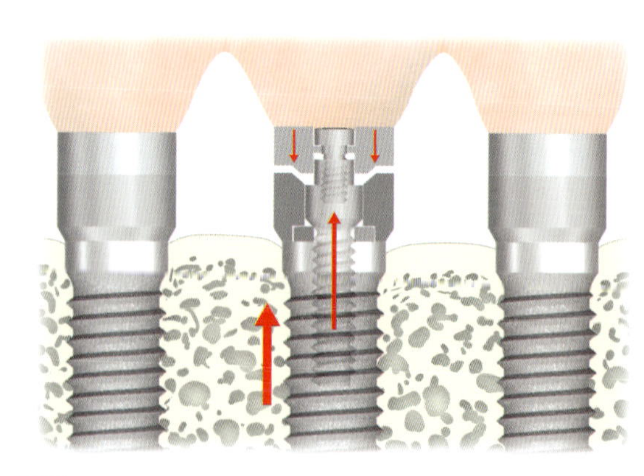

図18 a
適合不良はプラークの侵入、インプラントに対する長軸方向への引っ張り応力が生じる。

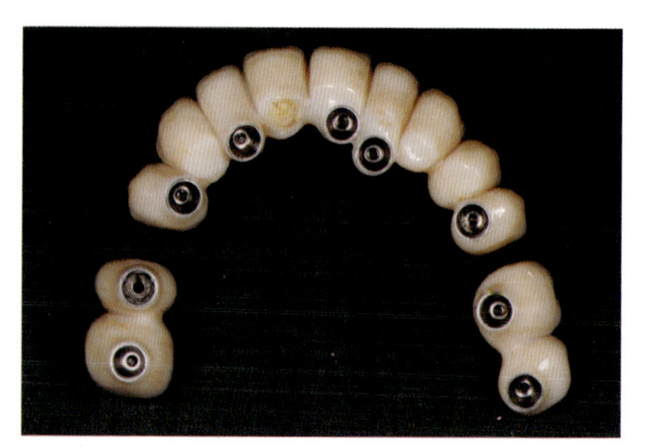

図18 b
スクリュー固定が絶対的なものではなく、スクリューの緩みによってプラークが介在し周囲炎の発端となり得ること、また、清掃性が劣る形態になりやすいので定期的な着脱と清掃が必要である。

図18　スクリュー固定における考慮事項①

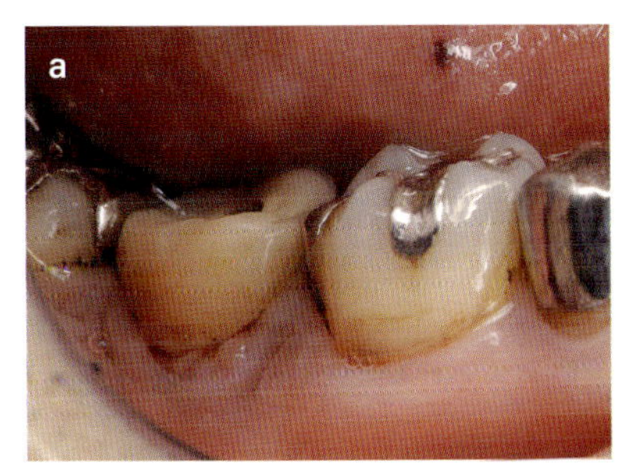

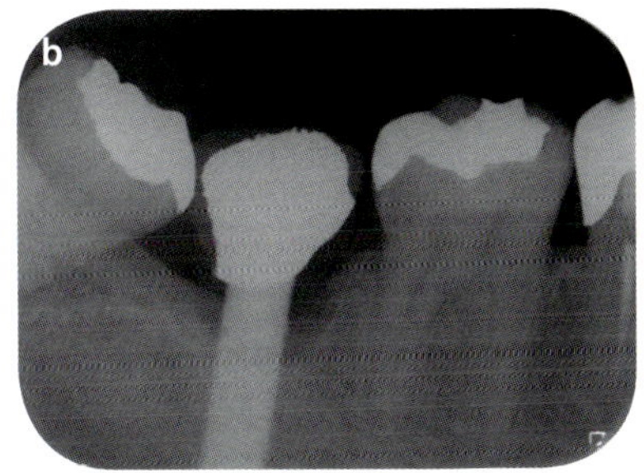

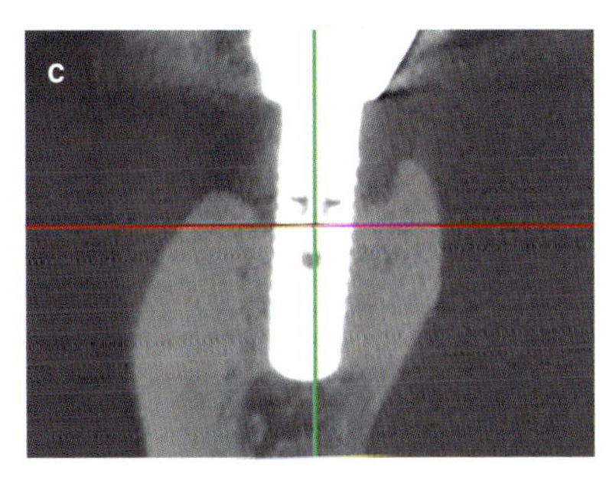

図19 a〜c
スクリュー固定でも、粘膜貫通部の材質がレジン系の場合では、適合不良によるスクリューの緩みなど、問題が生じやすい。

図19　スクリュー固定における考慮事項②

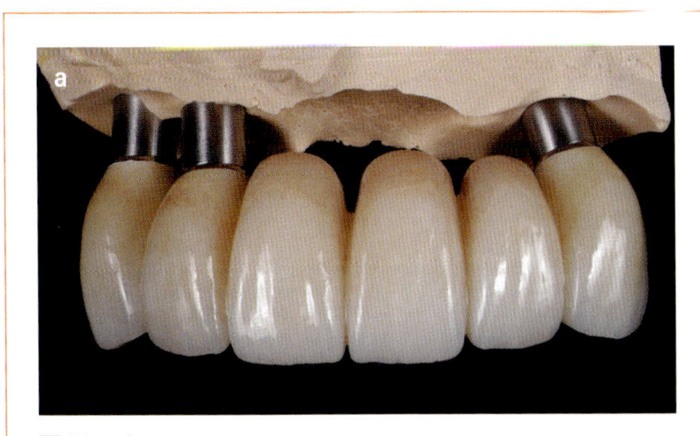

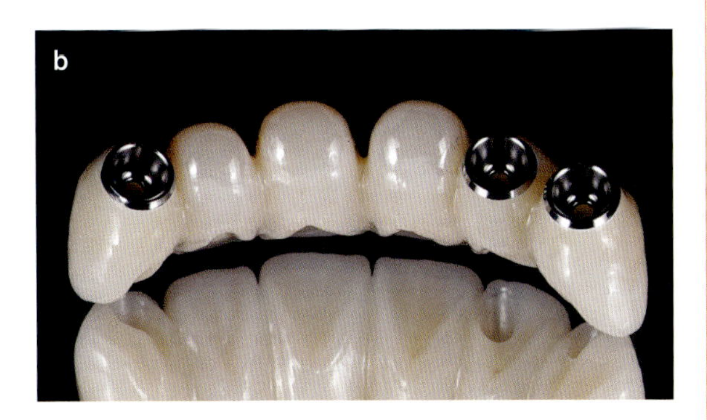

図20 a、b
異なる歯種においても、同径で歯肉縁形態と調和しないフラット形態から製作される上部構造形態は、技工的難易度が高い。

図20　前歯部におけるスクリュー固定の形態的問題

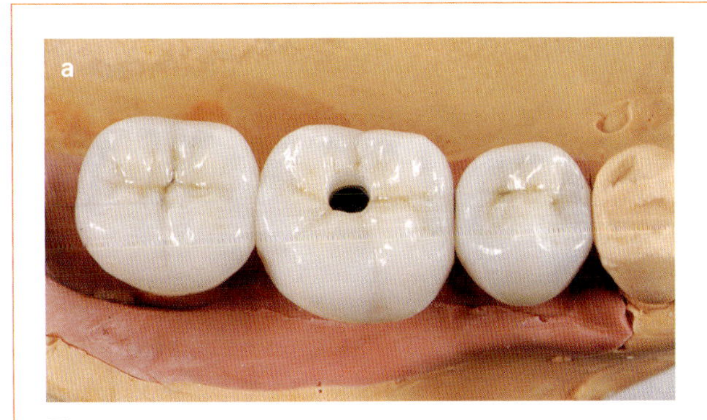

図21 a
6|部はスクリュー固定、5|部は既成アバットメント、7|部はCAD/CAMアバットメントでプラットフォームの位置と形態を変えてセメント固定。セメント固定の方が、機能面では優れる。

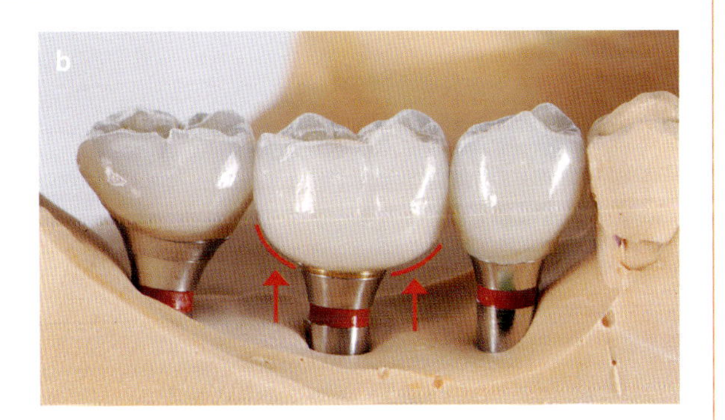

図21 b
小臼歯はインプラント径と調和しやすいが、大臼歯部は埋入深度とアバットメント選択を適切に行わないと、形態不良を招きやすい。

図21　大臼歯部におけるスクリュー固定の形態的問題

補綴的観点からのポイントのまとめ

インプラント周囲炎罹患率が低い前歯部は患者の要望からもセメント固定を選択しても問題はなく、臼歯部で施術を受ける患者側のリスクが高いと診断される場合にはスクリュー固定を優先すべきであると筆者は考えている。特に多数歯欠損の場合は、細菌叢のリスクが高いことを考慮すると清掃性と適合精度に注意が必要であり、単純な設計かつ軟組織との接触はセラミックかチタン、術者可徹式で容易な着脱を可能にすべきである。

アバットメントと上部構造形態に大きく影響を及ぼすのはインプラントの三次元的（埋入深度、近遠心および頬舌的）ポジションであり、形態不良が生じるのは二次的な弊害であることを忘れてはならない。

最後に、セメント固定（**P.94-96**）、スクリュー固定（**P.97**）のガイドラインに基づいた臨床例を解説する。

セメント固定におけるガイドライン（前歯部）

フィニッシュラインの設定位置

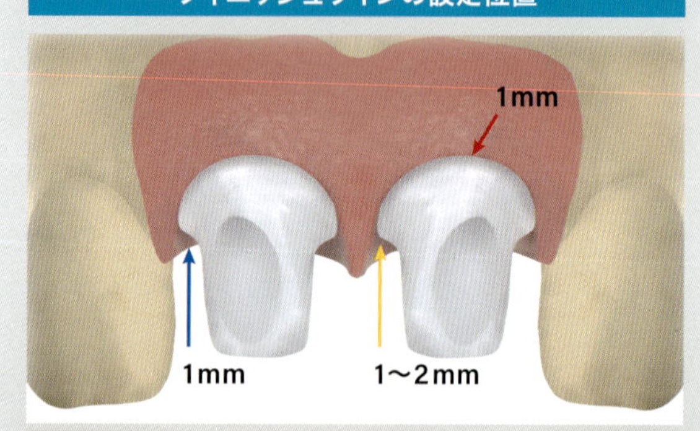

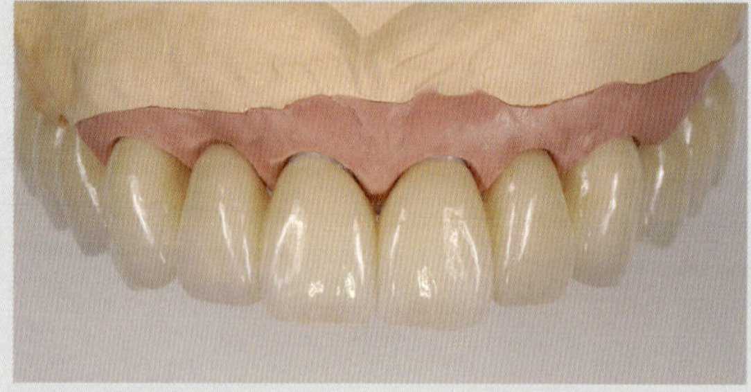

唇側：歯肉縁下 1mm<
隣接面：歯肉縁下　天然歯側1mm<
インプラント・ポンティック側2mm<

アバットメントと上部構造の形態

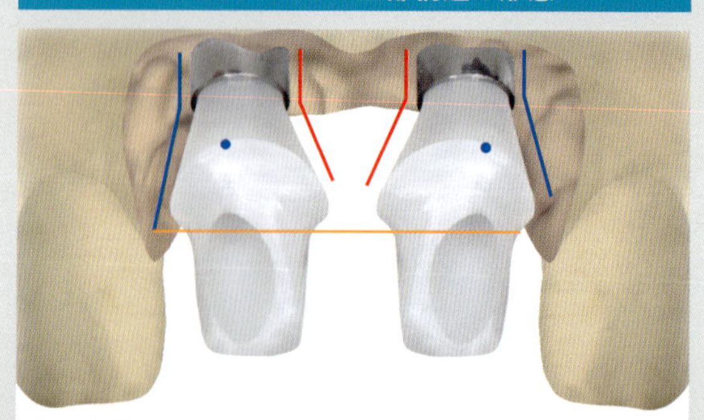

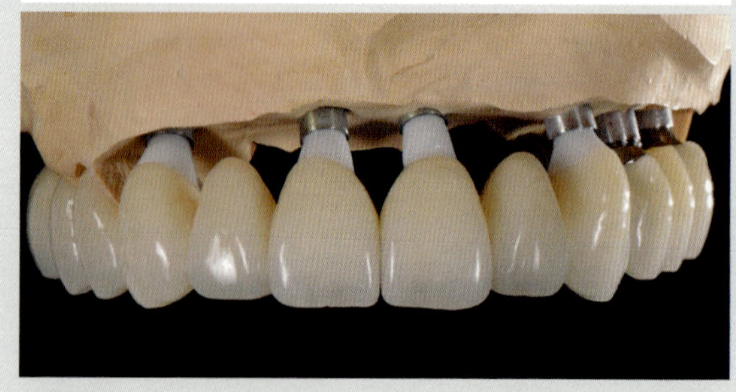

天然歯側：ストレートカントゥア
インプラント・ポンティック側：オーバーカントゥア

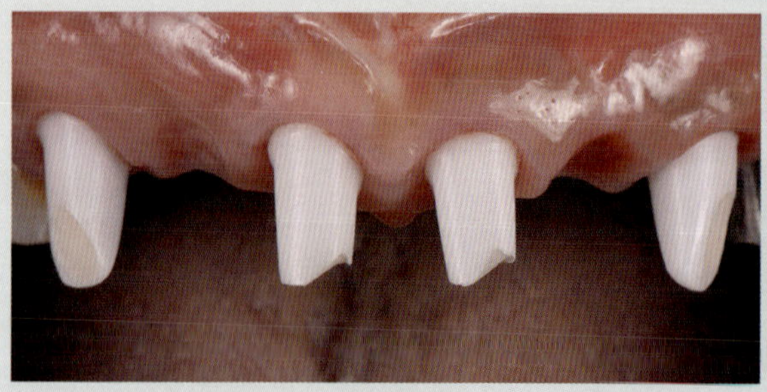

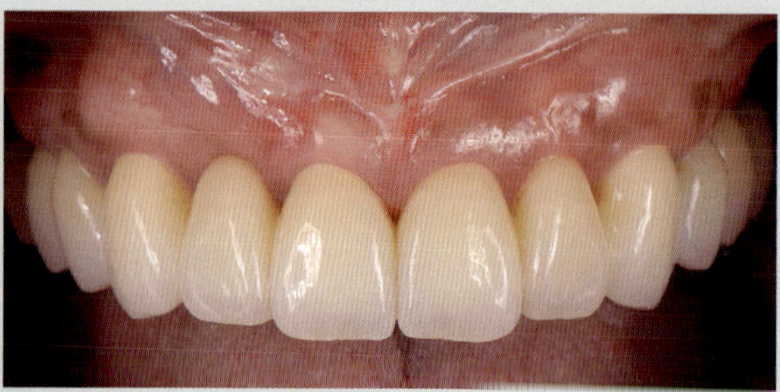

アバットメントのフィニッシュラインは歯肉縁下１mm前後に設定。審美的であるということは清掃性にも優れる。

セメント固定におけるガイドライン（臼歯部）

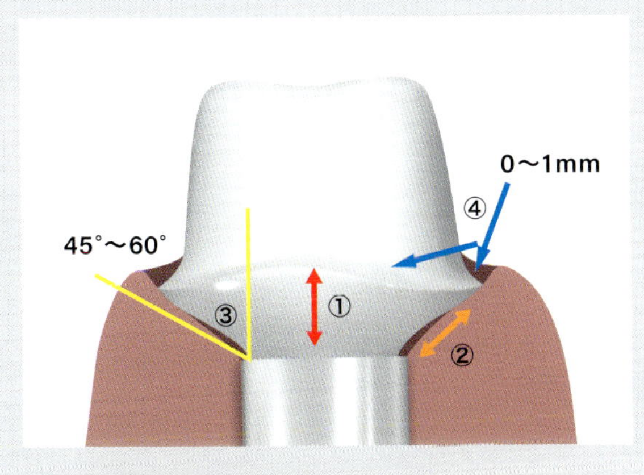

①インプラントの埋入深度は歯肉縁から3～4mm。
②トランジッショナルカントゥアはストレート。
③角度は45～60°以内（それ以上になるとセメントの取り残しの可能性大）。
④フィニッシュラインの位置は歯肉縁上または歯肉縁下1mm以内、形態は歯肉縁形態と相似形。

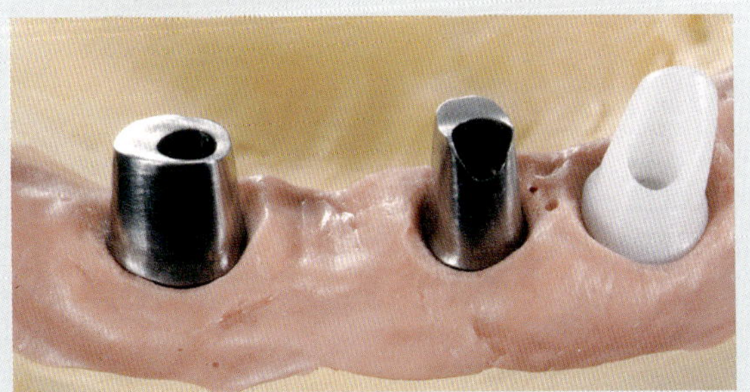

臼歯部はチタン製カスタムアバットメント、前歯部はジルコニアアバットメントを選択。フィニッシュラインの位置は歯肉縁下1mm以内とし、維持が確保できれば歯肉縁上も可能である。

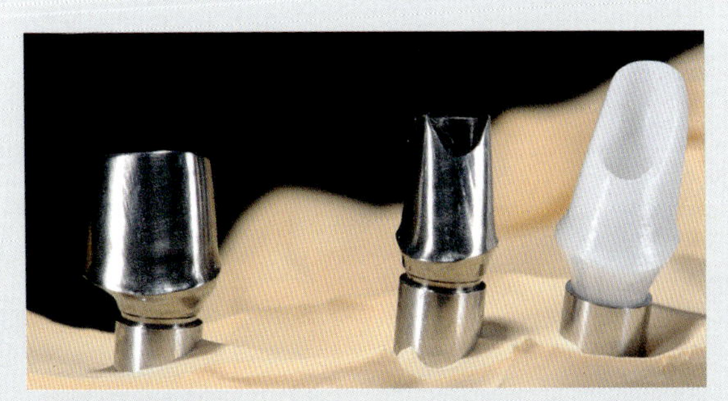

セメントの取り残しやメインテナンスを考慮して、トランジッショナルカントゥアの角度、フィニッシュラインの位置に注意を払わなければならない。インプラントに近接してしまうと、取り残したセメントが与える影響がより多くなる。

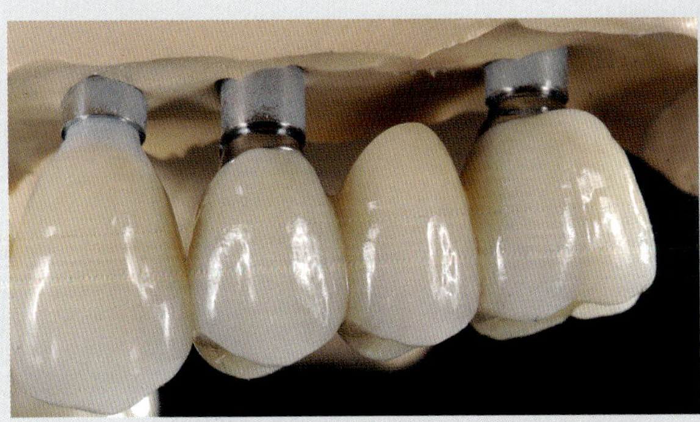

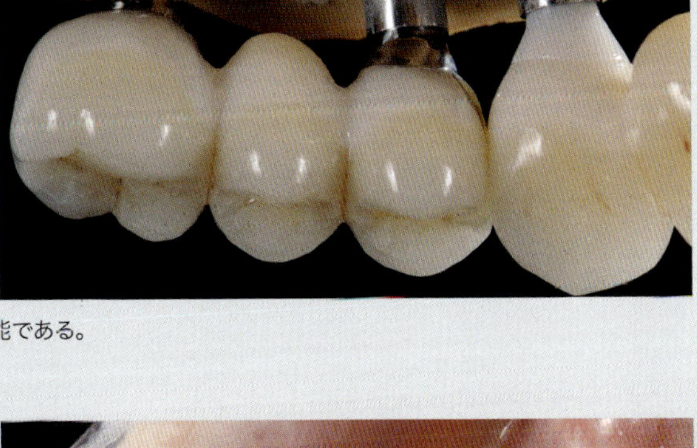

カスタムアバットメントを利用することで理想的な上部構造の製作が可能である。

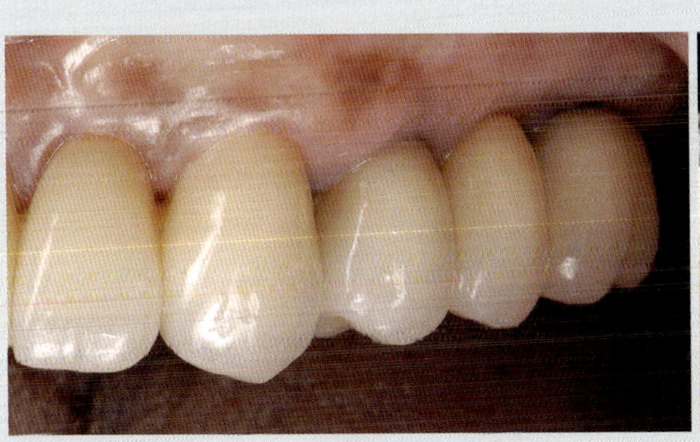

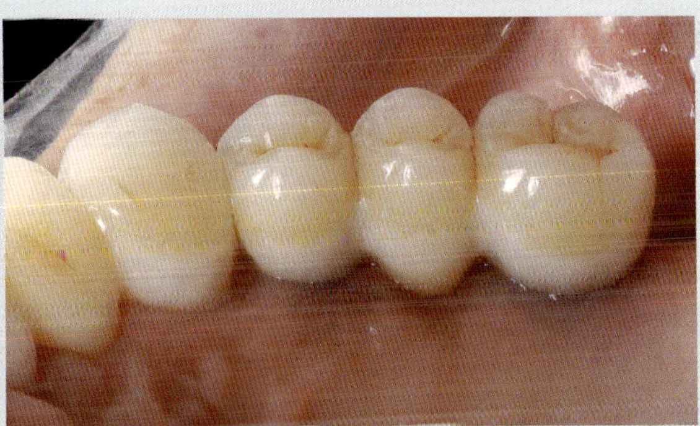

機能性、清掃性に優れた上部構造が装着された

次ページに続く

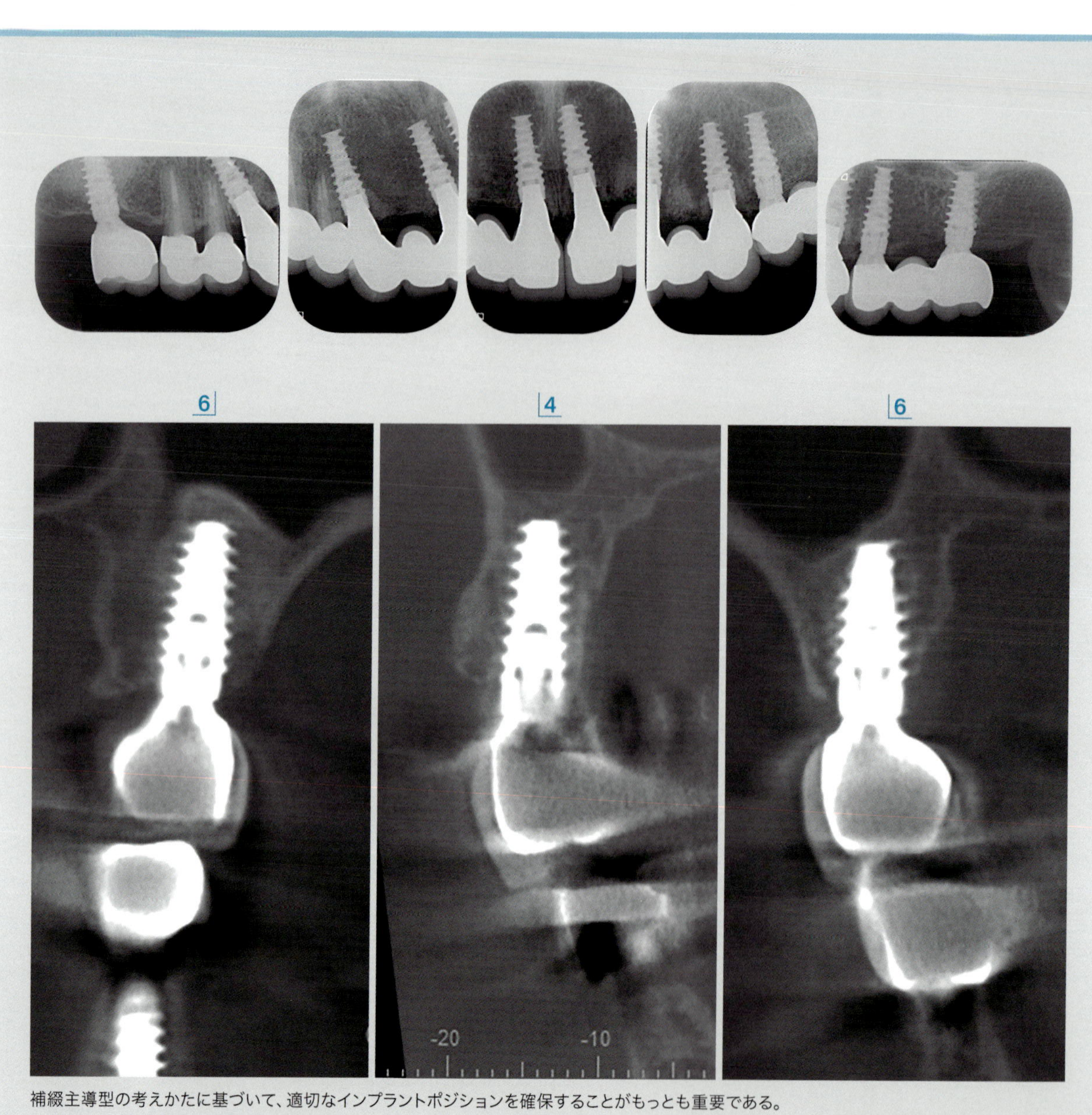

補綴主導型の考えかたに基づいて、適切なインプラントポジションを確保することがもっとも重要である。

スクリュー固定におけるガイドライン（臼歯部）

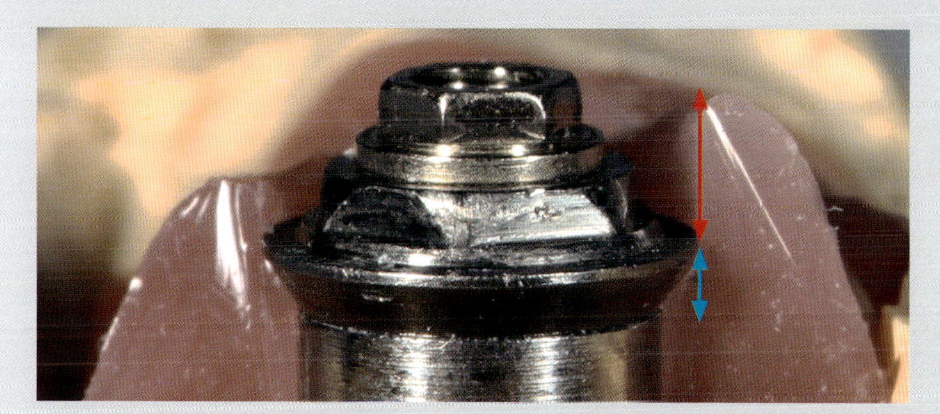

アバットメントの選択では、ティッシュハイツを考慮しなければならない。

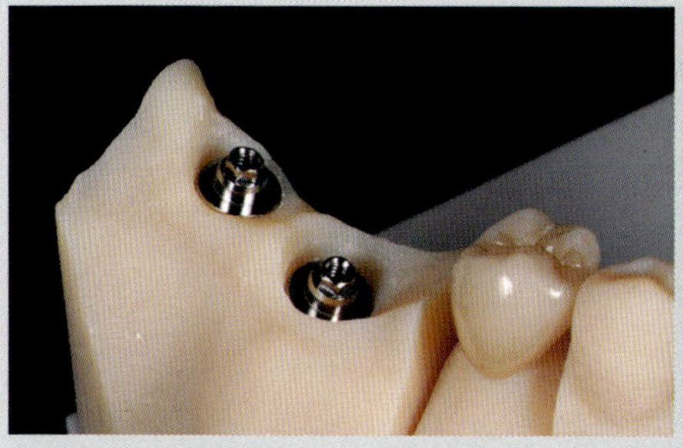

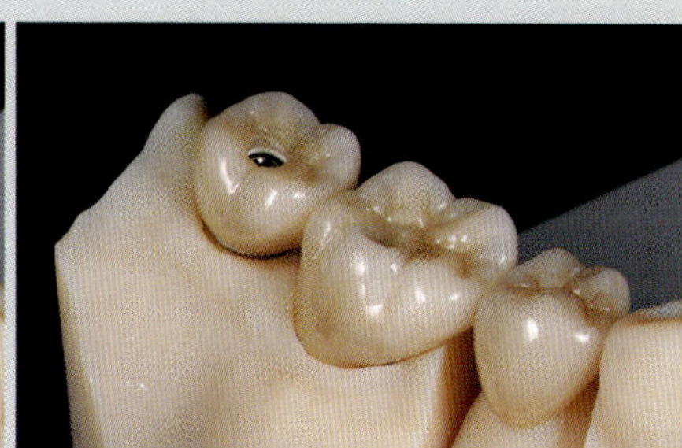

フィニッシュラインは、歯肉縁下２mm前後に設定することで、清掃性に優れた形態が回復可能である。

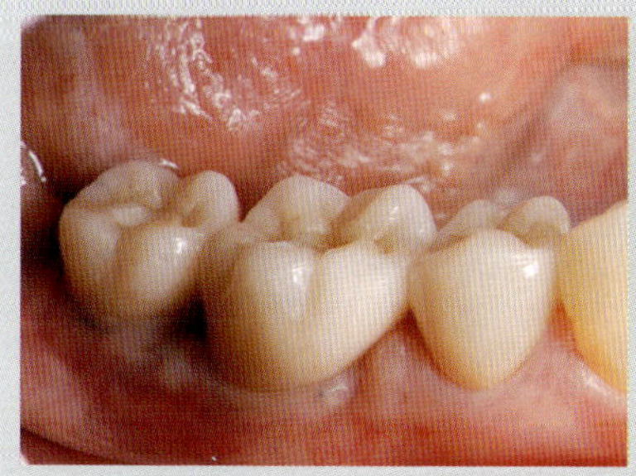

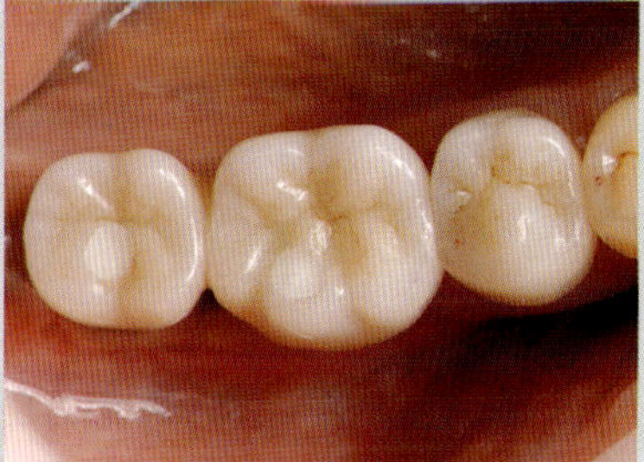

装着された上部構造。

メンテナンスに優れた歯肉縁下形態である。

まとめ

インプラント周囲炎の治療法がいまだ確立していないこと、その発症にはさまざまなリスクファクターが関連していることに留意すべきである。エビデンスに基づいた治療の遂行が必要であるが、一見軽視されがちなアバットメントと上部構造形態の製作では、歯科技工士との連携が重要であることも念頭に置く必要がある。

5 「う蝕は減っている」という思い込みからの脱却

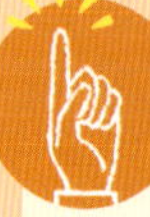

1分でわかる！ 本項のまとめ

う蝕が減っているといわれるのは、若者の歯冠う蝕の減少を示している。日本成人のすべての世代で歯の保有数が増加するなかで、人口の高齢化に伴って多数歯を有する高齢者が増加している。こうした高齢者は歯肉退縮を有する歯の増加により、根面う蝕にかかりやすい状況になっていると考えられる。人口の高齢化が進むなかで、う蝕予防と治療のターゲットを歯冠部から歯根部へ向けなければならない。

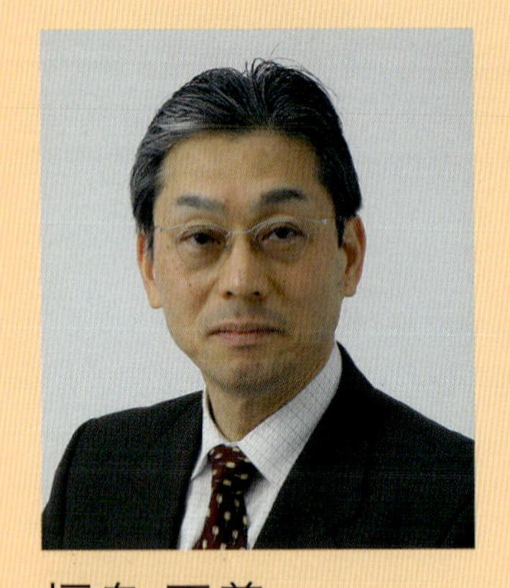

福島 正義

福島県・昭和村国民健康保険診療所

ふくしま・まさよし ● 1978年、新潟大学歯学部卒業。同大学教授を経て、2018年4月から現職。日本歯科医学会元理事、日本接着歯学会元会長、全国歯科衛生士教育協議会副理事長。象牙質接着、臼歯部コンポジットレジン修復、変色歯の審美修復、セレックシステムによるCAD/CAM修復、根面う蝕のSDF法などをテーマに研究。2004年から日本初の歯科衛生士の4年制学部・大学院教育に専従。

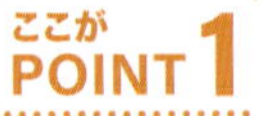

ここがPOINT 1

う蝕の減少は、若い世代の歯冠う蝕の減少を示している。しかし、人口の高齢化と歯の長寿化は、根面う蝕の増加をもたらすであろう。

ここがPOINT 2

歯周病の予防が根面う蝕の予防である。根面う蝕の治療は非外科的な予防・慢性化療法の戦略を優先的に考えるべきである。

ここがPOINT 3

根面う蝕の修復はG.V.Blackの窩洞の法則は当てはまらない。

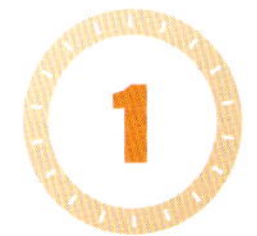

1 う蝕のターゲットは歯冠部から歯根部へ

近年、フッ化物の普及、口腔衛生行動の変容、少子化、学校歯科健診の検出基準の変更などにより、乳歯う蝕および若い世代（平成生まれ）の永久歯の歯冠う蝕は減少し、軽症化している[1]（**図1**）。しかし、成人期に歯周疾患の進行、歯周治療あるいは不適切なブラッシングによる歯肉退縮により露出した歯根面あるいは修復物辺縁に近接した歯根面に、しばしば根面う蝕が発生する。

筆者ら[2]が行った1990年代の高齢化率24％の過疎地域での根面う蝕の疫学調査では、歯肉退縮が認められる20歳代からすでに根面う蝕が発生しはじめ、50～60歳代で未処置の根面う蝕有病者率はピークとなり、それ以後の70～80歳代では歯の喪失に伴い、減少していた。しかし、平成28年歯科疾患実態調査結果[1]では20歯以上を有する高齢者の増加が著明であり（**図2**）、歯周疾患は後期高齢者で増加し（**図3**）、それに伴いう蝕も増加傾向にある（**図1**）。これは根面う蝕の増加によるものと推測される。最新の根面う蝕の疫学データでは、70～80歳代の罹患率は50～60歳代より高くなっていることが報告されている（**図4**）。今後、わが国では人口の占める割合のもっとも多い団塊世代が後期高齢者になる頃には根面う蝕が急増することが懸念される。

Fujita[4]は、「日本人集団において古代人には根面

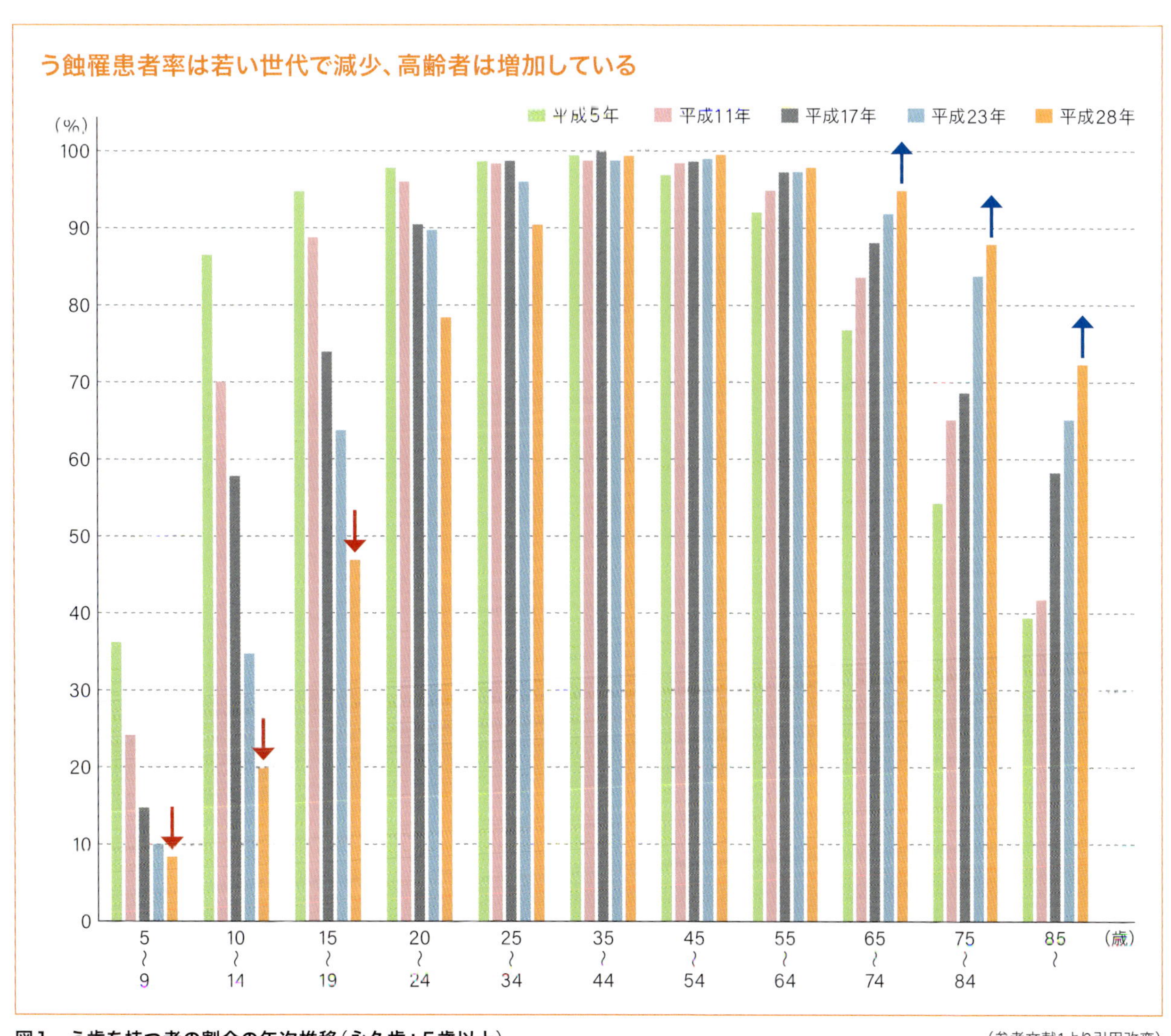

図1　う歯を持つ者の割合の年次推移（永久歯：5歳以上）　（参考文献1より引用改変）

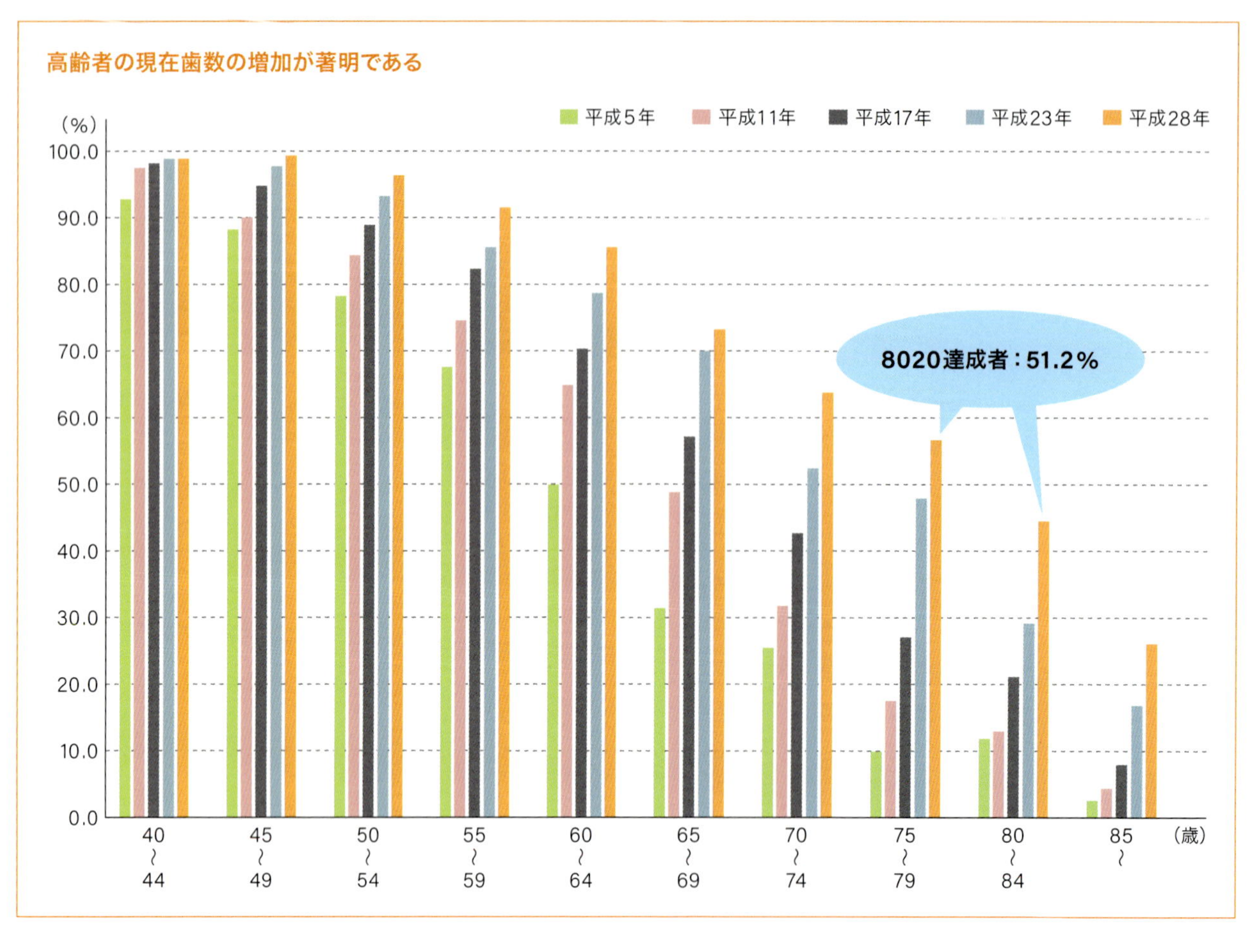

図2　20本以上の歯を有する者の割合の年次推移　（参考文献1より引用改変）

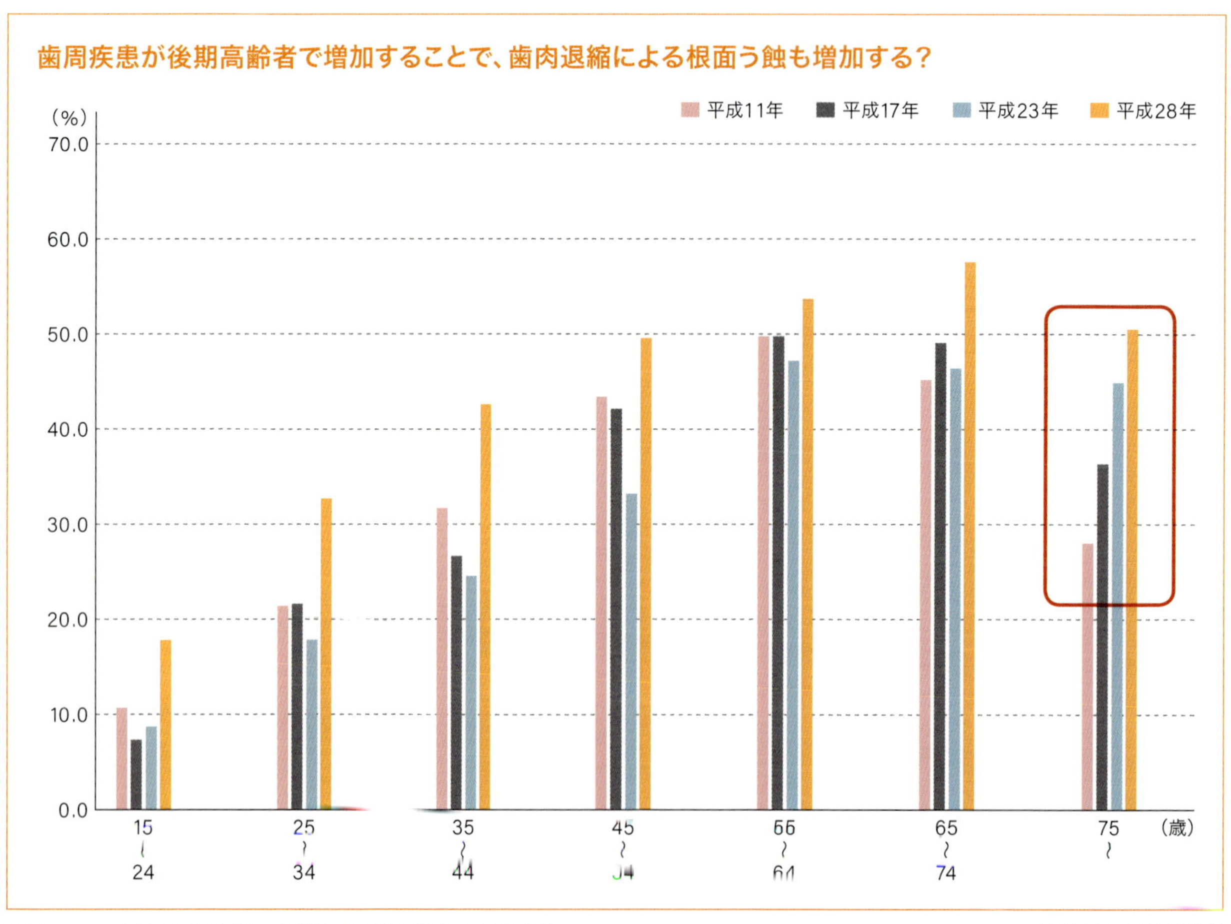

図3　4mm以上の歯周ポケットを有する者の割合の年次推移　（参考文献1より引用改変）

う蝕が多く、歯冠う蝕の頻度が根面う蝕のそれを上回るのは現代人だけであることから、根面う蝕は古代型う蝕、歯冠う蝕は現代型う蝕とみなすことができる」と述べている。また、20世紀初頭のG.V.Blackの著書Operative Dentistry[5]では、根面う蝕に関しては「老人性う蝕」としてわずか1ページ分の記述にとどまっている。Blackの窩洞分類1～5級は歯冠う蝕の分類であり、その著書は手用器具による硬いエナメル質の切削を伴う歯冠う蝕の予防・治療技術書であることに気づかされる。彼は、根面う蝕の治療の難しさ故に修復材料としてストッピングが最良であると記述しており、共感するものがある。

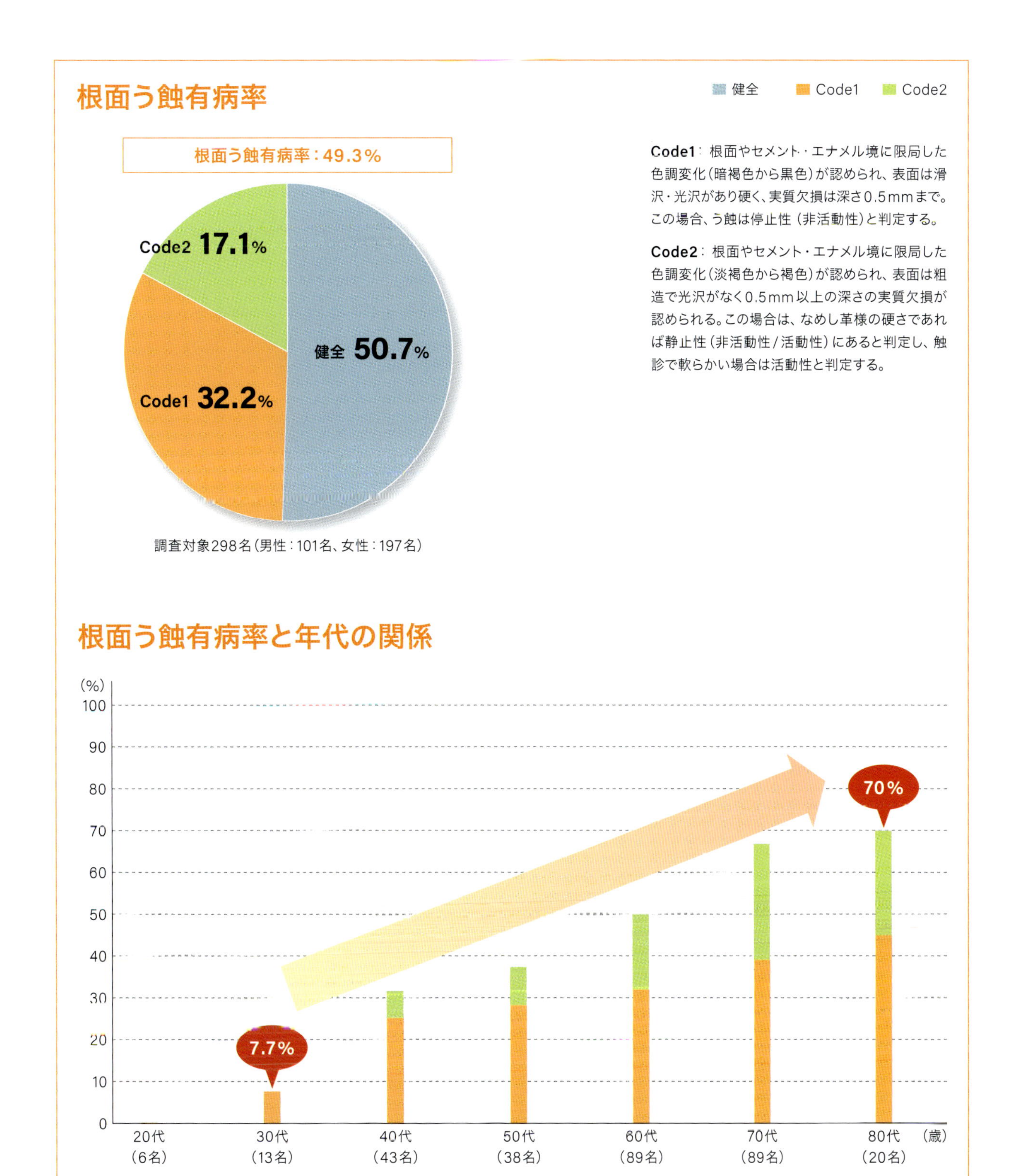

図4 根面う蝕の有病率と年代

（参考文献3より引用改変）

歯冠う蝕は、欧米先進国では19～20世紀に蔓延し、う蝕学の発展とフッ化物の応用により減少してきた。歯冠う蝕の減少は若年期の歯の早期喪失を抑制し、歯の長寿化につながる。しかしその結果、成人期の歯周病による歯肉退縮に伴う根面露出により、根面う蝕の発生が優勢になると思われる。特に日本では、戦後から現在に至る12歳児う蝕（歯冠う蝕）のDMFT指数のダイナミックな増減（**図5**）を見ると、「現代型う蝕の歯冠う蝕が減って、古代型う蝕の根面う蝕が増える」という人類学的回帰現象が起こる予感がする（**図6**）。

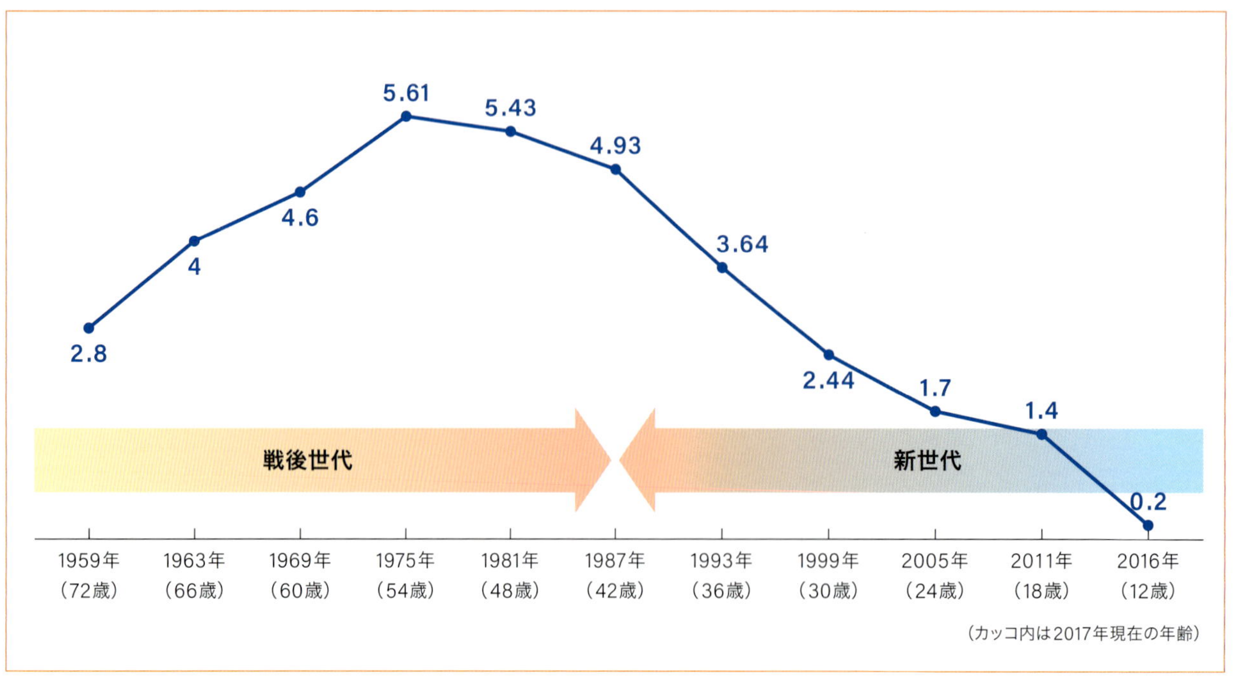

図5　12歳児のDMFT歯数の年次推移　（歯科疾患実態調査に基づいて作成）

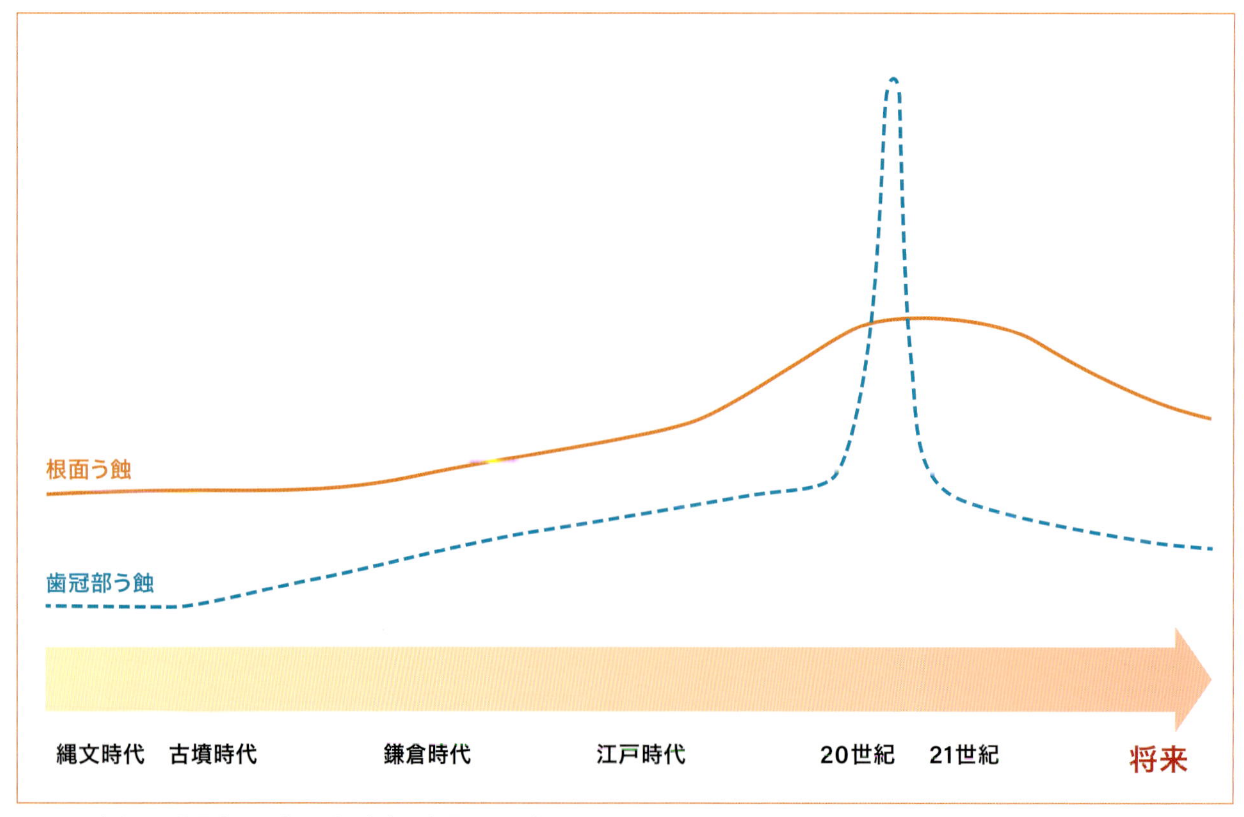

図6　日本人のう蝕罹患の過去、現在、未来の変遷イメージ。

2 根面う蝕の一次予防と二次予防は歯冠う蝕とどう違うのか

根面う蝕は、歯冠う蝕に比べて診断と治療が難しい（**表1**）。特に要介護高齢者や放射線口腔乾燥症患者などで見られる多発性根面う蝕（**図7**）の対処は「歯科医の悪夢」であり、在宅医療などの現場で苦慮していることが聞かれる。

歯根部のセメント質や象牙質はコラーゲン主体の有機成分を含み、う蝕の脱灰臨界pHは6.4以下で、エナメル質の5.5以下より高い（**表2**[6]）。これは歯冠部より歯根部がう蝕にかかりやすいことを意味しており、これまでのエナメル質う蝕に基づくう蝕リスク診断による低リスク者でも根面う蝕に罹患しうる。また、根面う蝕のハイリスク者といわれる要支援・要介護高齢者、認知症患者、在宅療養者、口腔乾燥症患者、精神疾患患者、障がい者などは、歯科だけでは対応できない社会的問題を含んでいる。

根面う蝕の進行には、無機成分（ハイドロキシアパタイト）の酸脱灰に加えて、有機成分（コラーゲン）のタンパク分解を伴うため、エナメル質う蝕の予防法が必ずしも根面う蝕の予防に効果的とはいえないように思われる。根面う蝕の治療にあたっては、**表2**に示した根面う蝕の病因、素因、表面組織構造、脱灰の臨界pH、う蝕の進行過程など歯冠う蝕と異なる点、さらには根面形態の特徴、根面う蝕の病理学的特徴、臨床像などを理解しておく必要がある。

表1　根面う蝕の診断・治療の難しさ

- 隣接面歯頸部からの発生頻度が高いため、視診による発見が難しい。
- セメント質う蝕は肉眼的に確認できない。
- 肉眼的に認められる場合は、ほとんどが象牙質う蝕である。
- 歯肉縁下に及んだ場合や、隣接面歯根部に及んだ病変は確認しづらい。
- 窩洞形成中に歯肉出血を引き起こしやすい。
- 窩洞外形の設定に迷い、原発う蝕を取り残しやすい。
- 充填操作中の防湿が困難である。
- 環状う蝕の直接修復は技術的にもっとも難しい。
- 辺縁漏洩や二次う蝕が歯肉側辺縁から発生しやすい。
- 修復物の予後は、修復材料の選択よりも術者の修復技術に依存するところが大きい。

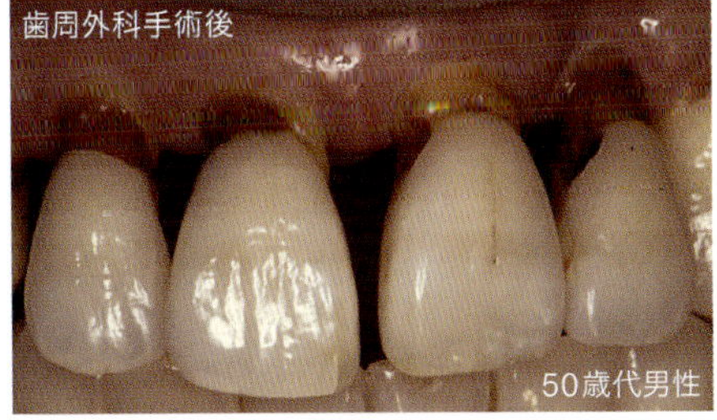

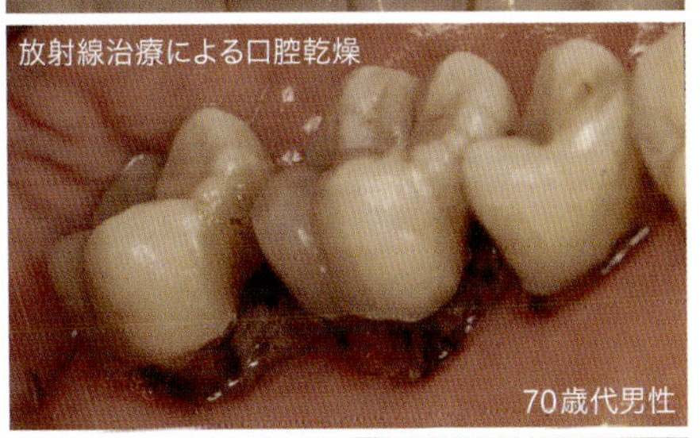

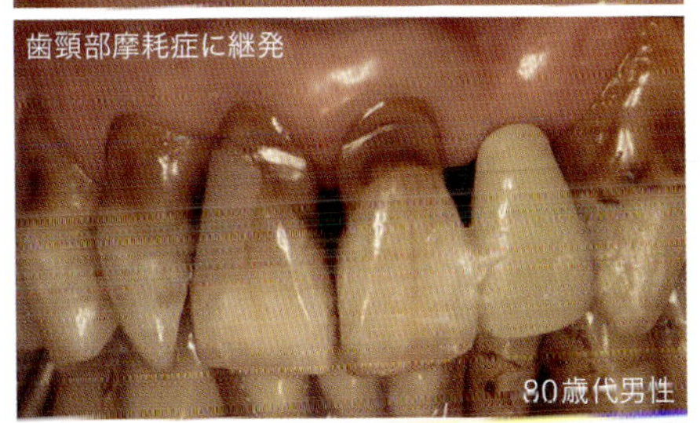

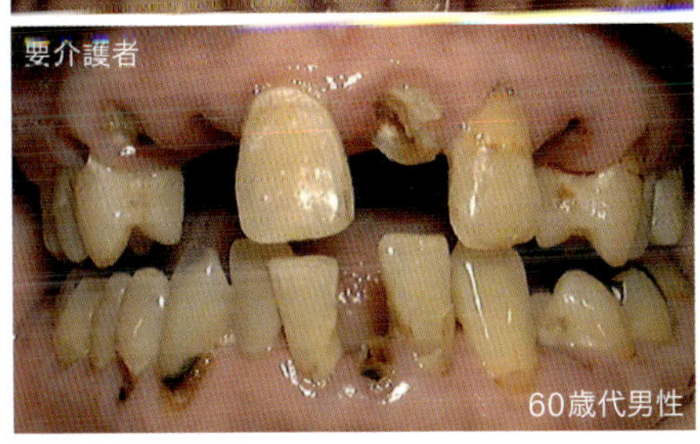

図7　各種原因による多発性根面う蝕
（要介護者の口腔内写真は藤本篤士先生ご提供）

表2　歯冠う蝕と根面う蝕の比較（参考文献6より引用改変）

	歯冠う蝕	根面う蝕
病因	●う蝕原性菌（*S. Mutans*、*Lactobacilli*） ●発酵性炭水化物	●う蝕原性菌（*S. Mutans*、*Lactobacilli*、***Actinomyces***） ●発酵性炭水化物
素因	●プラーク指数 ●炭水化物の摂取頻度 ●唾液流量の減少 ●フッ化物の応用なし	●プラーク指数 ●炭水化物の摂取頻度 ●唾液流量の減少 ●フッ化物の応用なし **●歯肉退縮／臨床的歯肉付着の喪失** **●加齢** **●貧困** **●巧緻度の低下** **●認知能力の低下**
表面組織	エナメル質／象牙質	**セメント質／象牙質**
組織組成（重量比）	●エナメル質：95～97％無機質 3～5％有機質と水 ●象牙質：65～70％無機質 30～35％有機質と水	**●セメント質：45～55％無機質** **45～55％有機質と水** ●象牙質：65～70％無機質 30～35％有機質と水
脱灰の開始	pH5.5以下	**pH6.4以下**
う蝕の過程	●エナメル質内：細菌浸入に続き脱灰 ●象牙質内：象牙細管の細菌侵入→管間象牙質の脱灰と有機質成分のタンパク分解→象牙細管の硬化、細管腔の崩壊、管周象牙質の石灰沈着	**●セメント質内：細菌浸入と同時の脱灰とタンパク質分解** ●象牙質内：象牙細管の細菌侵入→管間象牙質の脱灰と有機質成分のタンパク分解→象牙細管の硬化、細管腔の崩壊、管周象牙質の石灰沈着

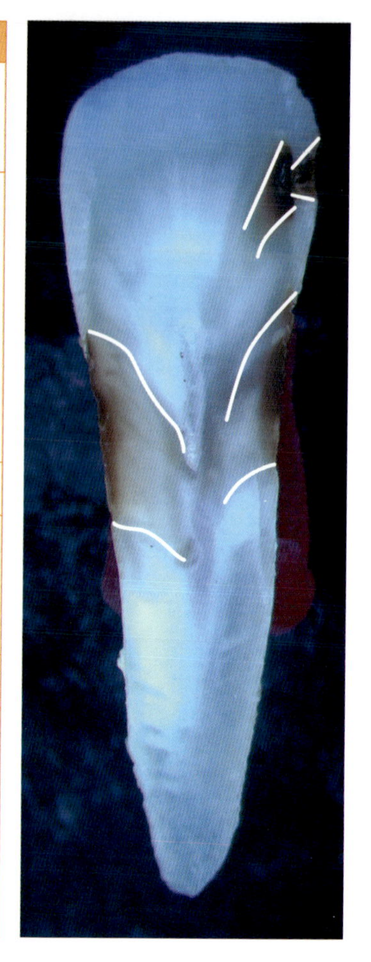

3 根面う蝕の治療戦略

1）一次予防（発生予防）

う蝕の一次予防の基本はプラークコントロールとフッ化物の応用である。とくに根面う蝕では**表3**に示す予防対策が考慮されるべきである。Gluzmanら[7]は、要支援・要介護の虚弱高齢者に対してプロフェショナルケアとしてフッ化ジアンミン銀塗布、セルフケアとして非晶質リン酸カルシウム歯磨剤と250ppmNaF洗口の併用を推奨している。

2）経過観察する根面う蝕

暗褐色あるいは黒色の変色を示し、表面に光沢があり、探針による触診で硬い病変部は非活動性う蝕と判断して、とくに審美障害の訴えがないかぎりはそのまま経過観察とする。

3）二次予防（初期活動性根面う蝕の慢性化）

0.5mm以下の浅いう窩の場合は、手用スケーラーや低速球形スチールバーにより歯面清掃しやすいように形態修正して、研磨ペーストで研磨し、フッ化物塗布を行うにとどめて、修復処置は行わない。

Gluzmanら[7]は、プロフェショナルケアとして1～3か月毎の22,500ppmNaFバーニッシュの塗布とフッ化物配合歯磨剤あるいは洗口剤の日常使用の併用、セルフケアとして4,500～5,000ppmNaF歯磨剤あるいはゲルの日常使用を推奨している。

一方、日本歯科保存学会のう蝕治療ガイドライン（2015年）[8]によると、初期根面う蝕に対するフッ化物を用いた非侵襲的治療について、フッ化物配合歯磨剤と0.05％NaF配合洗口剤を日常的に併用することにより、初期活動性根面う蝕を再石灰化させ、非活動

表3　根面う蝕の一次予防

歯肉退縮の予防	露出象牙細管の封鎖	プロフェッショナルケア
●ホームケアとしての歯周病予防 ●歯周治療 ●SPT	●象牙質知覚過敏抑制剤の塗布	●定期的な専門的歯面清掃
歯質の耐酸性強化	**口腔内自浄作用の改善**	**隣接面清掃の徹底**
●高濃度フッ化物塗布 ●フッ化物配合歯磨剤	●唾液分泌の促進 ●服用薬剤のチェック ●保湿剤の適用	●デンタルフロスと歯間ブラシの普及

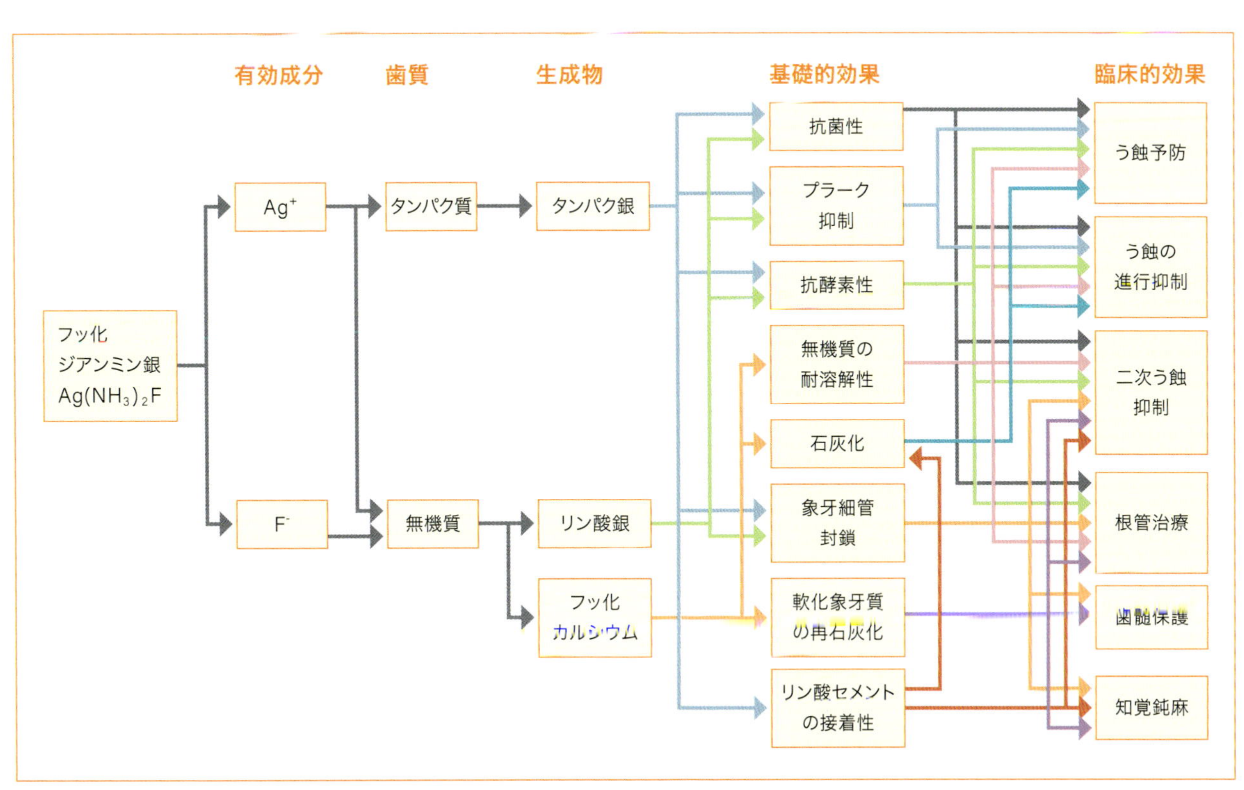

図8　サホライド®の作用機序（山賀＆横溝, 1978）

性にすることが可能であるとされている。また、1,100 ppmF以上のフッ化物配合歯磨剤の使用だけでも、表面の欠損の深さが0.5mm未満のう蝕であれば再石灰化できる可能性があるとして、欠損の浅い初期活動性根面う蝕の場合は、まずフッ化物を用いた非侵襲的治療法を行って再石灰化を試み、う蝕を管理するように推奨している。

4）フッ化ジアンミン銀（SDF）によるう蝕の進行抑制

口腔清掃の行き届かない要介護高齢者、頭頸部腫瘍の放射線治療に伴う唾液腺障害や内服薬の副作用による口腔乾燥症患者、認知症患者などでは、わずか半年から１年で全顎的に根面う蝕が多発することがある。診療室でさえ修復処置が難しい根面う蝕は、在宅診療などの現場で満足な修復処置が行えるとは考えにくい。そこで、1970年代に歯科治療が満足に行えない低年齢児のランパントカリエスの進行抑制に頻用されたフッ化ジアンミン銀38％水溶液「サホライド®」（ビーブランド・メディコー・デンタル）を、修復処置が困難な高齢者の多発性根面う蝕に塗布することで、う蝕の進行抑制を期待する。

フッ化ジアンミン銀は硝酸銀とフッ化物の特長を兼ね備えており、銀イオンとフッ化物イオンが歯質の有機質および無機質にそれぞれ作用してタンパク銀、リン酸銀およびフッ化カルシウムを生成することにより、石灰化の促進、軟化象牙質の再石灰化、象牙細管の封鎖、抗菌性、抗酵素性、プラークの生成抑制などの効果があるとされている[9]（**図8**）。

術式はいたって簡単である。乾燥歯面に薬液を染み込ませた小綿球あるいはミニブラシで3～4分間塗布し、水洗あるいは洗口する。この処置を2～7日間隔で3回程度繰り返す。以後、3～6か月毎に経過観察してう蝕の進行状態を確認し、必要に応じて追加塗布を行うか、患者の状態を見て修復処置を行う[9]（**CASE 1**）。経過観察期間中は、う蝕リスクを低下させる生活指導やう蝕予防処置を行い、口腔内環境の改善を図る。ただし、この薬剤はう蝕病巣を黒変させて審美性を損なうので、事前に患者あるいは家族に了解を得る必要がある。

本剤による処置は根面う蝕の一次予防、初期の活動性根面う蝕の早期検知、多数歯に及ぶ根面う蝕を応急的に進行抑制し、その間に口腔内環境の改善が行える点では現実的な方法であろう。筆者はフッ化ジアンミン銀を活用した活動性根面う蝕のマネージメントをSDF法として提唱している[10]（**図9**）。

5）修復処置

明確なう窩がある場合は修復処置が必要である。根面う蝕の修復材料にはコンポジットレジンとグラスアイオノマーセメントが用いられる。その選択基準としてう蝕治療ガイドライン[8]では、接着システムの性能を十分に発揮させうる条件下ではコンポジットレジンを使用し、う蝕が歯肉縁下に及び防湿が困難な場合にはグラスアイオノマーセメントを使用するよう推奨している。

＊　＊　＊

根面う蝕予防は歯肉退縮の主因である歯周病予防を基盤にし、治療は非外科的にフッ化物を活用した慢性化療法の戦略を優先的に考えるべきである。

CASE 1　フッ化ジアンミン銀（SDF）による黒染でう蝕病変の範囲を明確にし、レジン修復を行った症例

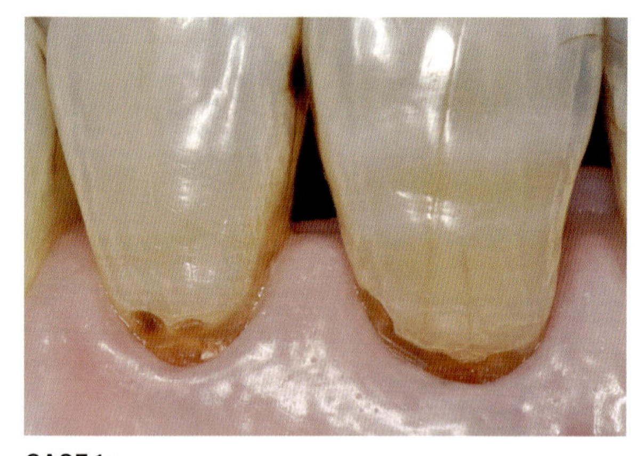

CASE 1a
78歳男性。上顎前歯の根面う蝕（術前）。

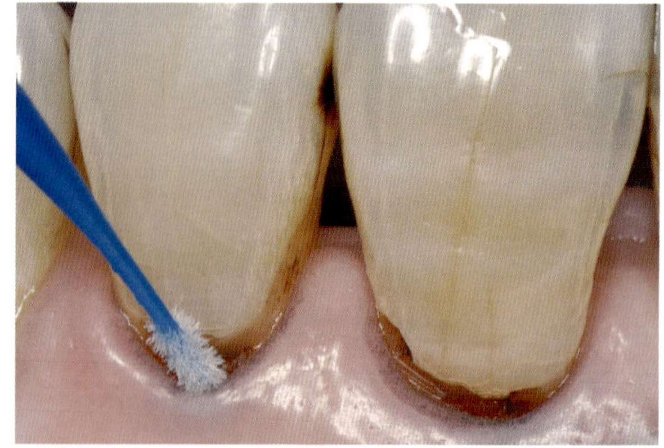

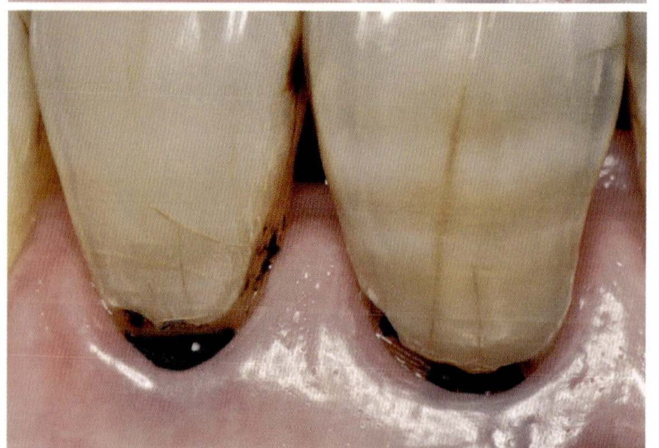

CASE 1b、c
SDF塗布1週後、黒変した病巣は歯肉縁下まで広がっていることが明確になった。この段階で患者にも認識してもらい、ブラシングをしっかり行うよう指導した。

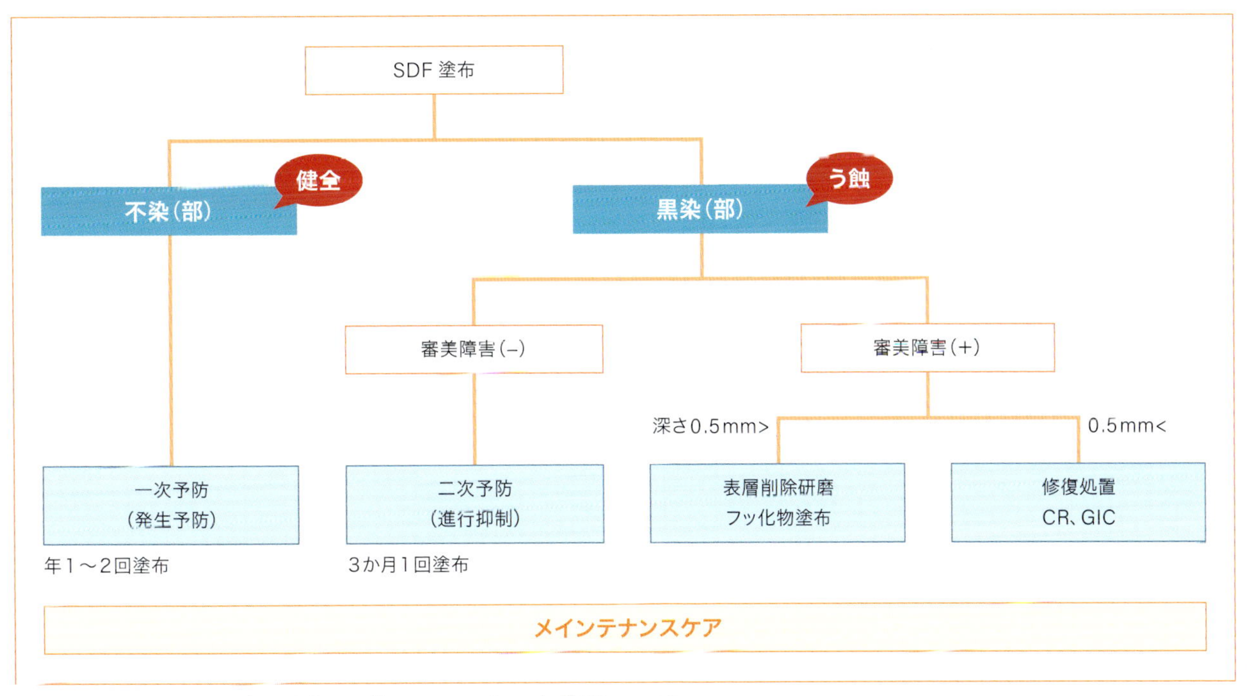

図9　根面う蝕のマネージメント「SDF法」のフローチャート（福島, 2017）

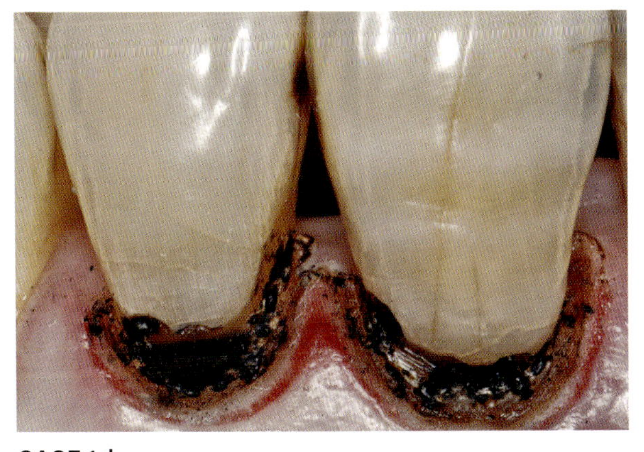

CASE 1d

歯肉切除を行い、歯肉縁下に及んだ病変部を明示。

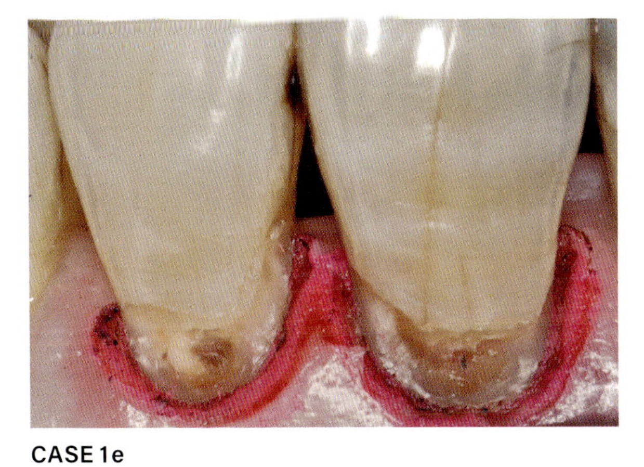

CASE 1e

う蝕検知液®の染色性が淡いピンクになるまで感染歯質を削除。

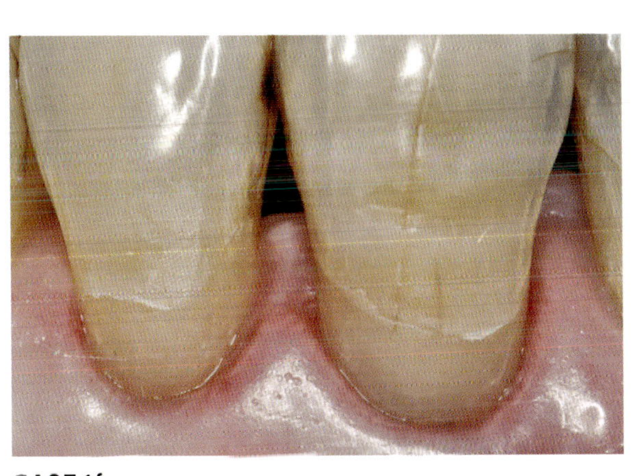

CASE 1f

コンポジットレジンで修復１か月後の状態。

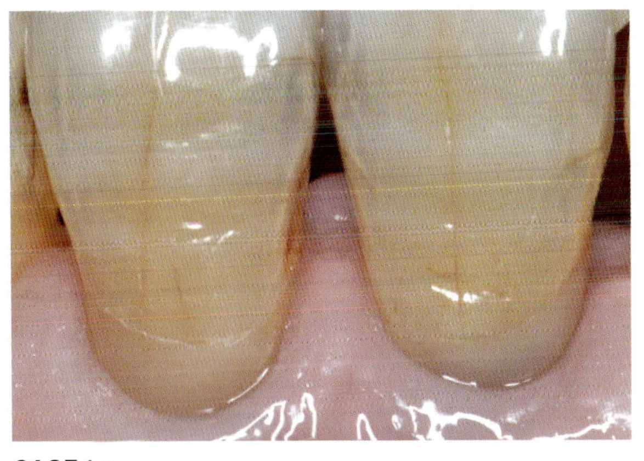

CASE 1g

術後2年の状態。経過は良好である。

6 「予防 vs 治療」という思い込みからの脱却

1分でわかる! 本項のまとめ

「よりすばらしい治療を行う」「精度の高い治療を行う」「予知性の高い治療を行う」のが歯科診療の目的のように考えられてきた。しかし、う蝕と歯周病の病因論の理解が進んだ現在では、う窩や進行した歯周ポケット、歯槽骨の吸収はすでに手遅れになった状態と考えられる。

これまで目標としてきた多くの治療は、手遅れの結果の「後始末」と言い換えることができる。真のう蝕治療、歯周治療とは、う窩や病的な歯周ポケットにならないように時間軸の考えかたでコントロールしていくことだと考えられるようになった。すなわち、これまで予防と考えられていたことが治療の本質と考えられる時代になっている。

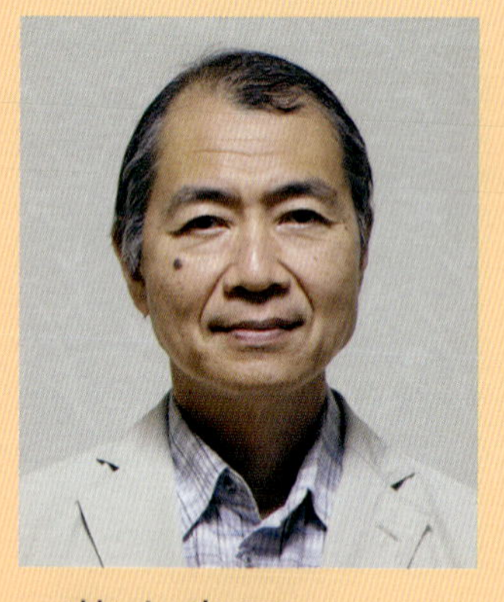

著 藤木省三

神戸市・大西歯科

ふじき・しょうぞう ● 1980年、大阪大学歯学部卒業。1985年、神戸市灘区で開業。元・日本ヘルスケア歯科研究会会長、現・日本ヘルスケア歯科学会副代表。ヘルスケア型歯科診療の実践と定着に向けたセミナーを全国で展開している。2017年10月、『HOME DENTIST PROFESSIONAL 1 歯周病の病因論と歯周治療の考え方』(岡 賢二先生との共著)をインターアクション株式会社より出版。

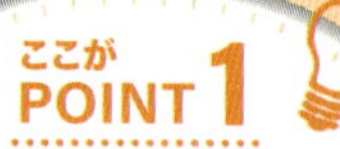

う蝕は脱灰と再石灰化のバランスの崩壊、歯周病は細菌と生体のバランスの崩壊なので、共に治療の本質はバランスの改善と維持である。

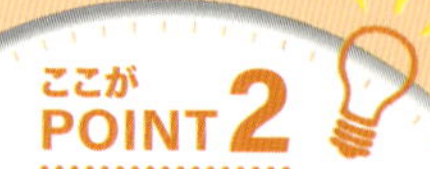

真のう蝕治療、歯周治療を行うためには、歯科医師中心の歯科医院では達成できない。歯科衛生士を含むスタッフとの熟達したチーム医療が不可欠である。

手遅れの歯科医療からの脱却

1）糖尿病の合併症から学ぶべきこと

神経障害、網膜症、腎症――。これは糖尿病の3大合併症といわれている。糖尿病の本態がわからなかった時代にはこれらの症状を改善することが糖尿病治療だったと思われるが、今ではこれらの症状は「糖尿病そのものを治療せずに放置しておいた結果」であることがわかっている。そして、このような状態になってしまうと、その時点から血糖値をコントロールしたとしても治癒することはなく、すなわち手遅れの状態だといえる。

糖尿病を例にとればよくわかるように、疾患の本質を理解していないと、疾患の結果を捉えてそれを治療することが医療の目的となってしまう。糖尿病の治療は、血糖値の異常を早期に発見して、継続的に適切な範囲にコントロールすることである。

2）今までは、う蝕も歯周病も起こってしまった手遅れの後始末を治療と勘違いしていた

我々が診るべきう蝕と歯周病はどうだろうか？　う窩に対して行う天然歯そっくりなコンポジットレジン充填、すばらしい補綴処置、欠損補綴、また病的な歯周ポケットや歯槽骨の吸収に対する歯周外科処置、再生療法――これらはすべて起こってしまった手遅れの状態に対する後始末の処置であることがわかる（**図1**）。そろそろ、後始末の歯科医療から脱却すべき時代に来ているのではないだろうか。

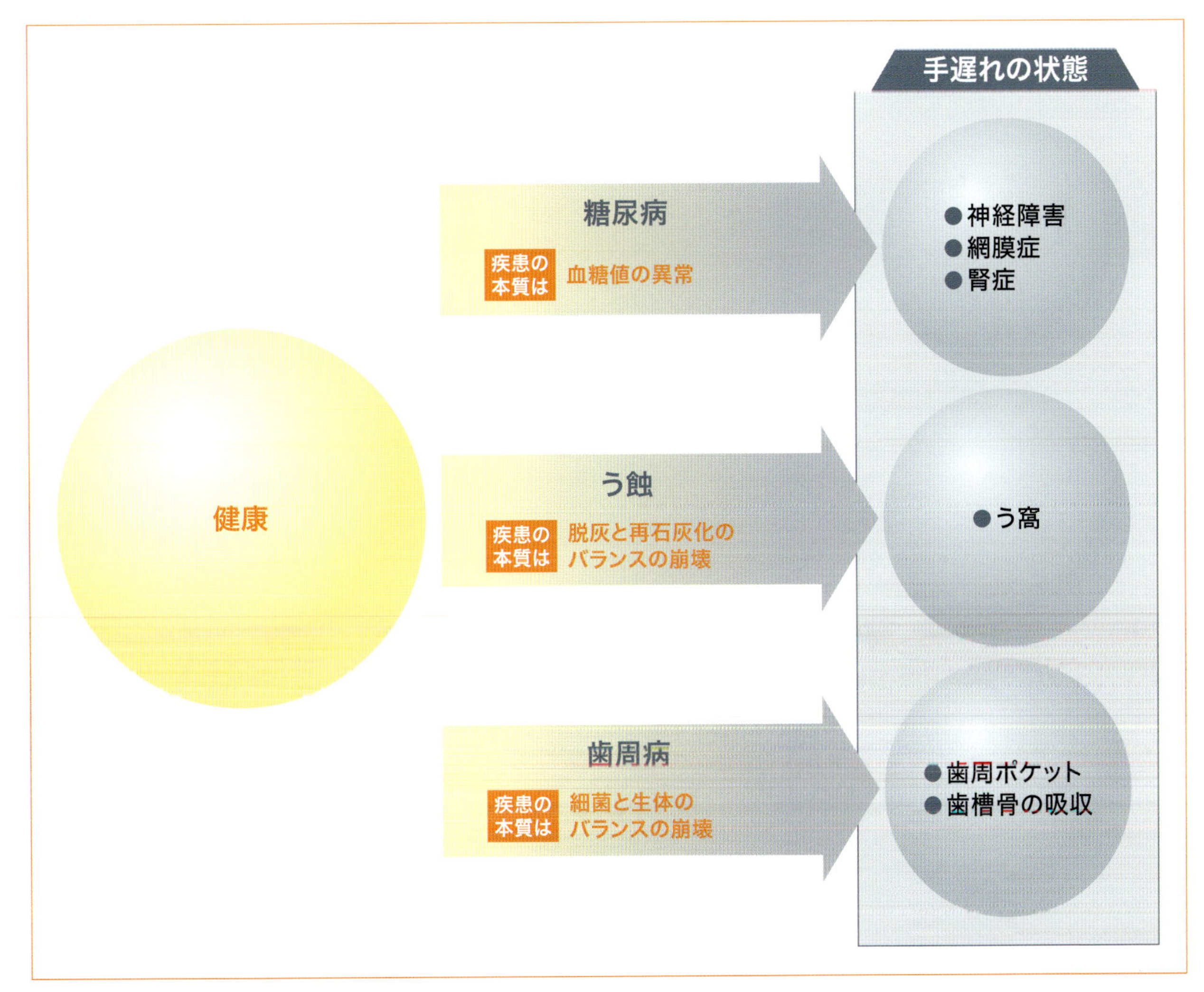

図1　糖尿病・う蝕・歯周病で考える「手遅れの状態」

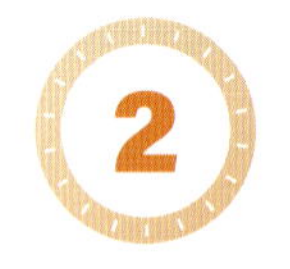

病因論の理解

1）う蝕治療

現在、う蝕の概念は脱灰と再石灰化のバランスの崩壊だと理解されている。よくない飲食習慣やプラークコントロール、唾液分泌量の減少などによって脱灰が再石灰化を上回るとう蝕が進行する。う蝕の治療は、その崩壊したバランスを改善することであって、けっして修復、充填処置が真のう蝕治療ではない（**図2**）。

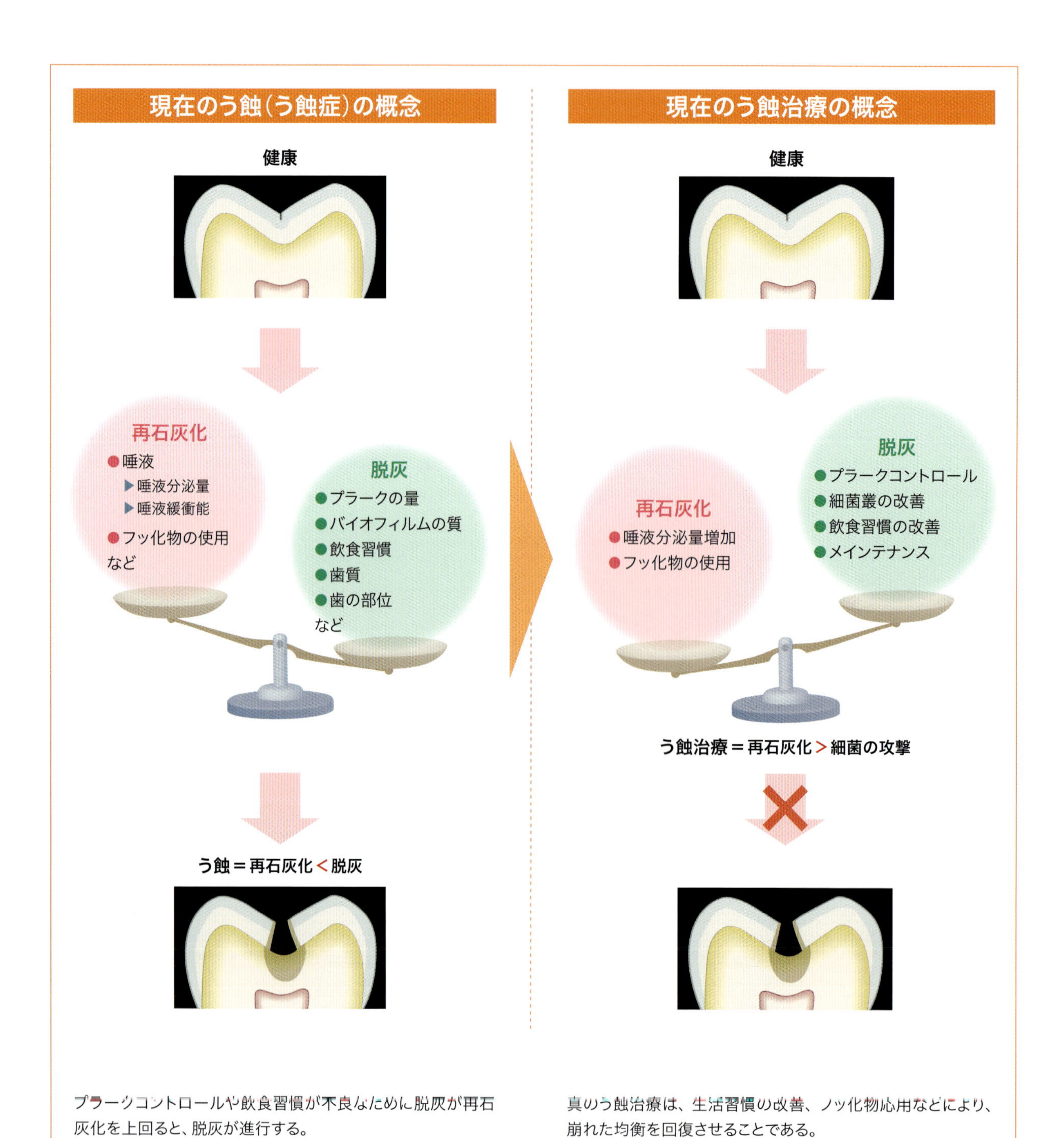

図2　現在のう蝕とう蝕治療の概念

2）歯周治療

歯周病は細菌によって発症することは明らかだが、その原因菌は日和見細菌によって起こることが明らかになっている。すなわち、何らかの理由によってバランスが崩壊した時に、歯周病が発症する。歯周治療は、その崩壊したバランスを改善すること、つまり適切なプラークコントロールとスケーリング・ルートプレーニングによる歯周基本治療、そして継続したサポーティブペリオドンタルセラピー(SPT)である。けっして、歯周外科手術や再生療法が真の歯周治療ではない（**図3**）。

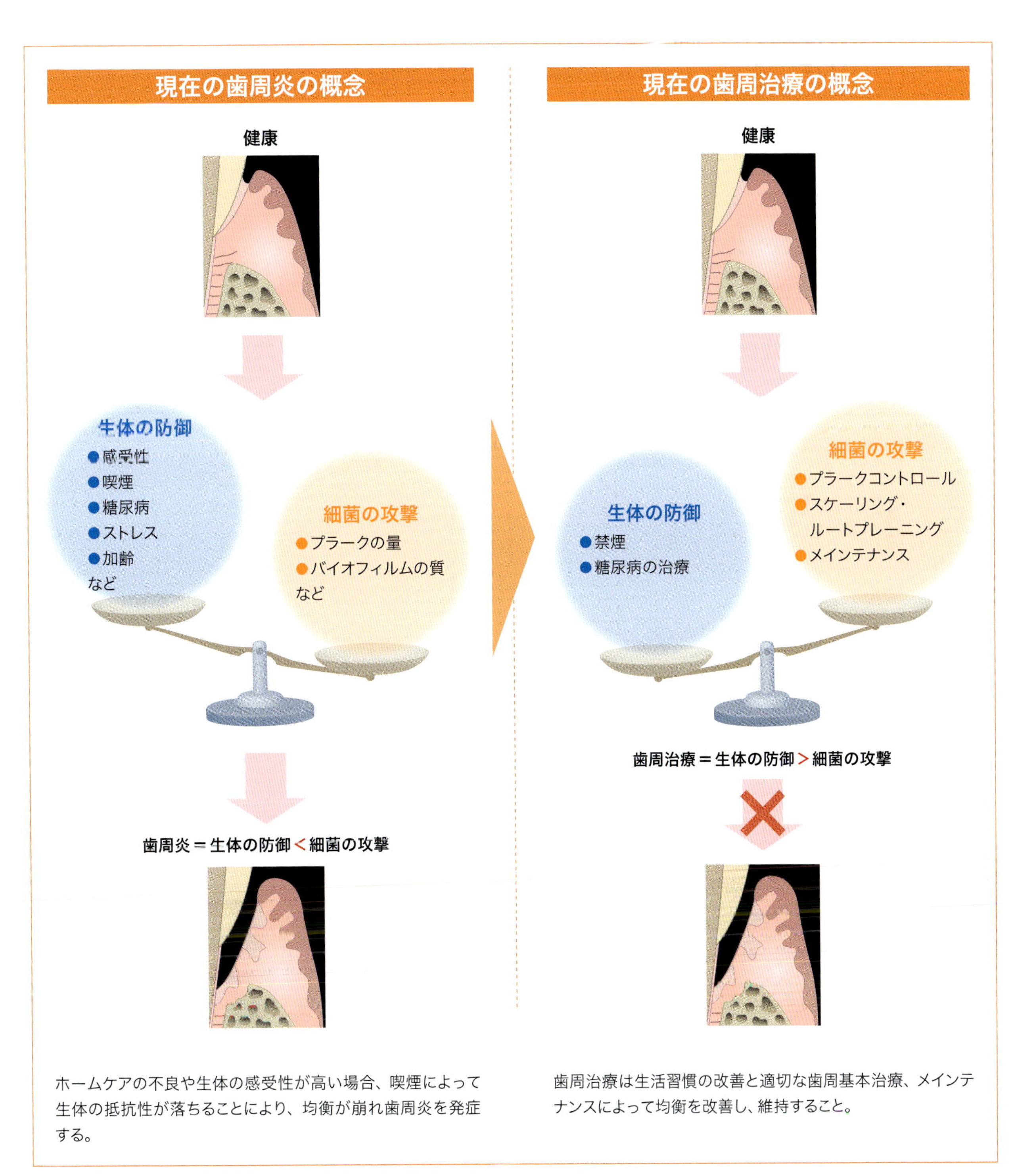

図3　現在の歯周炎と歯周治療の概念

3 真のう蝕治療、歯周治療を実践するには

1）時間軸で患者の健康を支援する

う蝕と歯周病という疾患は、『「う蝕と歯周病は完治する」という思い込みからの脱却』（**P.46**）で天野敦雄先生が書かれているように、治癒というゴールはなく、永遠にリスクコントロールを続けていく必要がある。しかも、患者１人１人の感受性や生活環境などが異なるため、画一的な治療法は存在しない。記録をとり過去の状況を参考にしつつ、将来の予測を立てながら健康支援を続ける必要がある（**図４**）。

2）歯科医院単位で患者を支援する

このような診療では、歯科医師中心ではなく、歯科医師と歯科衛生士を含むスタッフとのチーム診療が不可欠になる。歯科衛生士やその他の資料からの情報を歯科医師が総合判断し、その判断を歯科衛生士にフィードバックすることで、歯科医院内の経験が蓄積されていく（**図５**）。

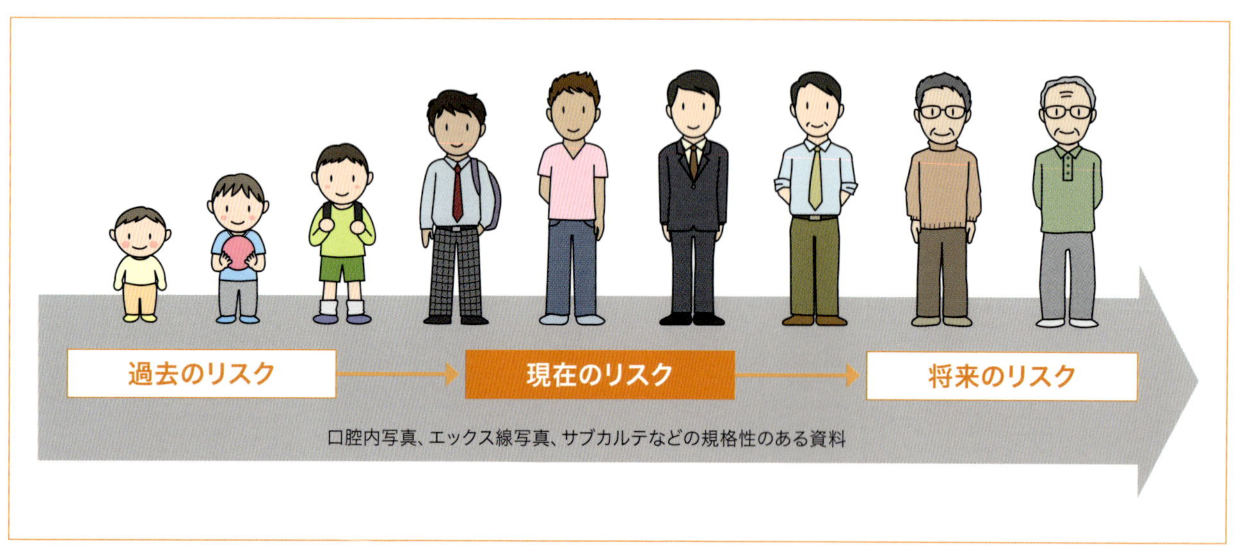

図4　時間軸で患者の健康を支援する

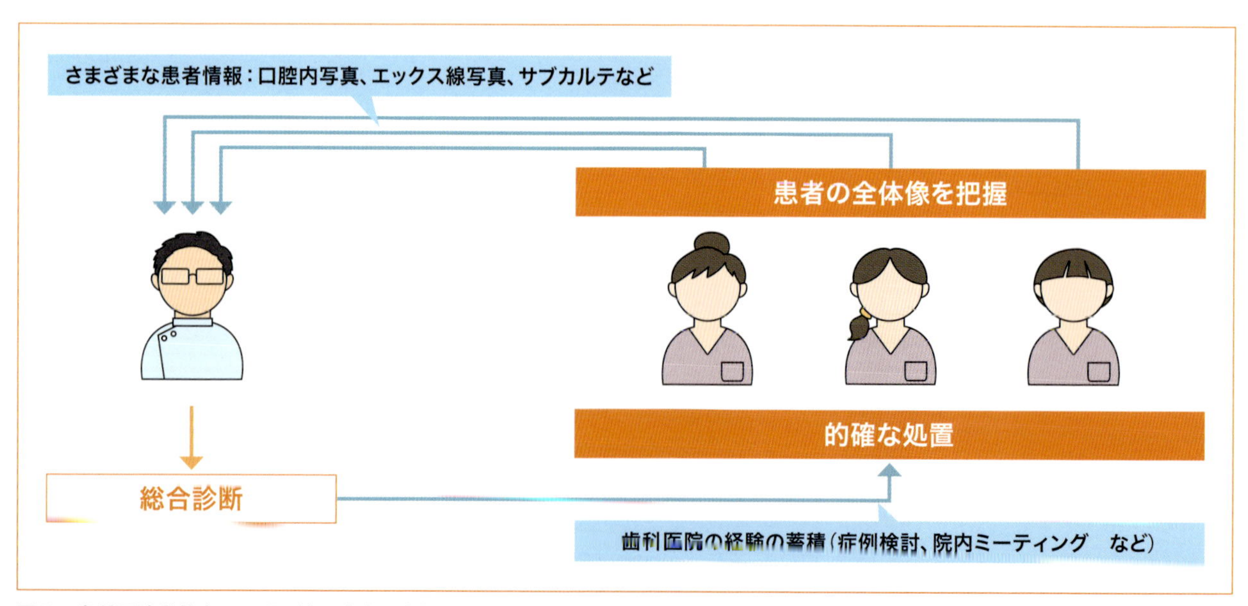

図5　歯科医院単位（チーム医療）で患者を支援する

4 手遅れの歯科医療の終了は、ゴールではなくスタート

ここまで真のう蝕治療、歯周治療について記してきたが、けっして手遅れの治療（修復処置、補綴処置、歯周外科処置、再生療法など）が不必要と言っているわけではない。筆者のようなホームデンティストでは、今でも手遅れの治療は重要である（**図6**）。ホームデンティストでは、真のう蝕や歯周治療（未来への治療）と手遅れの治療（過去のための治療）をバランスよく行うことが求められている。

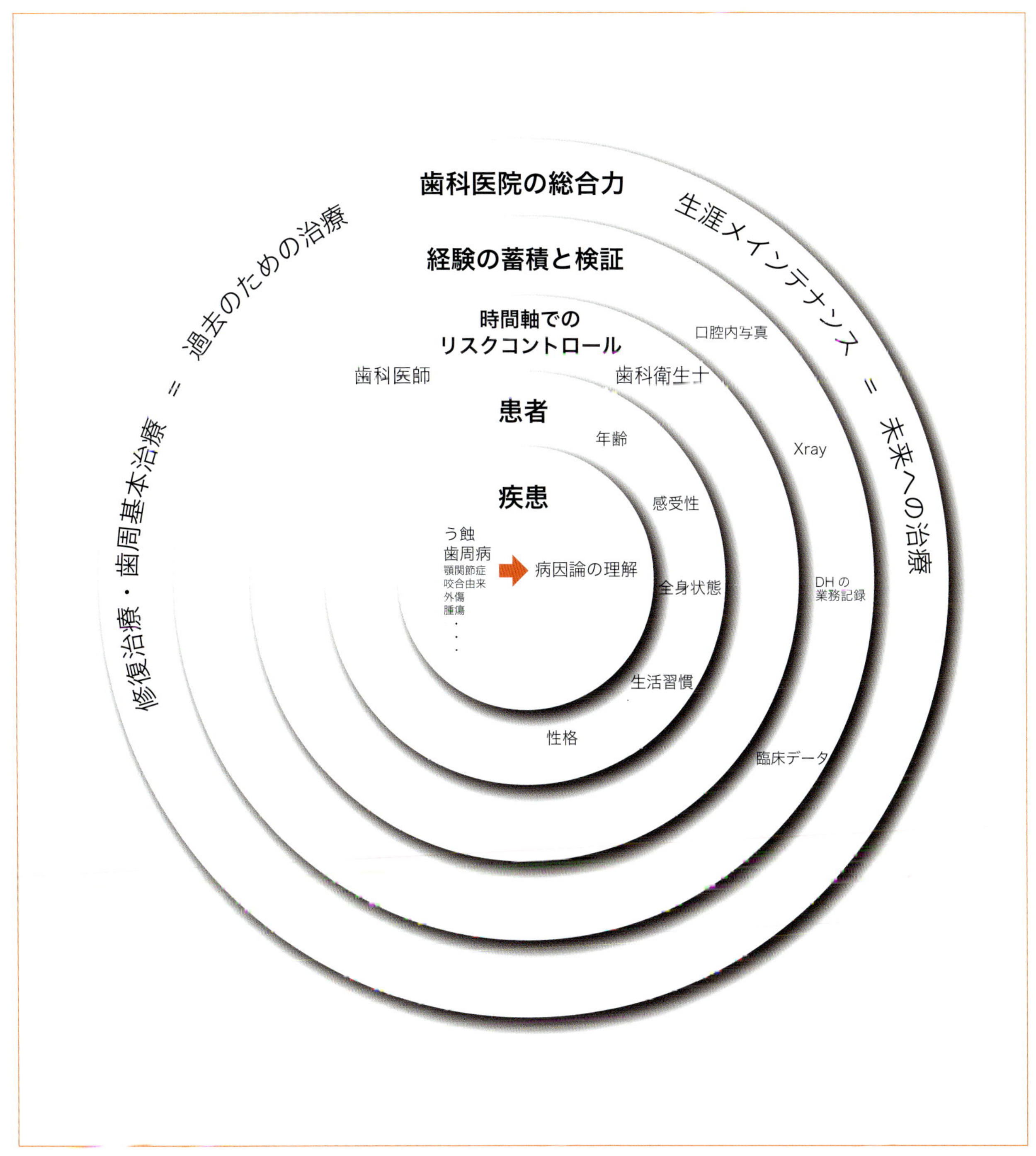

図6　ホームデンティストに求められる治療

見かたを変えると、従来おもに行われてきた修復処置や歯周治療が終了した時点が、真のう蝕治療、歯周治療のスタートと考えることができる。近年日本人の平均寿命が延びているため、従来の治療を行った後、さらに20年30年維持していくことが当然のことになっている。そのためには、歯科医師と歯科衛生士がチームを組む歯科医院のシステムを構築して、適切なメインテナンスを行うことが不可欠である（**図7**）。

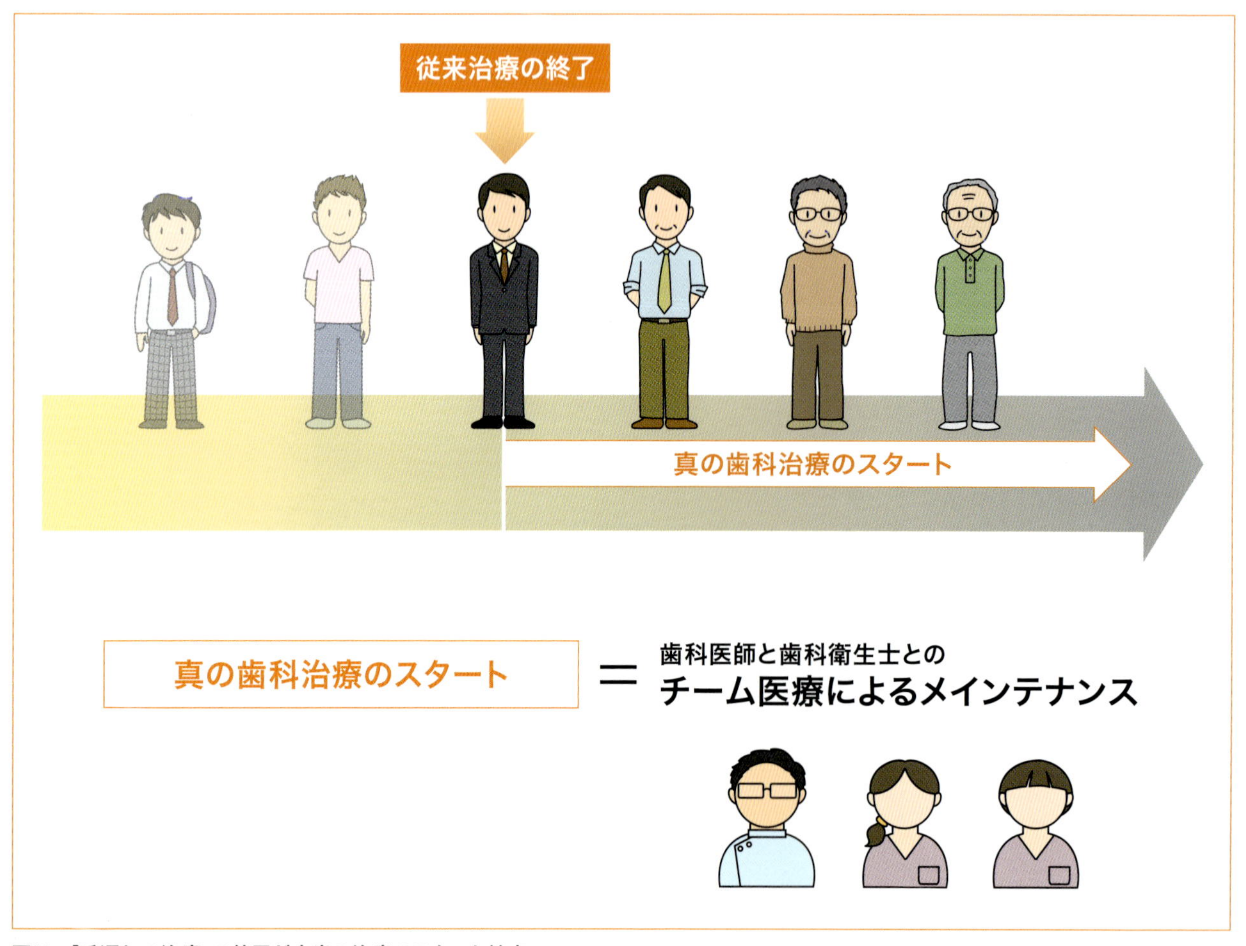

図7　「手遅れの治療」の終了が本当の治療のスタート地点

 5 「予防 vs 治療」という発想からの脱却

筆者が所属する日本ヘルスケア歯科学会*では、「ヘルスケア歯科診療」（病因論に基づいた治療と定期的健康管理を実践し、その結果を常に検証し改善を続ける歯科診療のかたち）を提唱している。今まで「予防」と考えられてきたことを「治療」と理解し（**図8**）、患者の健康を維持する歯科診療を、記録をもとにして改善し続けようとする診療システムである。このような歯科医院が増えることで、日本の口腔環境がさらに改善されていくと考えている。

また、歯科医院に来院する患者だけでなく、地域住民という視点でも考える必要がある。そのためには、学校でのフッ化物洗口など公衆衛生的な取り組みも積極的に推進していかなければならない。歯科医院の中と外、その両方の取り組みが必要な時代である。

*日本ヘルスケア歯科学会　http://healthcare.gr.jp

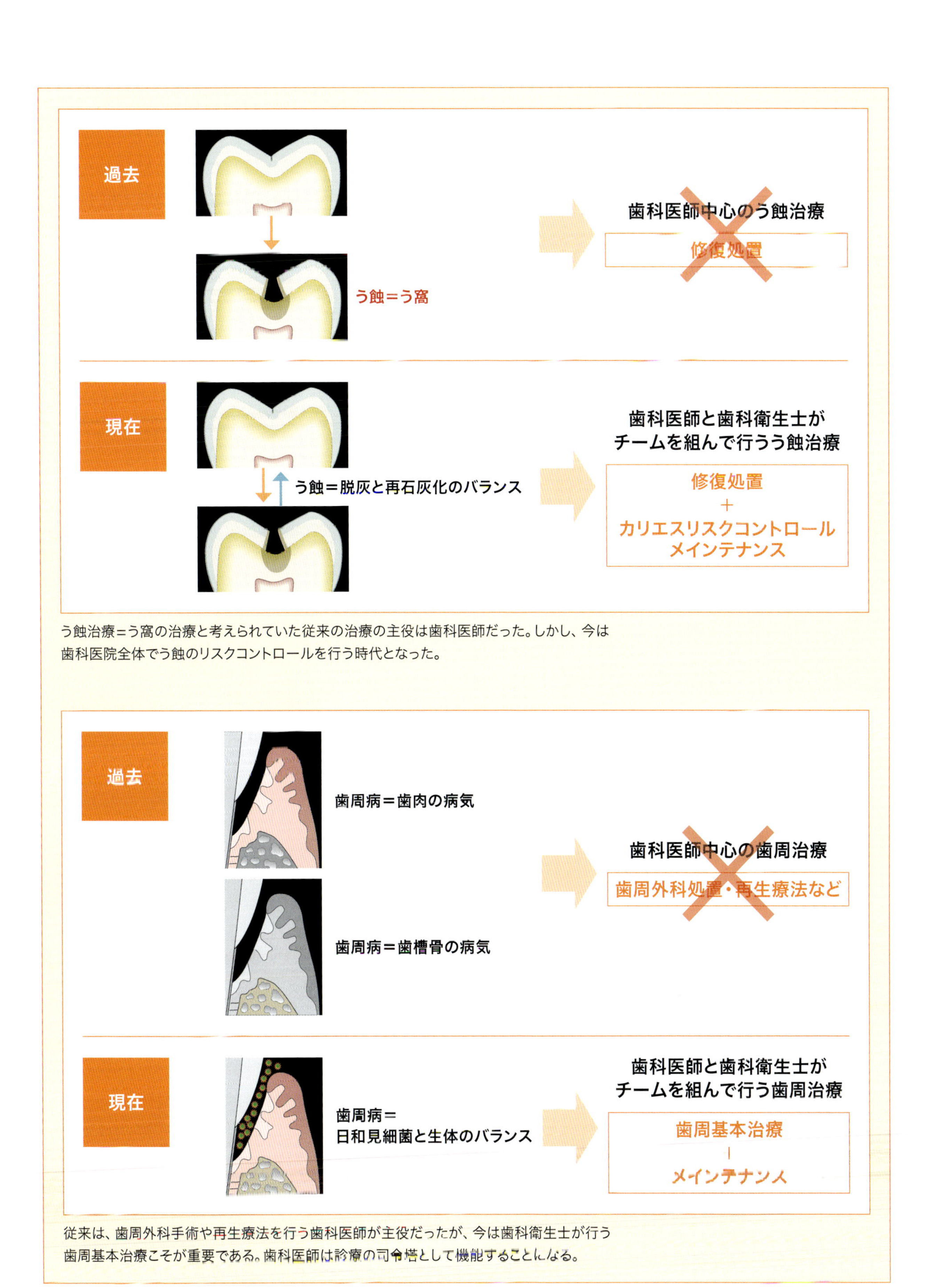

う蝕治療＝う窩の治療と考えられていた従来の治療の主役は歯科医師だった。しかし、今は歯科医院全体でう蝕のリスクコントロールを行う時代となった。

従来は、歯周外科手術や再生療法を行う歯科医師が主役だったが、今は歯科衛生士が行う歯周基本治療こそが重要である。歯科医師は診療の司令塔として機能することになる。

図8　今まで「予防」と考えられてきたことを「治療」と理解し、チームで患者の健康を維持する

7 「訪問歯科診療は私の仕事ではない」という思い込みからの脱却

1分でわかる！ 本項のまとめ

歯科と介護現場では「歯科治療が必要」と考えるタイミングに大きな差があり、得てして状態が悪くなった段階で歯科治療が求められることが多い。また、元気な頃から信頼関係を構築できる歯科に比べ、介護職は介護者との関係づくりが弱く、その患者の内なるニーズを知らないことがある。他職種に対して歯科からのさらなる情報提供、啓発活動が必須であろう。

元気な高齢者が増えてきたとはいえ、来院したくても来院できない高齢者も増加している。患者宅で待っているのは昔からの知り合いである。だからこそ他の介護職にはできないその患者のためになる歯科医療が提供できる。

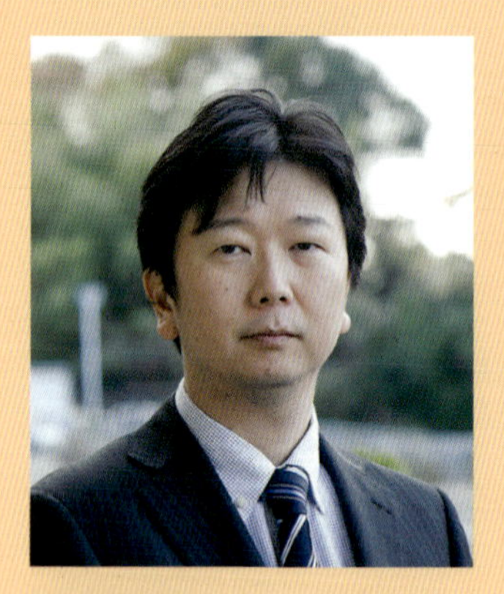

著者 高橋 啓
愛媛県開業

たかはし・あきら ● 1994年北海道医療大学卒業。1999年広島大学大学院修了。広島大学大学院時代に口腔ケアの調査研究に触れて、その意義を学んだ。日本口腔インプラント学会専門医であり、日本ヘルスケア歯科学会認証診療所でもある。定期管理型歯科医院をベースにインプラント診療から訪問診療まで幅広く手がけている。

ここが POINT 1

歯科と介護が考える適切な歯科医療のタイミングに差があり、治療依頼時にはすでに難症例化していることがある。

ここが POINT 2

元気な頃から患者との付き合いがある歯科は、ケアマネジャーも知り得ぬ患者の内なるニーズを把握していることも多い。

ここが POINT 3

今までどおり来院したくてもできない高齢者は増加している。家族や関係者に耳を傾けてみよう。

「訪問診療はしない」と決めている歯科医院はまだまだ多いだろう。しかし、こう聞かれたらどうだろうか？ 「あなたの歯科医院に長年通院してきた人が通院できなくなった。来て欲しいと言っている」と。それでも訪問はしないと言えるだろうか？

「それは別の話だよ」という歯科医院も多いかと思う。しかし、あなたの知らないところで地域の状況は大きく変わろうとしている。本稿では、現在の日本の状況や地方で起こっている状況をまとめてみたい。

1 訪問歯科診療の依頼が「介護現場からの判断」で行われ、その人のためになっていない現実

現在は、介護関係者にも「口腔ケア」という言葉が浸透し、皆とても関心を持っている。しかし、われわれと同じように考えているかというと、そこはまだまだ難しい状況である。特に歯科が考える「その人にとっての訪問歯科診療を始めるタイミング」と、介護現場が「歯科治療が必要」と考えるタイミングは大きく異なる。これは、われわれ歯科界全体で他職種に啓発していかなければならない重要な課題である。わかりやすく事例をあげて説明しよう。

図1の患者は、かねてより筆者の歯科医院に通っていた84歳女性である。この頃から認知症を発症し、介護を受け始めていたが、この時は1人で来院した。一見するとそれまでと変わらない状況であったが、う蝕があり、自分でブラッシングも普通にできない状態だった。しかし、本人は「歯が痛い」はもとより、「ご飯が食べにくい」と訴えることはなかった。来院時の主訴は「ちょっと欠けた」だった。われわれから見ると満足なブラッシングはできていないが、「自分で何となくはやっている」とのことだった。この状態は、介護では「自立」という扱いになる。この時、月2回の口腔ケアをケアマネジャーに提案したのだが、「自分でできています。家族も大丈夫と言っています」と

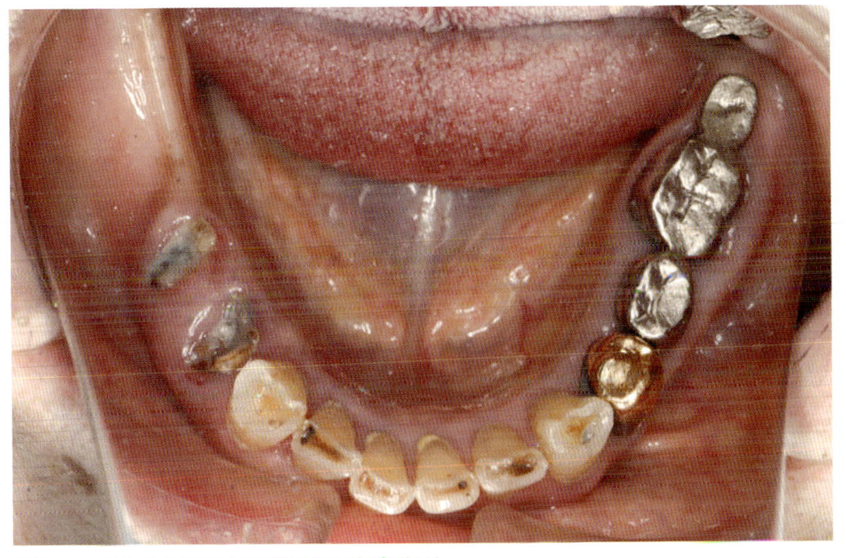

図1　84歳女性の口腔内状態（2006年来院時）

4年後

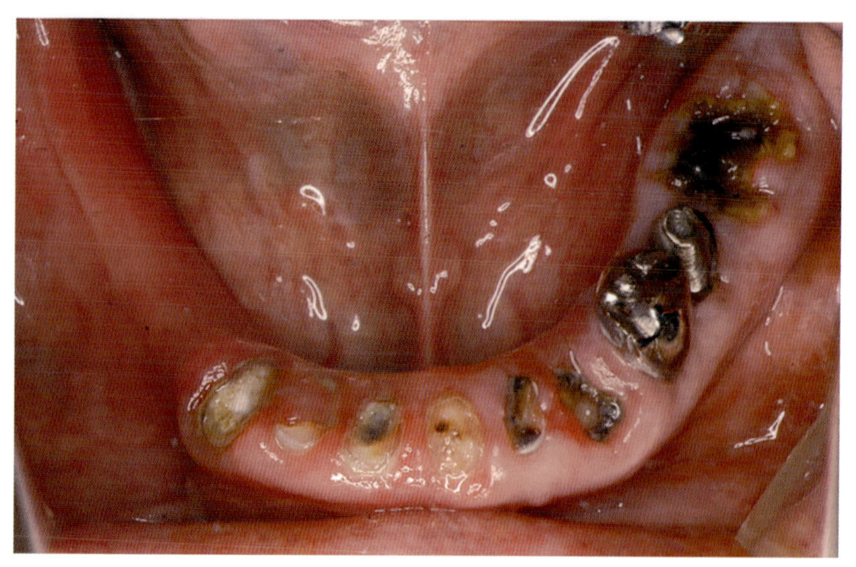

図2　88歳女性の口腔内状態（2010年来院時）

2年後

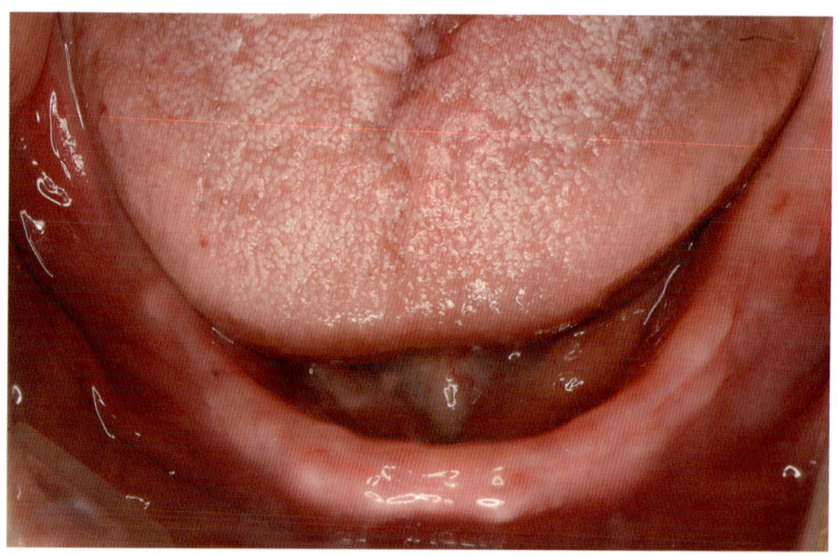

図3　90歳女性の口腔内状態（2012年来院時）

の回答だった。

図2は、同じ患者の4年後の口腔内写真である。多くの残存歯で脱灰と根面う蝕が急速に進行し、歯がボキボキと破折して残根状態になっている。この間、介護関係者は歯科へ繋ぐことをしていない。このような状況になると本人も食べにくくなるわけで、本人が「食べられない。噛めない」と訴えることで、周囲は「大変だ。歯科を呼ぼう」となる。しかし、この状態からではできることが限られていることは、歯科関係者の誰もが思うところであろう。

この時点で「4年前に治療していればなあ。口腔ケアを始めていればなあ」と筆者が言うと、介護関係者と家族の信頼関係にヒビを入れることになるため、筆者の場合はあまり触れていない。その一方で、介護関係者や家族は「歯科に来てもらったからね、これで食べられるようになるよ」と治療のハードルを上げていく。そんな悪循環の中で治療しても、よい結果が得られないのは想像どおりである。

その後は家族とも相談しながら残存歯を順次抜歯していき、2年後には無歯顎に至った（**図3**）。当然その間も認知症は少しずつ進行していき、欠損が大きくなったらといって部分床義歯や総義歯の使用は難しい状況だった。それゆえ、その時々の食べられる食形態に合わせて、対応していくということになっていった。

このエピソードを読み、読者諸氏はどう感じたであろうか。ヘルパーやケアマネジャー、介護士、訪問看護など、関わる職種は皆自分の職務を全うしようと一生懸命やっている。無歯顎になっていった原因を考えれば考えるほど、「知らないこと」が大きな問題のように感じてしまう。

何も啓発しなければ、介護関係者が判断したタイミングでしか歯科への紹介は回ってこない。本人の訴えがあった場合のみ歯科が関わるという状況になってしまうのである。だからこそ、介護関係者の歯科への理解をさまざまな形で深めていくことがきわめて重要になってくる。

また、高齢者には歯科検診的なものはない。高齢者を対象とした歯科検診が制度としてあれば、口腔内が大きく崩壊する前にいろいろな対策が行えるのではないだろうか。行政への働きかけも、介護関係者への啓発とともに忘れてはならないだろう。

2 そこに待っている患者は、まったくの初診患者ではない

次のような患者がいた。元気な頃はメインテナンスに来院していたが通院できなくなり、家族の希望から訪問診療と口腔ケアでのフォローをすることになった。この患者は80代女性だが、メインテナンスに通院していただけに歯も28本揃っていた。歯科医院に来院していた頃から、「手の調子が悪く、いろいろな病院で検査を受けているが治らない」と訴え、「手の具合が悪いので料理ができず、娘の食事援助に感謝している」といつも筆者に話していたのが印象的だった。

それゆえ自宅を訪問した際に真っ先に手の調子について聞いたところ、「先生ぐらいよ。私の手のことを聞いてくれるのは。今もやっぱりダメなんよ」とのことだった。これはケアマネジャーもまったく知らないことだったそうだ[*1]。

歯科は、身体が元気なうちから通院する場合が多いところである。それゆえ歯科医師は、在宅診療から関わる在宅医よりも、その人自身のことをよく知っていることが多い。つまり、あなたの歯科医院に通院していた患者の自宅を訪問するのであれば、そこにいるのはまったくの初診患者ではなく、昔から知っている患者なのである。昔からの知り合いであれば、誰よりもうまくマネジメントできる。患者も信頼できる人が来るほうが安心だ。われわれは口腔で関わるが、その信頼関係からいろいろなことを患者と語り合い、他職種に繋ぎながら関わっていくことが重要であろう。

また、長年の付き合いで信頼関係も構築されていることから、（健康保険の規定どおりとはいえ）高くなった料金に対して何か言われたりすることはない。先述の患者は、「家まで来てもらうのだから、こんなものよね。たかはし歯科は良心的だものね」とまで言ってくれる。それに対し、訪問診療から関わる新患では、料金のことは前もってしっかりと説明をしておかないと理解が得られない場合がある[*2]。

＊1　ケアマネジャーであればその人のことを何でも知っているようなイメージだが、そんなことはない。聞き取りも自分と関係あるところが中心になるのは、どの職種も一緒である。

＊2　いくら昔から知っている患者とはいえ、だれもが余裕のある家ばかりではない。訪問診療では費用に対する配慮も大事になる。

図4　愛南町口腔ケア研究会で行ってきた過去のテーマのまとめ。読者諸氏による「歯科からの発信」のネタになれば幸いである。

愛南町口腔ケア研究会で行ってきた過去のテーマのまとめ

口腔ケア
- どうして口腔ケアが必要なのか?
- 実際の口腔ケアのポイント：こんな形で連携します
- 実際に使える口腔ケアグッズの紹介
- 高齢者における入れ歯の現実について
- 介護現場で知っておきたい入れ歯のこと
- 化学療法中の口腔ケアについて
- 口内炎対策について
- 経口栄養の方への口腔ケア
- より添う口腔ケア：自律支援をめざして
- 口腔を見るポイント・義歯を見るポイントを押さえよう
- 口腔ケアの可能性（口腔ケアの現場から）
- 口腔への100均活用術：いろんな工夫でがんばろう
- 看取った後の口腔ケア：家族に伝えること
- すぐ役立つ介護時の口腔ケアのポイント
- 介護施設で算定する口腔ケアの点数について

口腔機能向上
- 口腔機能向上のためにどんなことをするか？　どんな効果があるか？
- 生命をまもる口腔機能訓練：皆で話そう！最後まで『食べる』を楽しむには

摂食嚥下
- 嚥下障害の評価と対応：耳鼻咽喉科の立場から
- 流涎の対応：摂食嚥下について
- 摂食・嚥下に重要なリラクゼーションおよび訓練法について
- 接触嚥下における間接訓練
- 摂食嚥下障害における直接訓練法
- 食べる機能における役割分担（口唇・頬・舌）
- 誤嚥性肺炎の予防
- 嚥下食について

現場での対応方法
- 口が開きにくい方への対応について
- 在宅の方へのかかわりかたなど
- 口腔乾燥とその対応について
- 入所してきた認知症の方が食事しない。さあどうする？
- 摂食開始困難・摂食中断・食べかたの乱れの対象法は？
- 食べることを支える食事介助技術
- 安全に食べられるポジショニング
- 姿勢が嚥下に与える影響
- とろみのウソホント？　正しいとろみについて知ろう
- 水分でむせる場合の対策とポイント
- 固形物でむせる場合の対策とポイント
- 唾液でむせる場合の対策とポイント

全身疾患との関係
- 脳卒中について
- 脳卒中発症後の口腔の対応について
- 脳卒中発症後の機能訓練について
- 脳卒中発症における口腔ケアの重要性
- パーキンソン病について
- 歯周病が招く心筋梗塞
- あなたに忍び寄る糖尿病の影
- 糖尿病と口腔の関係：歯周病による静かな攻撃
- 認知症について
- 認知症高齢者の口腔ケアについて
- 認知症でみられる「食」の問題
- 認知症の人の摂食・嚥下障害の対応
- 脳塞栓患者への口腔リハ実践編

連携方法
- 診療現場から介護現場への連携を一緒に考えよう
- 在宅に介護予防に口腔で関わっています
- 地域包括ケアシステム：愛南町でできること、できないこと
- 口腔に関する連携をわかりやすく、具体的に解説
- 口腔と介護の連携報告
- 急性期病院での実態
- 介護老人保健施設における歯科衛生士のかかわり
- 医療と介護の連携：自宅で安心して生活するためには
- 他職種連携の先には
- 医療と介護の連携について：介護支援専門員で考えたこと
- バイタルリングを活用した医療介護連携：愛南多職種ネットワークの取り組みについて
- 知っていましたか？　平日の日中に職場で口腔ケアのセミナーを受けることができるんですよ
- 介護現場から歯科へつなぐポイント

3　それでも「関係ない」と言えるか？

あなたの歯科医院に通院している患者が来院できなくなった時、あなたはどうするだろうか？　「ウチは関係ない」と言えるだろうか？

世間では「元気な高齢者が増えてきた」といわれている。それはそのとおりだろう。しかし、歯科医院のカルテを調べてみると、通院できない高齢者が増加していることがわかるはずだ。あなたの歯科医院に行きたくても、行けない患者もいるはずである。そんな人のためにできることは何かを考えてほしい。

今の日本には、介護が入った時に歯科医院に連絡するシステムはない。かかりつけの内科に連絡するシステムも存在しない。そもそも「かかりつけ」という定義もあいまいである。そんな状況ゆえ、われわれは患者の介護的な変化があっても知り得ない場合が多いのである。だからこそ普段から連絡をもらうことや、家族など関係ある人にもいつも声かけをしていくことなどが重要であろう。

ぜひ、声なき声に耳を傾けてほしい。

その他

- 栄養管理をするために考えておきたいこと：目、口、耳、の重要性、NSTとは？
- レッツトライ嚥下体操：筋肉・体力・身体機能の改善にむけて
- 歯つらつゴックン体操
- 体の健康とキレイはお口から
- 当院における言語聴覚士の仕事
- 正しい呼吸できていますか？
- 「食べる」をサポートする『愛南はつらつ口腔体操』披露＆実際に行うときのポイント
- 自宅で安心して生活するためには

疑問解決

- あなたの疑問にずばり答えます！

介護から見た『歯科あるある』例

歯科医院は、忙しそうで声をかけにくい。いつ電話していいかわからない

これはもっともよく聞く声である。介護は基本的に介護関係の仕事で独立している。医療と在宅を掛け持ちしているのは、訪問診療している在宅医ぐらいかもしれない。総合病院も今は連携室が設置してあり、そこが対応する。それゆえ歯科医院は特殊に見え、とても電話しにくいようである。

筆者は、「診療室に電話を入れてもらったら30分以内に折り返し電話するから、それぐらいのつもりで連絡してきてね」と話をしている。

訪問診療を呼ぶと料金がとても高いのではないか？

介護の人たちがイメージする訪問診療は、内科の訪問診療である（内科と関わることが多いから当然である）。看護師の訪問であれば、訪問看護となる。

皆さんは内科の訪問診療の1割の場合の負担金をご存じだろうか？　月に2回の訪問診療で8,000円程度である。そこに処置をすれば、さらにプラスされる。それに対して歯科の訪問診療の料金は、安く設定されている。

費用の事情は、何と比較するかで話が大きく変わることから、相手の話を聞いて対応することが重要である。

とりあえず本人が大丈夫と言っている

介護の人たちは、口腔まで手が回らない現状がある。施設も在宅も、基本的には交代制の職場である。意識が高い人が1人いても、意識が低い人もいるのが現実だ。そんな現場でよくある光景が、「本人に聞く」という行動である。

ある施設での入所歯科検診で、義歯を装着した認知症の高齢女性に「入れ歯大丈夫？」と聞いたところ、「大丈夫」という答えが返ってきた。義歯は部分的に欠けており、指で触るのも痛いぐらいであった。本人にそれを指摘すると「そこは痛い」とのこと。認知症の高齢者にただ聞くだけでは問題解決にならないよい経験をした。この女性は、その後義歯を補修して現在も使用している。

歯科が来ると、ずっと来てもらわないといけないのでは？

介護は、「病院が関わり始めると、ずっと来てもらわないといけない」という思い込みを持っている場合がある。歯科はマンパワーが限られている（在宅専門歯科は別として）ことから、もっとも効果がある時に関わり、歯科が関わる効果が少なくなると口腔ケアも他職種に任せるといった対応になることも多いだろう。その現実はなかなか浸透しておらず、「歯科にもずっと依頼し続けないといけないのではないか」という思い込みがある介護関係者も多い。そんな認識の介護関係者では、ずっと依頼できる人にしか依頼してこないことがある。

数回の関わりでも効果が出せる場合もあることから、さまざまなケースやいろいろな効果を考えて関わること、相談に乗ることが大切である。介護の人とよくコミュニケーションを取ることが重要だ。

4 他職種は、歯科の参加を熱望している

在宅診療に関する歯科だけの集まりに行くと「歯科が取り残される」「歯科はダメだ」といった自虐的な論調を耳にする。しかし筆者が現場を見ていると、むしろ「もっと関わって欲しい」「口腔は大事だよね」「食べるって大事だよね」という意見を聞くことが多い。自虐的に感じることはまったくないのである。

高齢者の現場では、「口腔が大切」との認識が高まっている。筆者の住む愛媛県南宇和郡愛南町では、地元歯科医師会主催で2か月に1回、火曜日の夜に口腔の他職種連携勉強会（愛南町口腔ケア研究会）を開催しているが、毎回80～100人程度の専門職が自主的に参加している。すでに5年以上開催しているが、歯科から発信することも可能だと強く感じている（**図4**）。

また、自分から発信しなくても、地域のいろいろな勉強会に参加してみてはどうだろうか？　情報が欲しければ、地域自治体の保健師などに声かけするのが手っ取り早い。現在、行政は「地域包括ケアシステム」の構築でさまざまな連携を模索していることから、あなたの行動は喜ばれるだろう。ぜひ、積極的に参加してみてほしい。

8 「論文はすべて正しい」という思い込みからの脱却

1分でわかる! 本項のまとめ

「最良のエビデンスはRCT」と決めつける時代はすでに終わっており、研究デザインのみでエビデンスレベルや論文の質を判断することは危険である。論文やエビデンス集には、著者や編者の意向が含まれることがあり、読者が惑わされることがある。必要な情報を得るには、自らの知りたい疑問を明確にし、患者にとって重要なアウトカムについて記載された論文を批判的に吟味することが大切であり、論文やエビデンス集に記載された内容をそのまま鵜呑みにしてはいけない。

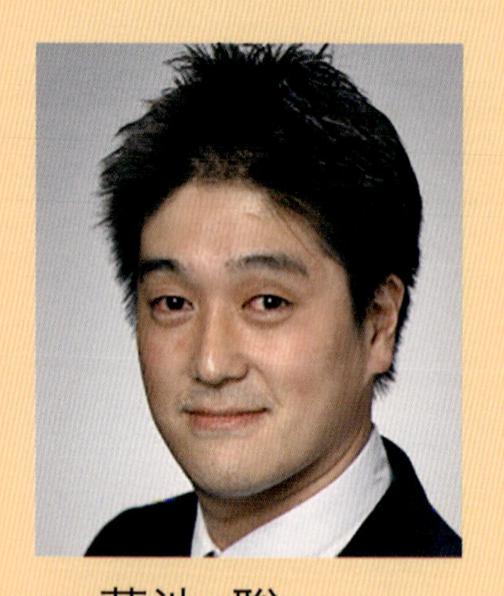

著者 蓮池 聡

日本大学歯学部
歯科保存学第Ⅲ講座 助教

はすいけ・あきら ● 2007年、日本大学歯学部卒。2016年、日本大学歯学部・助教。日本歯周病学会専門医。歯学部在学中にpES clubにてEBMを学ぶ。日本大学歯学部助教として歯周病学の臨床・教育・研究に携わる。著書『学びなおしEBM GRADEアプローチ時代の臨床論文の読みかた』は多くの学会の診療ガイドライン作成時の参考図書に選定されている。2児のパパ。趣味はプロレス観戦と英会話学習。

ここがPOINT 1
治療や予防の効果を知りたいならば、ヒトを対象とした臨床研究を参考とするべきである。

ここがPOINT 2
読む論文を選ぶ際は、自身の疑問に即したものか、厳密に行われたものかをチェックする。

ここがPOINT 3
図表には著者の印象操作が含まれることがあるため、印象に左右されないように注意深く評価する。

講演会などで目にするケースプレゼンテーションや商業誌の記事などにおいて、学術論文の記載が引用されているケースを多く目にする。演者や著者は、エビデンスを含めることで、治療の科学的正当性を主張する。しかし、それら引用されたエビデンスの多くは他の演者の講演や記事から入手したものであったり、エビデンス集から引用したものなどの「マタギキ」の情報である(「マゴビキ」の情報とも言える)。しかし、演者や著者は、「引用されたエビデンスの妥当性は高いのであろうか?」「書かれている内容ははたして正しいのであろうか?」といった疑問を持つことは少ない。私は、エビデンスのみがひとり歩きし、誰もが疑いを持つことなく鵜呑みしているような気がしてならない。

エビデンスを鵜呑みにしないために

1)批判的吟味のすすめ

本稿のタイトルを否定するようではあるが、「論文は正しい(はずである)」。論文に虚偽の内容を含むことは論文偽造にあたり、研究者の倫理に反するからである。しかしながら、臨床家が患者にとって有用な情報を論文から得ようとする際には、「論文はすべて正しい」という思い込みを取り外すことが大切である。このような姿勢を「批判的吟味(critical review)」という。

論文には研究の方法と結果が述べられていて、これを補足するように序論と考察が付け加えられている。突き詰めて言えば「こういう方法で実験をやったら、こういう結果がでましたよ」ということが記載されており、この内容に嘘は含まれない(はずである)。しかしかしながら、同じモノであっても、当たる光の角度によってできる影のカタチは異なる。書きかた・表現の方法によって、読み手が受ける印象は大きく変わるのだ。さらに著者は、序論や考察において自らの主張を含めてくる。また、虚偽は含まれていなくても、研究方法が信頼に足らないほど杜撰な場合もある。ましてやエビデンス集のような二次資料であれば、編者の意向も含まれてくる。

読み手は著者や編者の照らした光に惑わされず、必要な情報を入手する必要がある。これには批判的吟味の姿勢が有効と言える。

2)彼を知り、己を知れば、百戦して危うからず

言わずと知れた孫子の兵法の一説である。エビデンスを用いる際にも、この言葉は当てはまる。「彼」すなわち論文を批判的吟味することはもちろん重要であるが、まずは「己」の考えを整理することが必要である。

たとえば、「有用な骨補填材はどの製品であろうか?」という疑問について考えてみよう。このような漠然とした疑問のまま論文に立ち向かうのは得策ではない。

- 歯周組織再生に用いるのか? GBRに用いるのか? サイナスリフトに用いるのか?
- 骨再生を期待するか? 形態の保持を期待するのか? インプラントとのオッセオインテグレーションを期待するのか?
- 自家骨と混合させて用いるのか? 単独で用いるのか?

このような疑問は論文ではなく、自分自身の中に存在する。これらをクリアーにしないまま、エビデンスに対峙し、エビデンスを誤用しているケースをよく見かける。当たり前のことのようであるが、まずは自身の疑問を整理することが大切だ(**次ページ図1**)*1。

*1 EBM (Evidence Based Medicine)では、このことを「疑問の定式化」と呼ぶ。Patient(患者)、Intervention(治療)、Comparison(対照)、Outcome(アウトカム)の形式で整理(定式化)すると、疑問が明確になる。

「有用な骨補填材はどの製品か？」を調べよう！
私は「自己分析」派。私が知りたいことって一体何なんだろう？
俺は「とりあえず探す」派！こんなのpubmedで一発じゃん！
疑問
インプラント治療の埋入前処置として垂直的なGBRを行なう際に、十分な骨造成量を得やすい骨補填材はどれだろう？
疑問
有用な骨補填材はどれだろう？
"骨補填材" "インプラント治療" "垂直的GBR" ＋ 臨床試験・レビュー で検索！
"骨補填材" で検索!!
Bone Substitutes"[Mesh] AND "Dental Implants"[Mesh] AND ("vertical bone augmentation"[All Fields] OR "Guided Bone Regeneration"[All Fields] OR "GBR"[All Fields] OR "GBA"[All Fields]) AND (Clinical Trial[ptyp] OR systematic[sb] OR Review[ptyp])
43件
43論文ヒットしたわ！
Bone Substitutes "[Mesh]
1531件
1531論文もヒットしたぜ！片っ端から読んでいくぜ！——しかし眠いぜ！
読むべき論文ゲット！
もうわけわからん～マゴビキで勘弁して～

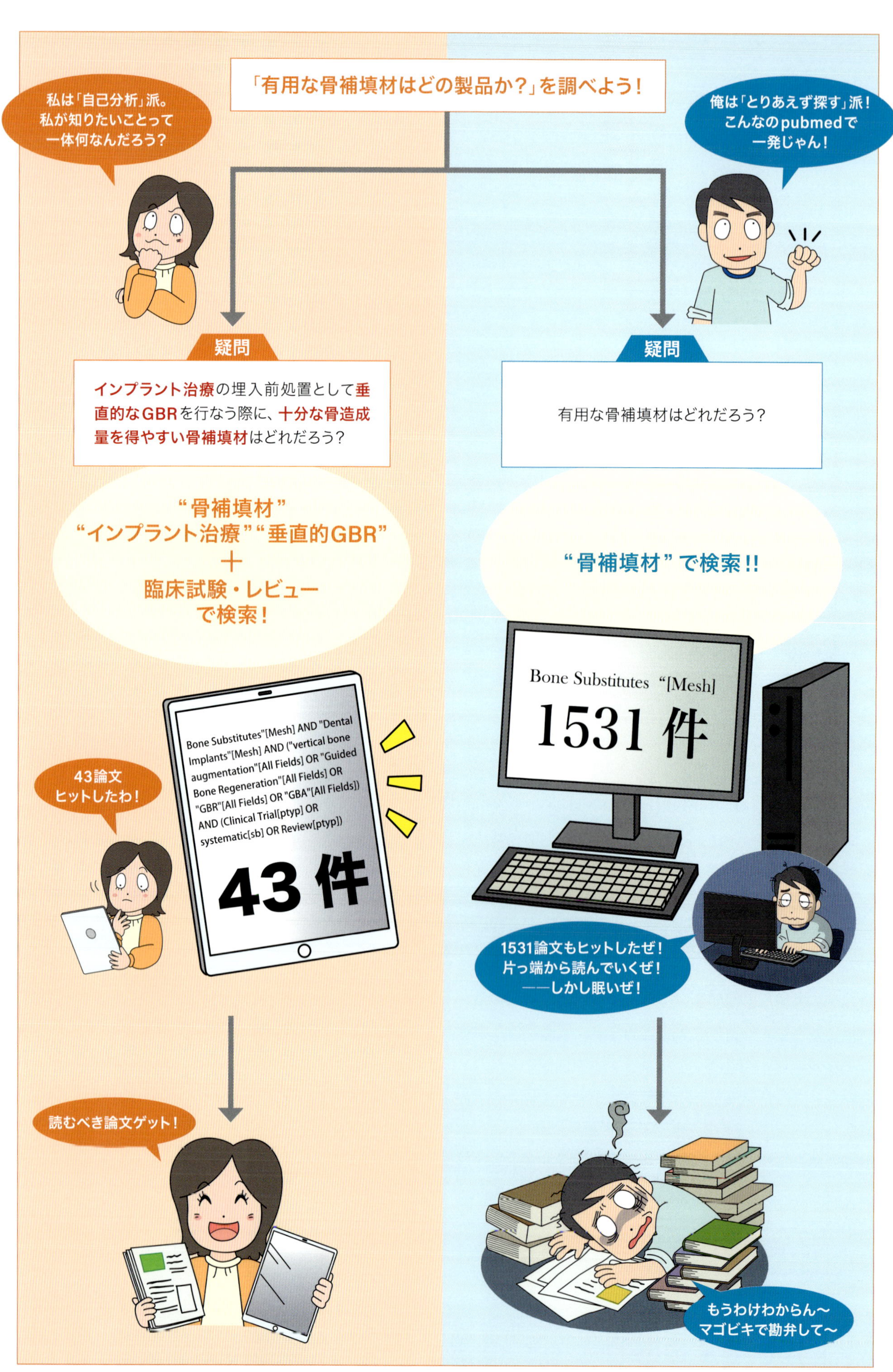

図1　論文検索も、己を知らずに勝負に臨むとドツボにはまる

2 惑わされない「原著論文」の読みかた

昨今、エビデンス集のような歯科関連書籍が多く出版されている。忙しい臨床家にとっては、このような書籍からエビデンスを入手するのが現実的なのかもしれない。しかしながら、先にも述べたようにこのような二次資料には編者の意向・主張が反映されがちである。このような情報のみで、エビデンスの質を把握するのは現時点では困難であろう＊2。「マタギキ」、「マゴビキ」の情報は信頼度が下がることは否めない。

多くの大学では卒業生に図書館を開放している。もし時間が許すのであれば、大学図書館などで原著論文を探し、読んでいただきたい。

1）どのような論文を読むのか？

論文といってもさまざまな研究デザインのものが存在する（**図2**）。

細胞培養試験や動物実験などの基礎研究は仮説を導き出し、臨床研究を行う前段階に行われる。また、臨床研究では解決困難な命題に対して基礎研究が行われることも多い。たとえば、作用機序や治癒メカニズムなどの背景知識は、動物実験や細胞実験からしか得られることができない。また多くの場合、ヒトの組織切片を得ることは困難であり、動物の組織切片から得られる知見も重要である。これらの事柄が知りたいのであれば、基礎研究の論文を読む必要がある。

治療や予防の効果に関する情報を得ようとするのであれば、臨床研究の論文を読むべきである。細胞や動物から得られたデータをそのまま患者に当てはめることは不可能だからだ。「動物実験で効果があるから、この治療を行おう！」と判断するのは危険な行為である。ニーズを満たそうと思うならば、ヒトを対象とした研究、すなわち臨床研究を参考とする必要がある。

＊2　医科領域では、編者の意向が反映されにくい形式で作成された二次資料が有効活用されている。残念ながら歯科領域においてこのような二次資料は存在しないのが現状である。

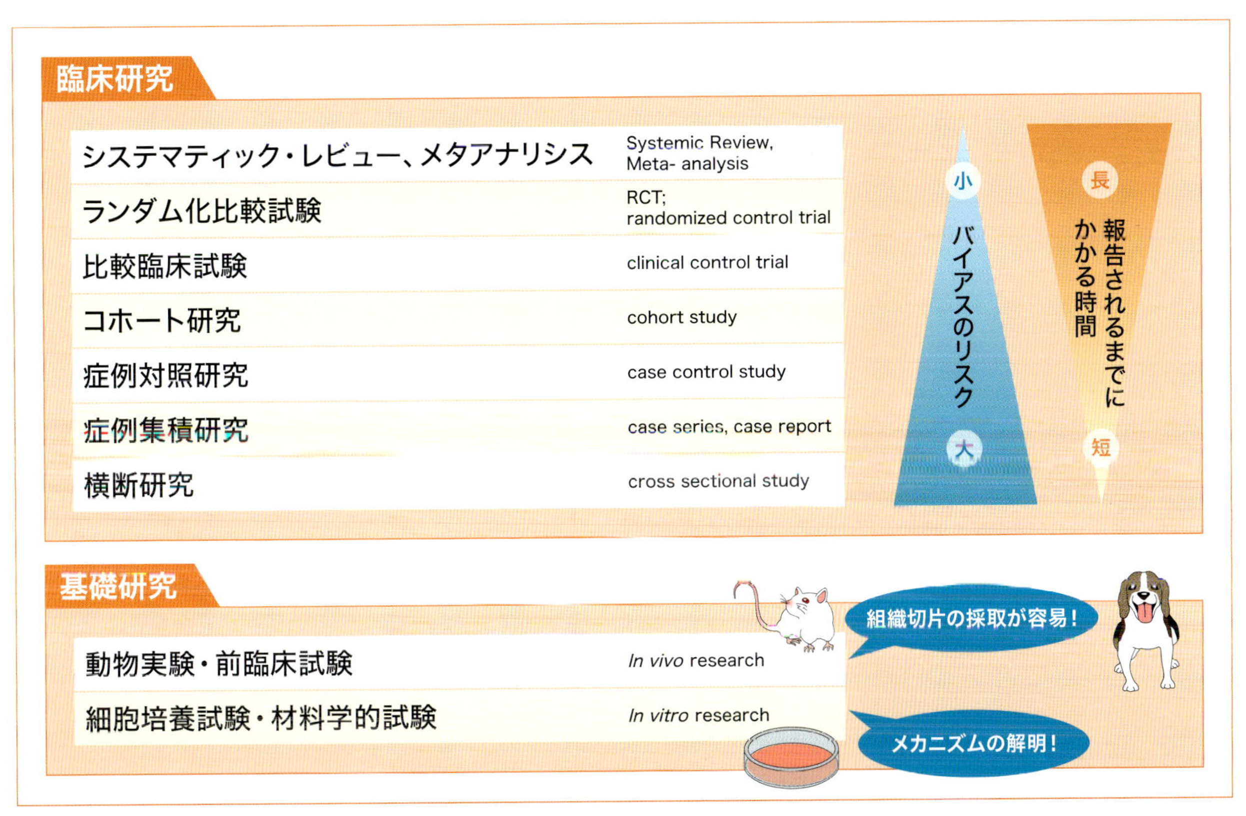

図2　研究デザインの種類

2）最良のエビデンスはRCT？

1990年代から2000年代初頭まで、「治療効果を示す最良の臨床研究はランダム化比較試験（RCT）」という風潮が高まった。無作為に治療群と対照群に患者を振り分け、比較検討するというプロトコールは他の要因の影響を排除することができるため、最良の研究デザインと考えられる。しかしながら、「RCTであるから優れた研究！」とか「RCTであるからエビデンスレベルは高い！」というように決めつけるのは間違いである。RCTであっても、杜撰に行われた研究であれば質が低いことは当然である。近年、RCTという形式ばかりが重視されるようになり、「形式さえよければOK」という風潮が生まれ、それを偽装した質の低い研究が見られるようになってしまった。

「上顎Ⅱ度の根分岐部病変に再生療法は有効か？」という疑問について考えてみよう。この疑問に対して、RCTとコホート研究が存在したとする[*3]。RCTは欧米で行われたもので、日本では未発売の成長因子の効果に関する研究である。各群20名における2群の比較研究で、評価期間は3か月、評価しているアウトカムはプロービングデプス（PPD）のみであった。各群8名が研究の途中で脱落し、追跡率は60％であった。一方、コホート研究は日本で行われたもので、日本で発売されている成長因子の効果を見たものだとする。各群70名で、評価期間は12か月、アウトカムとしてPPD、アタッチメントレベル（CAL）、エックス線不透過像、患者満足度を評価し、追跡率は100％とする。どちらの情報が臨床に有用だろうか？　この場合、コホート研究から得られる情報のほうが日本の臨床において有用かもしれない（**表1**）。

「研究デザインのみでエビデンスレベルや研究の質を判断するのは危険」ということを忘れてはいけない。

- 研究は自身の疑問に即したものだろうか？
- 研究は厳密に行われたものだろうか？
- 脱落率は大きくないだろうか？

といったこともあわせて評価する必要がある。

＊3　仮の話であり、研究は架空のもの。

RCT		コホート研究
アメリカ	研究地	日本
日本未発売の成長因子の効果	研究内容	日本で発売中の成長因子の効果
2群（各20名）	被験者数	2群（各70名）
3か月	評価期間	12か月
プロービングデプス	評価項目	プロービングデプス アタッチメントレベル エックス線不透過像 患者満足度
60％	追跡率	100％

表1　RCTとコホート研究、どっちがあなたの臨床において有用？[*3]

3）図表の印象に左右されない

結果の項目には図表が記載されていることが多い。図表は書きかたによって読み手の印象を変えることができるため、評価には注意しなくてはならない。

グラフはその典型である。折れ線グラフでは横軸（時間）の幅のとりかたによって与える印象が変わる（**図3**）。幅を短くとると、急激な変化が起きているような印象を受けるであろう。また棒グラフでは、縦軸の起始点をずらすことで、小さな差も大きな差のように見せることができる（**図4**）。このような手法は論文では頻繁に採用され、著者による印象操作が行われている。

読者はこのような点に注意し、ときには図表は自身で再作成し、確認してみる必要がある。

4）点推定より区間推定

「Aという治療法はBという治療法に比べて、どれくらい効果が高いだろうか？」という疑問に対し、論文に平均20％という値が記載されていたとする。しかし我々が知りたいのは研究における平均値ではない。Aという治療法の有効性の数値であり、真実の値が欲しい。20％という値は今回の研究で偶然得られた値かもしれない。むしろ研究の平均値が真実の値（母集団の平均値）とピシャリと一致することはありえないと考えてよいであろう。

これを補足するため、「区間推定」という幅をもった考えかたが用いられる。標準誤差（SE, standard error）や95％信頼区間（95％ CI）といった値が区間推定に用いられる。「平均20％（95％ CI：1.5～38.5）」といった記載を見たことがあるだろう。これは「95％の確率で真の値が1.5％～38.5％の中に存在する」ということを示す[*4]。論文では、点推定値（平均値）よりも区間推定値（SEや95％ CI）に着目するほうが有意義である。

＊4　厳密に言うと、この解釈は統計学的に間違っているが、臨床的にはこの理解で問題ない。

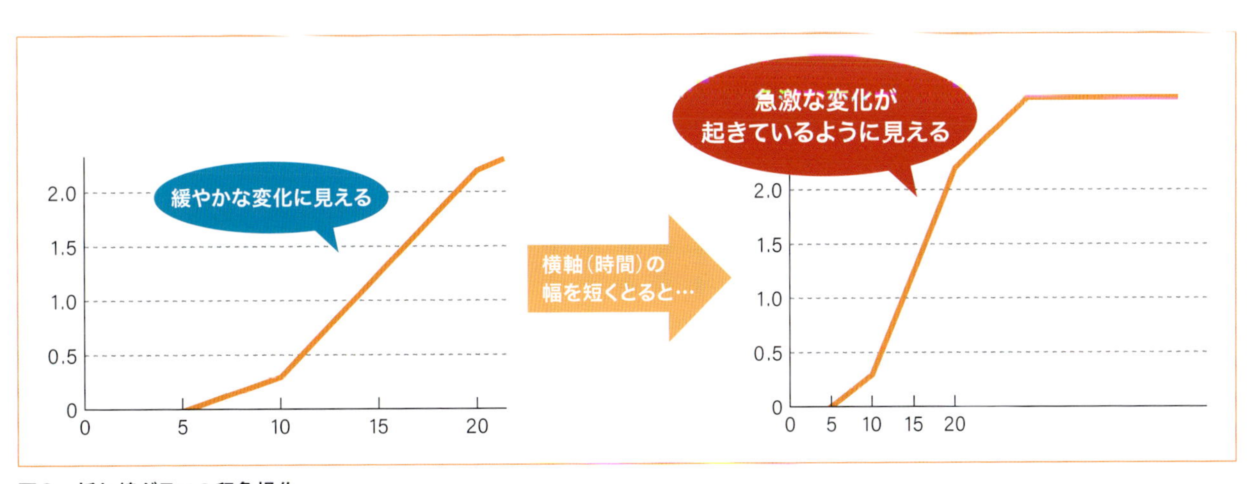

図3　折れ線グラフの印象操作

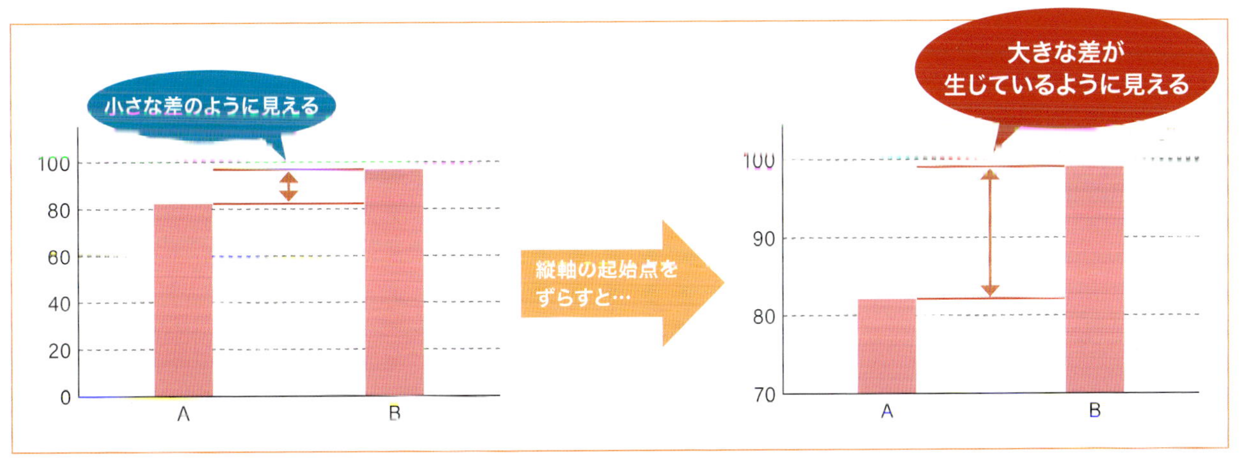

図4　棒グラフの印象操作

5）統計学的有意差≠臨床的有意差

「Aという治療法はBという治療法よりも有効であることが統計学的有意差をもって示された（p<0.05）」というような記載が論文ではよく見られる。統計学的有意差を示すP値が十分に小さいと治療効果が大きいような気がしてしまうが、実際はまったく関係ない。P値が0.05より小さいということは「群間に差がないという可能性が5％より小さい」ということを示しているのであって、効果の大きさとは無関係である。また、治療効果が小さくても、被験者数が大きくなるとP値は小さくなりやすいという統計的特性がある。

統計的有意差と臨床的有意差は別問題であることを認識しておく必要がある。統計的有意差があっても、臨床的には意味を持たないような小さな差かもしれない（**図5**）。個別の状況に照らし合わせて判断する必要がある。

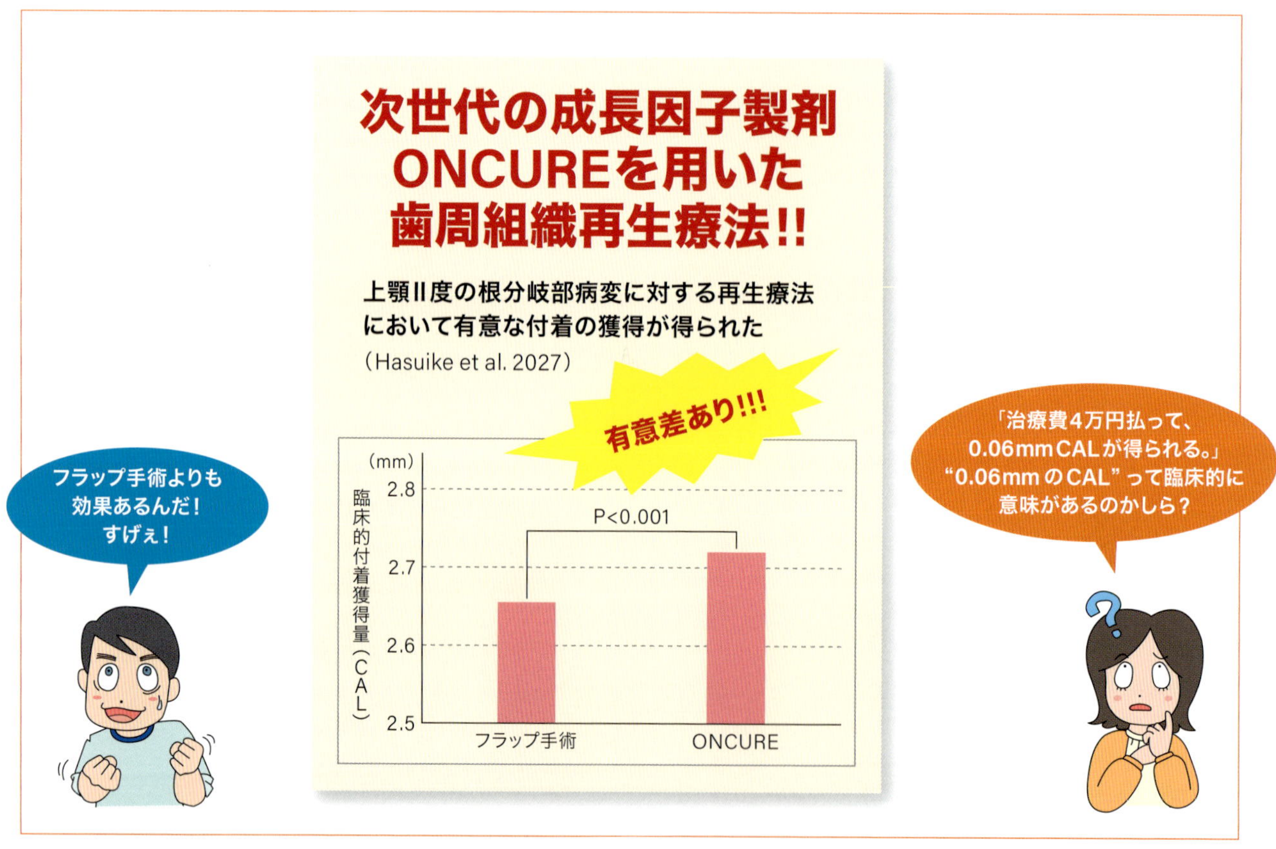

図5　統計的有意差があっても、臨床的に意味があるかどうか、個別の状況に照らし合わせて判断する必要がある。なお、上記研究も架空のものである。

3　都合のよいエビデンスを持ち出すのは容易

Aという治療法の有効性を示そうと思うのならば、「Aという治療法は有効である！」というRCTを探し出し、極力小さなP値を示すアウトカムを強調し、それを印象づける図表を提示すればよい。これは容易なことであると同時に、けっして虚偽内容を含んでいるわけではない。しかしながら、このような情報が臨床家にとって必ずしも臨床的に有意な情報とは言えない。

臨床家は、患者にとって重要なアウトカムを選択し、論文の方法および結果を批判的に吟味することが大切なのである。

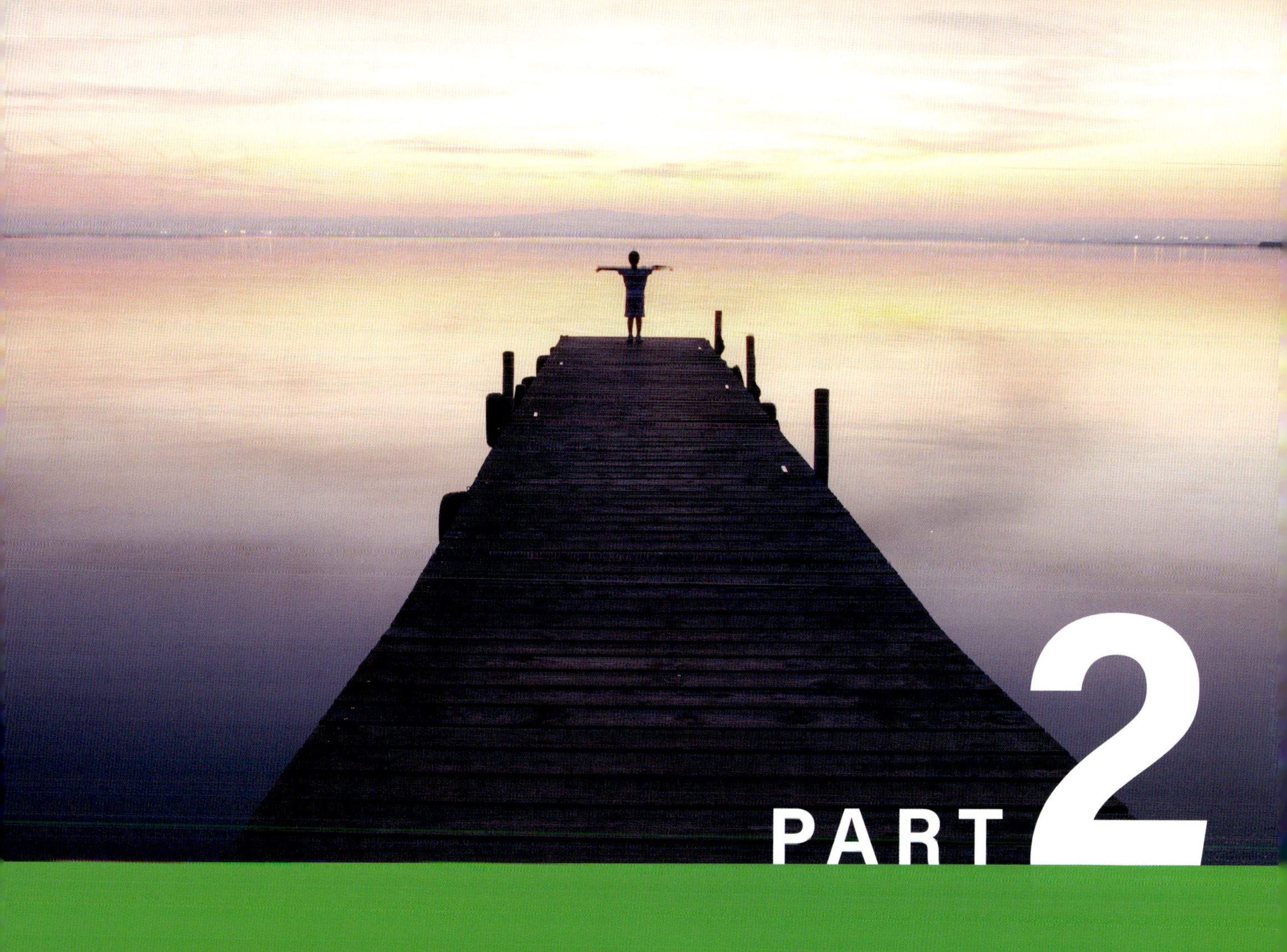

PART 2

思い込みの歯科医院経営からの脱却

CONTENTS

1「補綴治療がなければ歯科医院経営は成り立たない」という思い込みからの脱却

1分でわかる! 本項のまとめ

「う蝕が減少して歯科医院経営が苦しくなった」というイメージが存在する。しかしながら、各種データはこのことを必ずしも支持していない。むしろ、う蝕の減少は結果として歯科受診を増やしていることがわかる。補綴の減少は事実であり、今後もその傾向は強くなることを考えると、これからの歯科医療は「森を育てる」発想で定期管理へシフトしていくことが必要である。

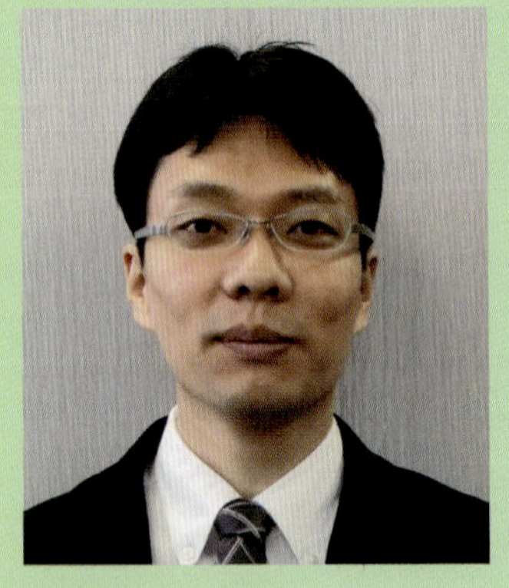

著 相田 潤

東北大学大学院歯学研究科
国際歯科保健学分野／
臨床疫学統計支援室

あいだ・じゅん ● 2007年、北海道大学大学院歯学研究科博士課程口腔医学専攻修了。2011年、東北大学大学院歯学研究科・准教授。2014年、同臨床疫学統計支援室・室長（兼任）。疫学を専門とし、実社会や臨床での調査とデータ解析を専門とする。JAGESプロジェクト・コアメンバー、日本歯科医師会地域保健委員会ワーキングメンバーのほか、学術誌のassociate editorを務める。

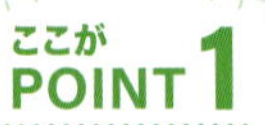

ここがPOINT 1

幼少期のう蝕の減少により高齢期の現在歯数は増加し、歯科受診も増加している。

ここがPOINT 2

日本の歯科医院数は、歯科ニーズを十分に解消するには足りていない。

ここがPOINT 3

補綴治療よりも、定期管理やレジン治療のほうが生産性が高い。

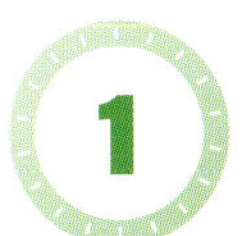

「う蝕は少ない」という思い込みの誤り

う蝕は世界でもっとも多い疾患

歯科・口腔の疾患や状態の特徴とは何だろうか?

- 症状によっては大きな痛みを伴うこと
- 食や会話やQOLに影響すること
- 誤嚥性肺炎・糖尿病・認知症・フレイルや死亡といった全身の健康に影響すること
- 終末期の食べる楽しみに影響すること

などがよく挙げられている。

しかしながら、頑強なデータに支持されて世界で認識されている大きな特徴が他に存在する。それは、有病率の高さである。これはWHOなどが実施した「世界の疾病負担研究(The Global Burden of Disease (GBD) 2010 Study;GDB2010)」による多数の論文の中で、Marcenesらの疾病の有病者率を比較した論文が示したものである[1]。全291ある疾患の中でもっとも多い疾患が歯科疾患であることを示しており(1位:未処置の永久歯う蝕、6位:歯周病、10位:未処置の乳歯う蝕)[1]、歯科界では非常に注目を集めている。歯科疾患は現在の日本においても同様に高い有病率である[2]。世界でもっとも多い疾患が多少減少したところで、他の大多数の疾患に比べると多い現状は変わらないのである。

有病率の高さは、歯科疾患の社会的な重要性につながる。たとえば、歯科疾患の国民医療費(国の合計の医療費)は高く、特に医療費の高騰する終末期を含まない65歳未満ではもっとも高い(**図1**)[3]。1人1人の治療費は比較的安くても、多くの人が罹患するため合計すると高額となり、社会においてきわめて重要なのである。データを客観的に見ることで、直感とは異なる(たとえば歯科疾患の国民医療費のほうが糖尿病よりも高い、など(**図1**))歯科疾患の重要性が見えてくるのである。本稿ではこのような視点で歯科界に存在する思い込みを再考したい。

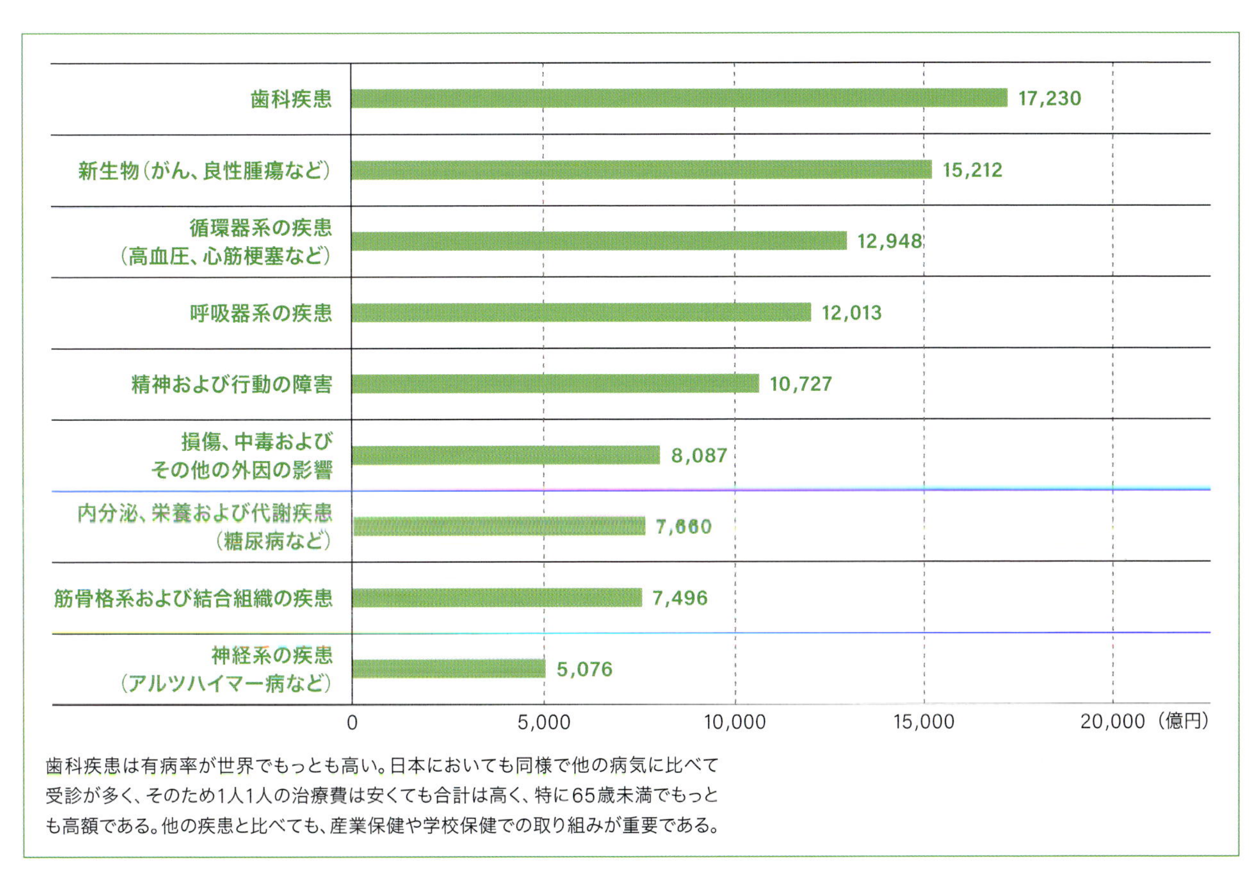

図1　65歳未満の、おもな疾病の国民医療費(平成27年度)　(参考文献3より引用改変)

2 「う蝕は減っている」という思い込みの誤り
➡人口の多い高齢者では増加

「う蝕の減少」と一般的に言われる時には、指し示す年齢層が「子ども」であることを認識しなくてはならない。そして、う蝕は10代半ばから急増していく疾患であり[4]、3歳や12歳の指標ではその増加を把握できない。**図2**に示すように、成人ではう蝕の有病者率はほとんど減少していない（重症のう蝕や、本数は減少しているであろうが）。そして高齢者においては、現在歯数の増加に伴い、う蝕は増加している。

歯の喪失の主原因はう蝕と歯周病が4割ずつで大半を占めるため[5]、幼少期のう蝕の減少は高齢期の現在歯数を増加させ、高齢期の歯科受診を増加させている。アメリカではこのことは1990年代にすでに予測されており、この予測に基づいて行動してきたアメリカの歯科医師は高い収入と社会的地位を得ている[6、7]。

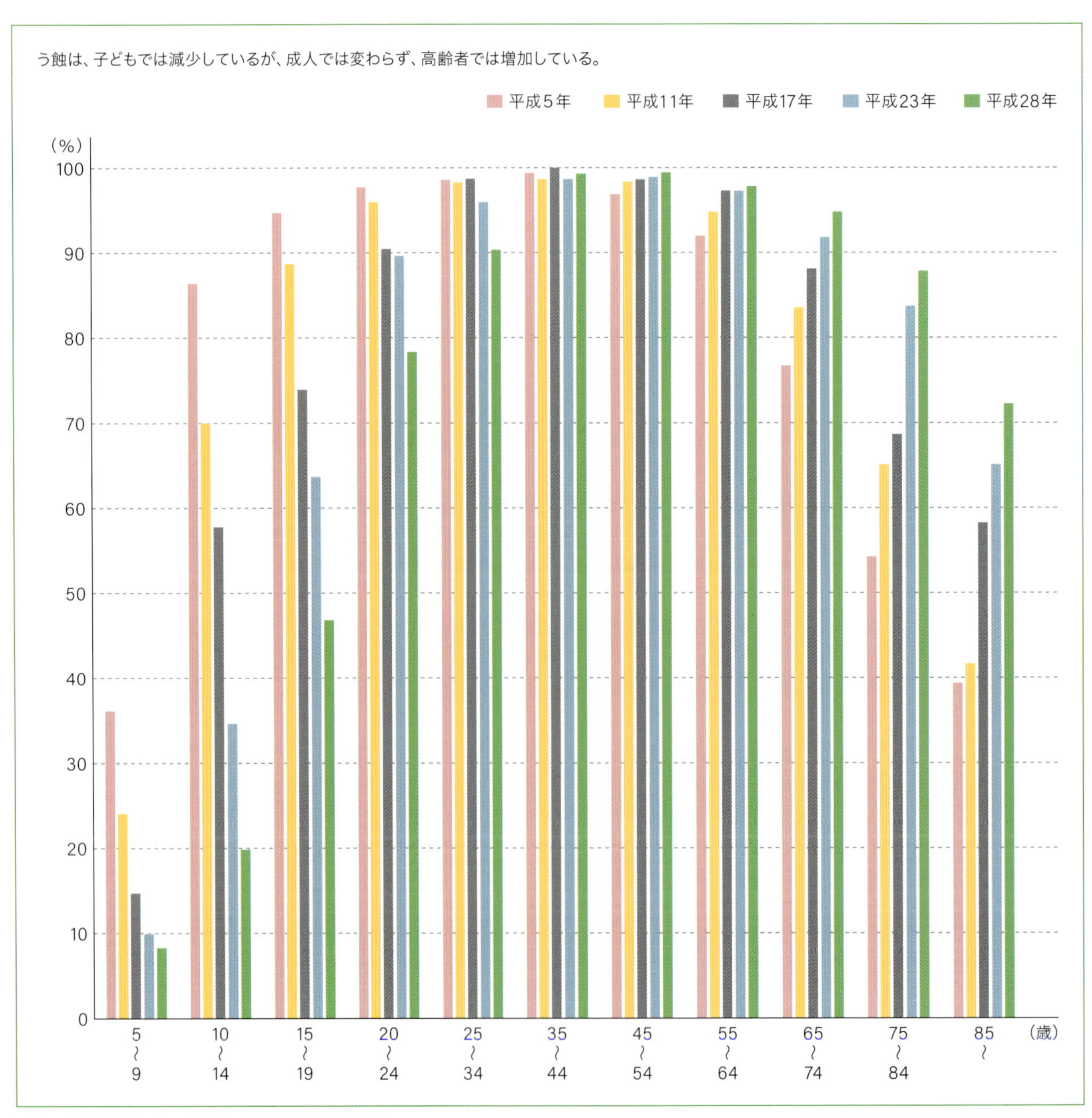

図2　年齢階級ごとの、う蝕有病者率の経年変化　（平成28年歯科疾患実態調査より引用改変）

3 「子どものう蝕の減少が、歯科医院経営を困難にしている」という思い込みの誤り

➡高齢者の受診増加のインパクトは大きい

「う蝕が減少し、歯科医院の収入が減った」ということは、「う蝕の洪水」の時代を経験した歯科医師の多くが感じていることかもしれない。しかしながら、これまでのデータや分析を見ると、う蝕の減少が収入を減らしているわけではないことがわかる。

1)「う蝕の減少が収入を減らした」という誤解が生じた歴史的経緯

歯科医院の収入を減らすような変化は1970～80年代に存在した。これは、おもに高度経済成長期の終わりとともに実施され始めた「医療費適正化」政策によるものである。菊地[8)]や恒石[9)]の報告を簡単にまとめると、次のようになる。

〈高度成長期の1970年代までは、医科と比べても歯科は遜色がない収入であった。しかし国民皆保険の保険点数の改定方式の変遷により、オイルショック後の1980年代からは医科に比べて歯科が低い状況になった。また、子どもの数も1970年代から出生数が減少に転じて減ってきているため、そもそも受診する子どもの数が減少している。〉

こうした時期と、たまたま同時期にう蝕の減少への転換が生じたため、う蝕の減少が収入を減らしたように感じさせていると考えられる。

2）子どものう蝕の減少は、むしろトータルの受診増加をもたらす

直感に反するかもしれないが、恒石は「う蝕が少ないほど、住民1人あたりの外来歯科医療費が多い」という可能性を示唆している[9)]。この理由はいくつか考えられる。

まずは、最近では子どもの人口がそもそも少ないため、全年齢の合計で見た時の、う蝕減少による歯科受診減少も少ないことが考えられる。実際、人口の少ない子どもの歯科医療費は少ない（**図3**）。

また、う蝕が減少した一方で予防への関心が高まり、う蝕や歯周病の予防目的での受診が増えている可能性がある。実際、安藤らの分析では、子どもの歯科受診は以前と比べてもそれほど減少していない[10)]。

そして、前述のとおり、高齢者の現在歯数が以前よりも増加したため、高齢者のう蝕治療（および歯周病治療）は増加している。人口の多い高齢者の受診増加のインパクトは大きい（**図3**）。

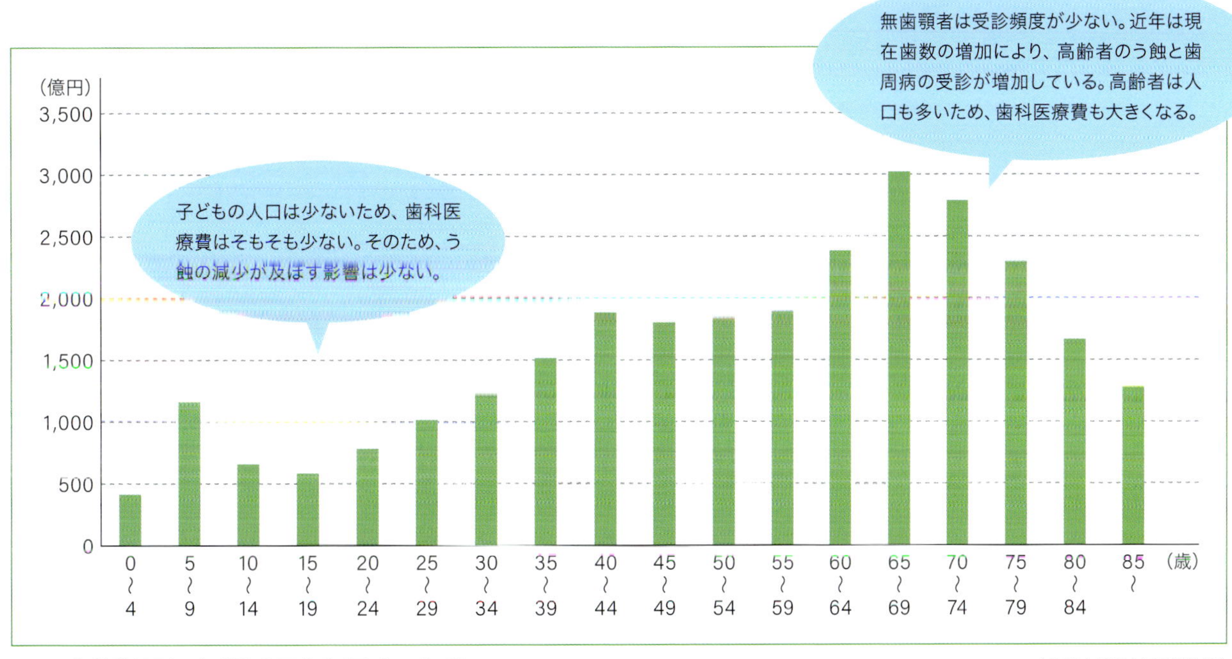

図3　年齢階級別の歯科診療医療費（平成27年度）

（参考文献3より引用改変）

4 「歯科医院が多すぎる」という思い込みの誤り

➡現代の解消されていない歯科ニーズと国際水準

歯科医師数の増加も、歯科医師1人当たりの収入を減らしていると考えられている。しかしながら、歯科疾患は治療されつくされているのだろうか?

歯科疾患は世界でもっとも多い疾患であるため、治療ニーズは十分に解消されているわけではない。たとえば、要介護高齢者の約9割が何らかの歯科治療が必要だが、約27%しか受診していないことが報告されている[11]。**図4**に示すように、全年齢で見ても処置が必要なう蝕や歯周病を有する者はきわめて多い。**図4**は歯科疾患実態調査から作成したため、調査から把握できない補綴治療のニーズを含めると、解消されていない歯科医療ニーズはきわめて大きいと考えられる。また、国の政策である健康日本21(第二次)で「健康格差の解消」が明記されているが、歯科受診は所得が低い者で少なく、歯科ニーズが十分に解消されていないという健康格差が存在する[12]。歯科医院から距離的に遠くに住む人では受診が十分にできていないことも知られている[13]。

日本歯科医師会は、適正な歯科医師数として人口10万人あたり50人という数字を挙げているが、これは1980年代前半の日本の歯科医師数であり、国際的に見るとかなり低い水準である(OECDの統計では、この数字よりも少ない国は韓国、ポーランド、メキシコだけである)[14]。1980年代と現在では疾病構造も異なり、実際、前述のように解消されていない歯科ニーズは多いため、この数字ですべてのニーズの解消ができるのかは大きな疑問である。むしろ、後述するように歯科医院の収入の減少を別の部分に求めて解決していくのが建設的ではなかろうか。

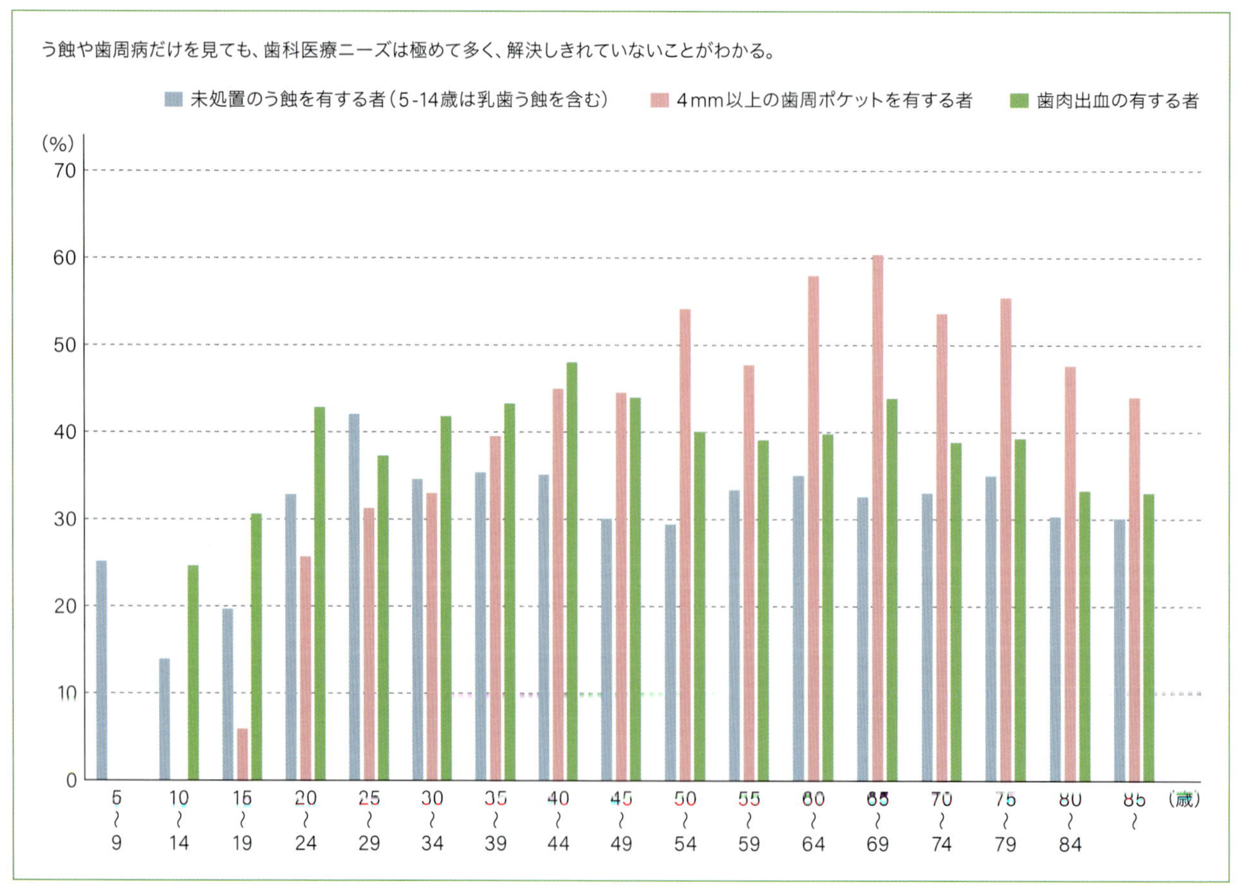

図4　解消されていない歯科医療ニーズは多い

(平成28年歯科疾患実態調査より引用改変)

5 以前と比べて減少しているのは何か？

➡総点数は増えているが、補綴は減っている

では、歯科医院の収入を減らしている要因は何なのか？　データから考えていきたい。

1970年代から、う蝕の減少とそれに伴う中高年の現在歯数の増加という大きな変化がスタートした。この結果、歯科医師の診療報酬はどう変わってきたのだろうか？　国の社会医療診療行為別調査で、歯科医師の診療内容の変化が把握できる。**図5**に示すように、1996年の１日あたりの診療点数（レセプトから）は593点であり、歯冠修復および欠損補綴が50％を占めていた。2014年にこれは654点と増加していたが（う蝕は年々減少しているが、歯科医療費は増加しているのである）、歯冠修復および欠損補綴が39％と低下していた。実数を計算すると、18年の間に全体で61点の増加にも関わらず、歯冠修復および欠損補綴は297点から255点に減少しているのである。う蝕が減少したことでクラウンが減ったり、現在歯数が増加したことで総義歯が減ったということがあるのであろう。高齢者の人口は増加しているため、高齢期の補綴治療の減少は想像以上のインパクトではなかろうか？　補綴治療中心の歯科医院にとっては、補綴の減少は確実に収入を減らす圧力になっていると考えられる。[*1]

＊1　自費診療の補綴治療にとっても、う蝕が軽症化して現在歯数が増えるなか、少ないパイの奪い合いとなる。この傾向は今後も続いていく。

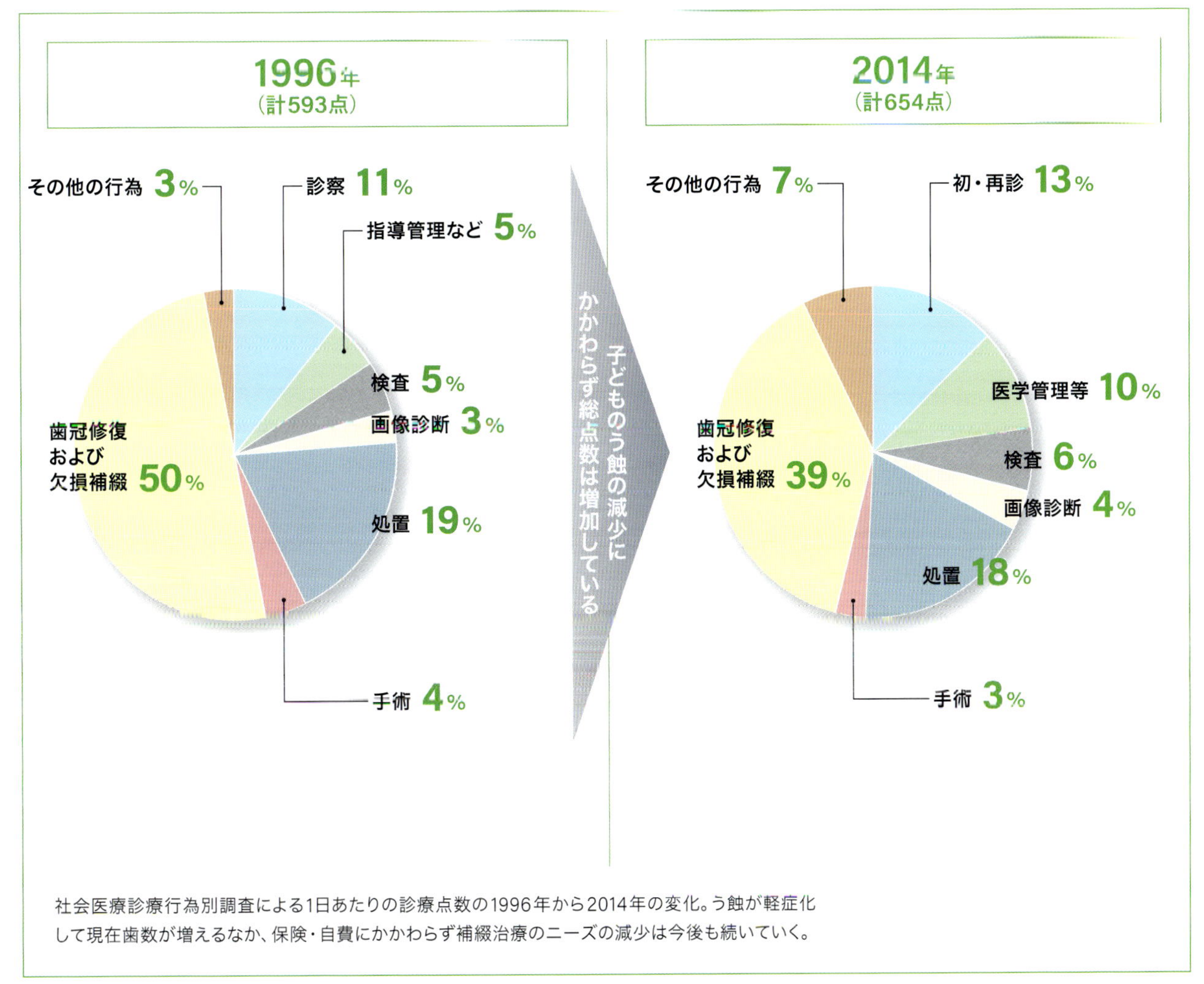

社会医療診療行為別調査による1日あたりの診療点数の1996年から2014年の変化。う蝕が軽症化して現在歯数が増えるなか、保険・自費にかかわらず補綴治療のニーズの減少は今後も続いていく。

図5　現在歯数の増加により減少している補綴治療

（社会医療診療行為別調査より引用改変）

6 補綴治療は儲かる治療なのか?

➡実は定期管理やレジン治療は生産性が高い

保険診療において、補綴治療は概して点数が高く、儲かる治療だと考えられている。同様に、レジン充填よりもインレー修復のほうが点数が高い。しかしながら単純な点数(売り上げ)だけでなく、材料費などの経費や時給のかかっているスタッフが費やす時間を差し引いた利益を考えなくてはならない。角舘らは、これらを差し引くと、意外にも補綴治療やインレー充填よりも、定期健診管理やレジン充填のほうが時間あたりの収入が高いことを示している(**図6**)[15]。近年の人手不足は人件費を上昇させているため、人件費を多く消費するインレー充填や補綴治療が中心であれば、以前に比べて利益(人件費に回せる収入)が減っていく一方なのである。また、近年の金属価格の高騰はすさまじいものがある(**図7**)。たとえ金属価格は個別の歯科医院での診療報酬に考慮され補填されたとしても、それは国の財政を圧迫し、人件費に回せる国の歯科医療費の増加を抑制する要因になっていると考えられる。売り上げの配分の、メタル(金属)から人への転換が求められる。

重度のう蝕が減少して歯が残る現代では、定期健診管理やレジン充填の活躍の機会は増加しているわけであるが、角舘らの研究を基に考えると、これらの処置で十分収入を増やすことが可能だと考えられる。時代の流れを見据えて、開業間もない時期は少ない補綴治療のための高価な機材の導入を控え、1日の損益分岐点の金額を少なくすることで、これからも増加する定期健診管理や軽度う蝕のレジン充填を中心とした歯科医院経営を実現することは十分可能であろう。ちなみに最近のレジンの強度は向上している上、歯質の切削量が少ないため、歯質保護のメリットも大きい。

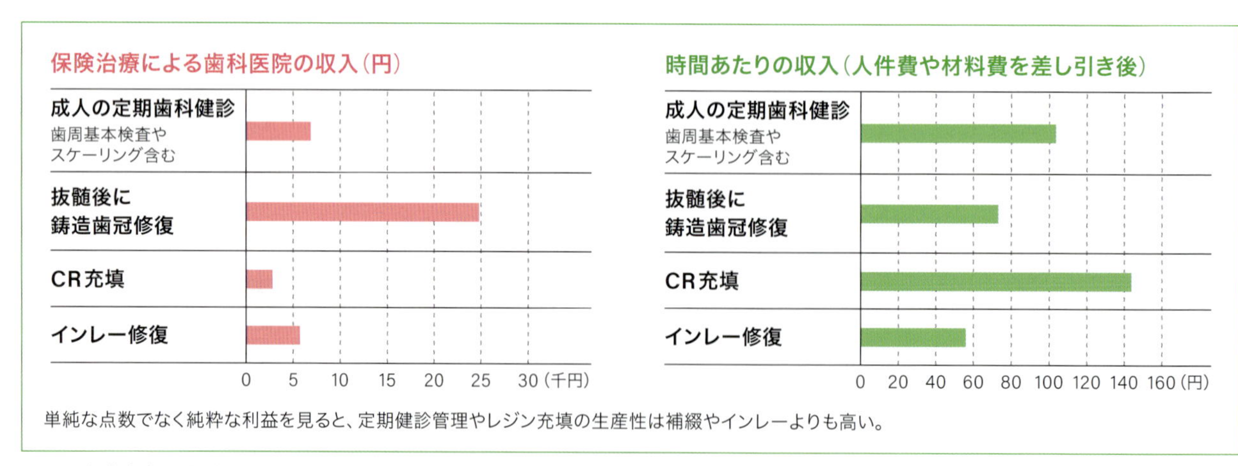

図6　治療内容の単純な収入と、人件費や材料費を差し引いた後の時間あたりの収入　(参考文献15より引用改変)

(円)
40,000
35,000
30,000
25,000
20,000
15,000
10,000
5,000
0
1992
1997
2002
2007
2012
2017 (年)
金属の価格は高騰している。途上国の経済発展に伴い、この傾向は今後も続いていくと考えられる。メタル(金属)から人(人件費)への転換が求められる(*金属代は、歯科医院には診療報酬で補填されても、国の財政を圧迫して間接的に歯科医療費増加を抑制する要因になりうる)。

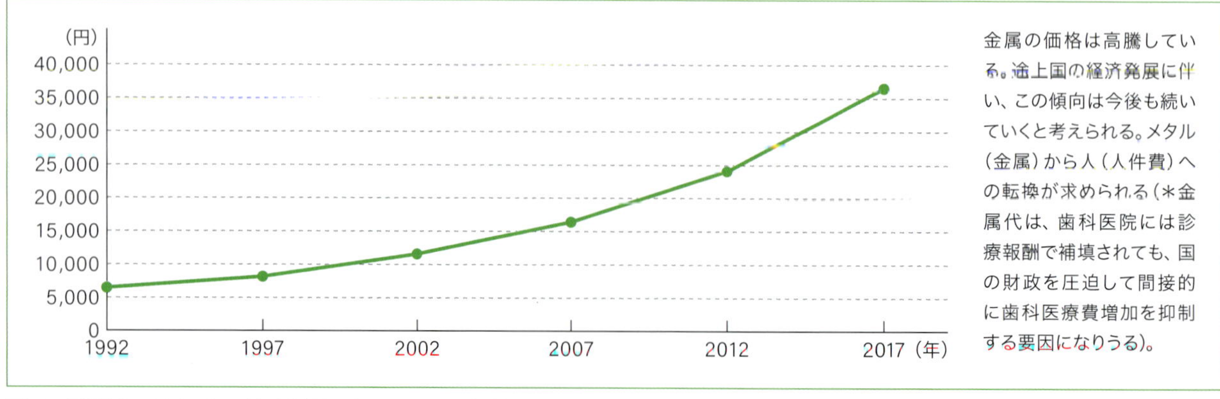

図7　歯科用12%金パラジウム製品の年間平均買取価格の推移　(フジデンタル　http://fujidental.co.jp/より作成)

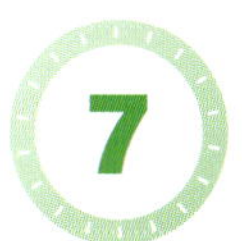

日本の歯科界は対応できているのか？

➡歯科医院での定期健診管理を増やすために

前述のように、アメリカでは疾病構造や受診構造の変化が予測され、それに対応して変化してきた[6、7]。しかしながら、日本では保険診療の点数はそれほど機敏に変わっていくわけではなく、また大学教育も時間が多く使われるのは補綴系の実習であるため、歯科医師の意識や行動も必ずしも時代に即して変化しているともかぎらない。

う蝕が減少し、喪失歯が減ると補綴治療は当然減少する。しかしその分、成人から高齢期にかけてう蝕や歯周病治療に注力しやすくなる。無歯顎者も減り補綴治療が減少する流れのなかでは、補綴治療だけでは患者を増やすのは難しい場合が多い。一方で、残っている歯を守り管理していく歯周病治療の重要性は増加していく（前述のとおり、すでに診療点数の内容はそのように変化している（**図5**））。しかしながら、石川は開業医に歯周病治療が十分に浸透していない可能性があることを報告している[16]。さらに、研修会によりこれを改善できる可能性も同時に報告している。

また従来、住民への啓発や教育が定期健診管理を増やすと考えられていた。しかしながら、西や熊谷らによって実施された研究では、意外な、そして重要な事実が示された[17]。それは「予防的な定期受診をしている人と、していない人の間に、歯科に関する知識に大差はない。定期受診の有無に影響している要因として大きいのは、かかりつけの歯科医師が定期受診プログラムを提供しているかどうかである」という内容である。つまり、歯科医院が積極的な定期受診プログラムを提供していれば患者はそれを受けることが多くなり、そうでなければおそらく「痛いときだけ来る」ような受診行動を患者はとりやすくなるのであろう。予防に注目した定期健診管理を積極的に実施する歯科医院の増加が、定期受診する患者を増やすことにつながるのである。

もちろん、ここで述べたことはそれぞれの論文で描かれている平均像である。読者諸賢の歯科医院では定期健診管理を実施していることであろう。しかし国の診療報酬や制度は十分に対応しているとは言えない。近年COへのフッ化物塗布など予防的な内容が保険で認められつつあるが、歯科全般にこうした流れをさらに加速していくことが、時代にあった医療制度を構築するために必要であろう。

そしてこれまで見てきたように、う蝕の減少（子どものう蝕のことである）は結果として歯科受診を増やす。そのため、う蝕予防を進めることは森を育てるようなものである。歯を削って詰めてそのうち抜く治療では、人口の多い高齢者の受診を減らしてしまう、焼き畑のようなものである。保険制度や教育の変革もあわせて、補綴中心から定期健診管理への変化をより一層普及させていく必要があるだろう。

補綴が減少している変化は未来のものではなくすでに生じているものであり（**図5**）、今後もその傾向が強くなっていく。これからの歯科医師はこのことを認識して対応していくことが、余裕をもって生き残っていくために必要であろう。

2 「提供する歯科医療の内容は不変である」という思い込みからの脱却

1分でわかる! 本項のまとめ

各種調査から推定すると、今後来院する高齢者は常用薬を持たないような健康状態に優れた人で、より健康な口腔状況を求めて来院する人が半数程度を占める可能性がある。健康で健康志向の高い高齢者の歯科医療需要は今後も堅調に推移する可能性が高く、メインテナンス主体の歯科医院運営に間違いはないと思われる。しかし、歯科疾患実態調査に補足されない要介護認定者は増加することが予想され、かつ介護保険給付費も導入当初と比較して3倍以上となっていることを踏まえると、これからの歯科医療は要介護高齢者への対応力が問われることになると思われる。

ここがPOINT 1
歯科診療所への受診者数は65〜70歳でピークを迎え、75歳以上で急激に減少する。

ここがPOINT 2
歯科診療所に来院する高齢者は、そもそも健康かつ健康志向の高い「選ばれし患者」である。

ここがPOINT 3
高齢者の現在歯数は増加しているが、調査に補促されない要介護・要支援者が増加していることに注意すべきである。

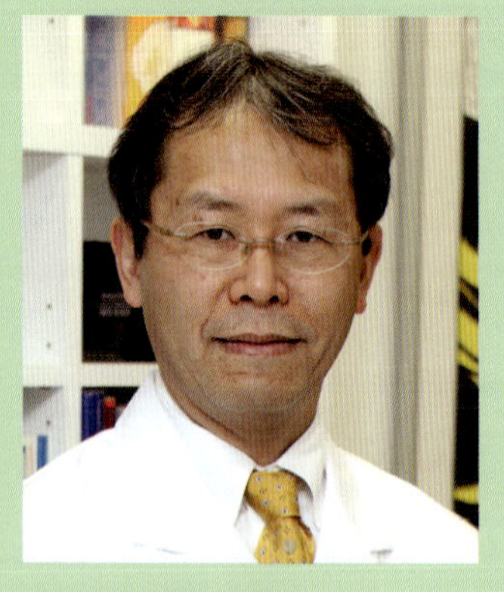

著者 内藤 徹
福岡歯科大学・高齢者歯科学分野教授

ないとう・とおる ● 1986年、九州歯科大学卒業後、同大学院修了。米国・Temple大学医学部、Fox Chase Cancer Center研究員等を経て、2013年に福岡歯科大学・高齢者歯科学分野教授に就任し、現在に至る。QOL研究と健康情報の読み解き方などが専門分野。『高齢者の歯科診療 はじめの一歩』(医歯薬出版)では歯科医療従事者に必要な介助スキルを詳しく解説。

1 歯科医療の需要をどう予測するか？

将来の予測は難しい。「先のことがわかっていたら、後悔するようなことはなかっただろうにな」と思うことは数え切れないほどある。それはさておき、歯科界の将来を考え、それに対する備え、たとえば技術の研鑽や機材の準備、スタッフ教育の仕組みを考えていくことは重要である。

2017年に国内の８大学の教員と臨床医に依頼を行い、「20年後にどのような歯科の分野が増えるであろうか」という問いに答えていただいた[1)]。調査票の質問文に使用した選択肢には、2006年の厚労科研調査でも用いられた11の分野を採用した（**表１**）[2)]。何かにつけて高齢化の進展に耳目の集まる昨今のことである。その結果は予想のとおり、今後の歯科では訪問診療、有病者、歯周病の患者数が上昇するとの回答が上位を占めていた（**図1a**）。さらに興味深いのは、同様の項目を含む調査をほぼ同じ集団に行った2009年の結果（**図1b**）との比較である[3)]。訪問歯科に対する需要はすでに2009年においても高いものであったが、2017年と比較して伸びが著しい（**図1c**）。その反面、2009年頃には期待されていた再生医療への熱気は沈静化することとなり、またインプラントに取り組む歯科医師はすでに診療への導入を終えて落ち着いてきたというところであろうか。大学関係者のみを対象とした調査であり、回答率も40％程度であったことから、いささかバイアスのかかった結果であるかもしれないが、千人近い歯科医師からの意見を聴き取る機会はなかなかないため、今後の指針を考える上で重要な情報となるのではないであろうか。

表１　国内８大学*の教員および臨床医に行った調査の質問内容

20年後の歯科医院ではどのような患者が多くなると思いますか？

●う蝕	●有病者
●歯周疾患	●再生医療
●インプラント	●矯正歯科
●審美	●小児歯科
●口臭	●口腔外科
●訪問歯科	

＊北海道医療大学、岩手医科大学、昭和大学、鶴見大学、神奈川歯科大学、福岡大学歯科口腔外科、九州歯科大学、福岡歯科大学

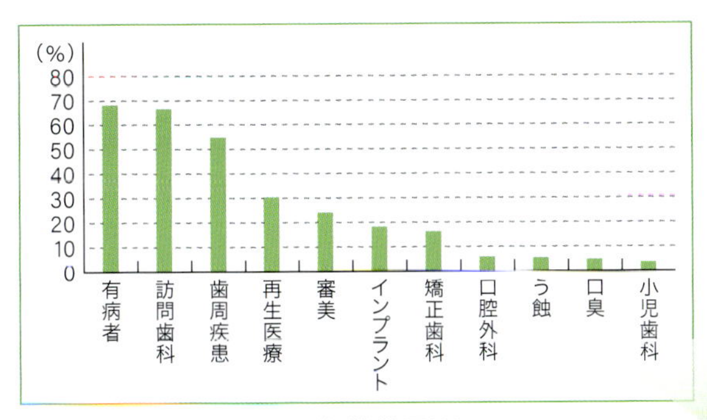

図1a　2017年調査時の回答（複数回答）

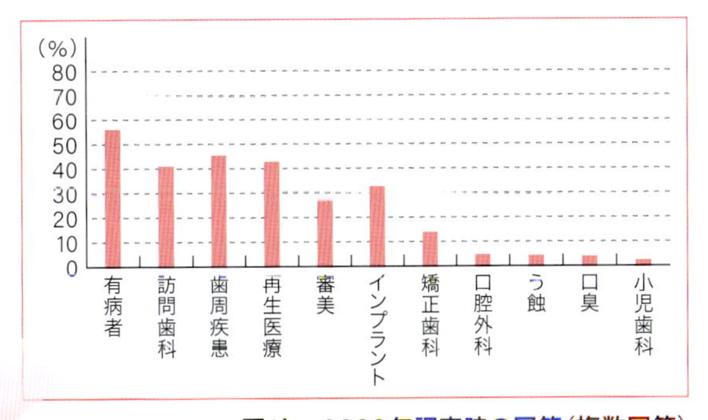

図1b　2009年調査時の回答（複数回答）

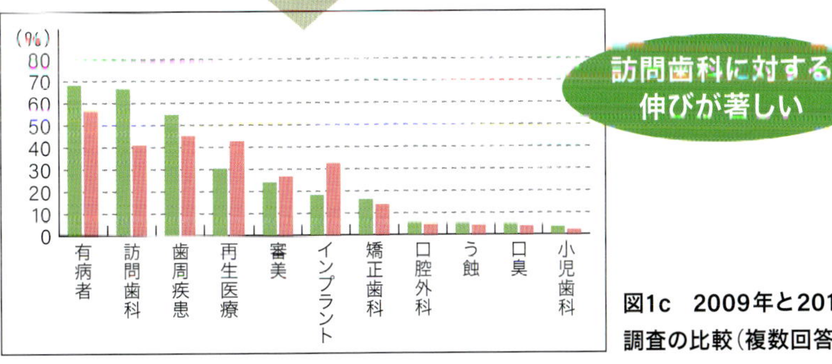

図1c　2009年と2017年の調査の比較（複数回答）。

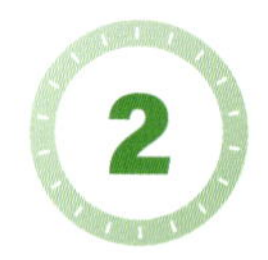

2 今後の患者層の中心となるのは

今後の歯科診療所の患者層の中心となるのが高齢者であることは、だれの意見も一致したところであろう。2017年12月の時点で高齢化率は27.3%にも上昇していることから、これはもちろん医療全体にも大きな影響を及ぼしている。歯科診療所を受診する患者のうち、高齢者の占める割合は年々増している。平成28年の厚生労働省の患者調査では、歯科診療における受診者のうち、高齢者の占める割合は41%にまで上昇している(**図2**)。

歯科診療所への受診者数を年齢階層別に見てみると、就学前の子どもに小さなピークがあり、60歳を超えたあたりからボリュームゾーンに入り、65～70歳でピークを迎えた後は、75歳以上の後期高齢者の受診者数は急激に減少することがわかる(**図3**)[4]。この分布は、歯科診療所への来院患者の中心は前期高齢者であることを示しているが、それでは後期高齢者の歯科医療需要はそれほど大きなものではないことも同時に示しているのであろうか？

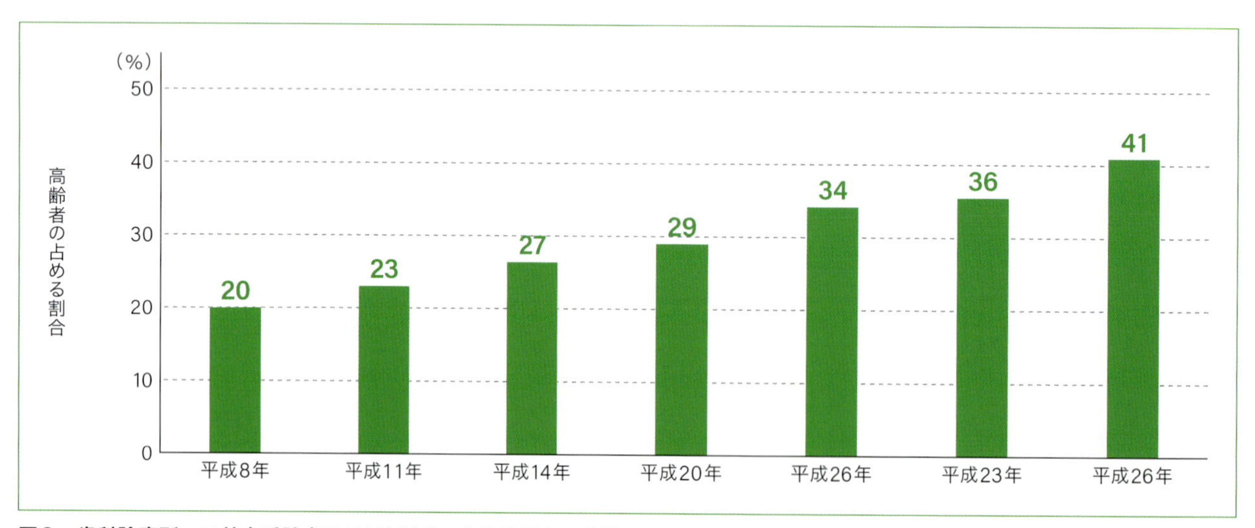

図2　歯科診療所への外来受診者のうち高齢者の占める割合の推移　(厚労省「患者調査」より)

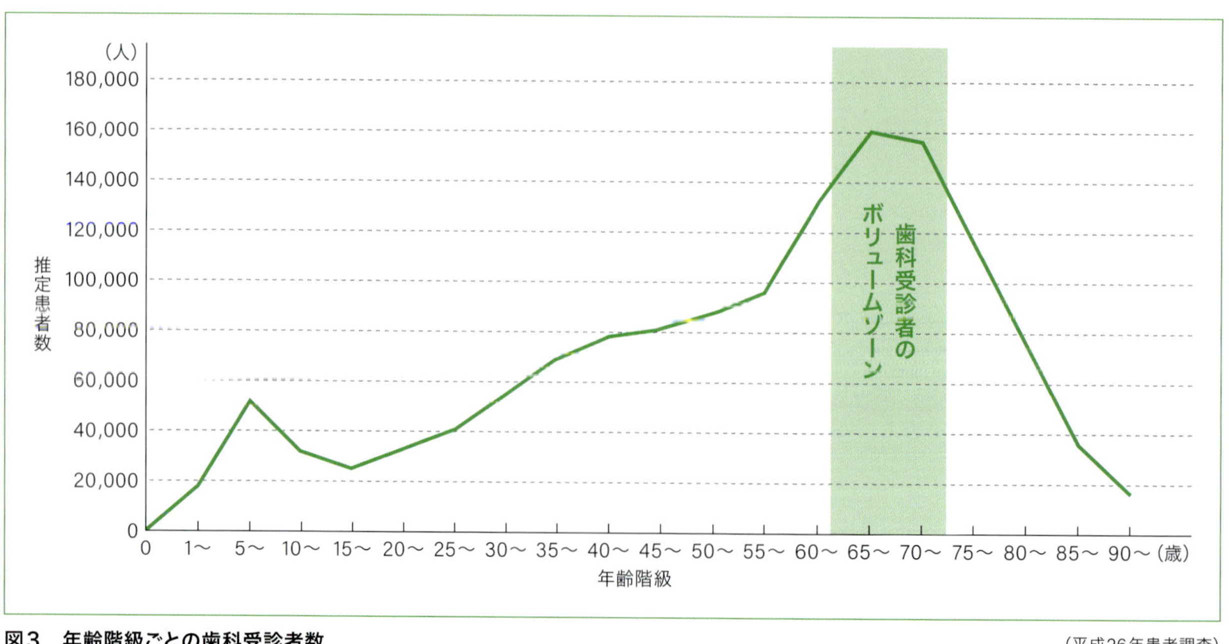

図3　年齢階級ごとの歯科受診者数　(平成26年患者調査)

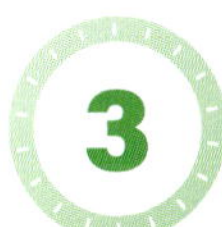

診療所に来院する「選ばれし高齢者」

2014年に筆者の大学で、外来を訪れる高齢者の背景、とくに服薬数と基礎疾患の状態を中心に調査を行ったことがある[5]。外来受診の高齢者の平均年齢は74.9歳、訪問診療の対象患者の平均年齢は84.3歳と差があるものの、両者の背景の差異はそれ以上であった。

服薬数は、外来患者で3.3剤、訪問診療の患者で6.0剤と大きな差を見せた。さらに、外来を受診する高齢者では、半数以上に常用薬がなかった。これに対し、訪問診療の対象となっている高齢者では6～7剤にピークを持った両裾に広がりを持つ分布を示している（**図4**）。本来、高齢者は年齢とともに背景となる疾患は増加していき、服薬数も増えていく傾向を示すと考えられる。そうすると今回の結果は、歯科医院の外来を受診している高齢者はとりわけ健康で、また健康志向も高く、その現在歯のよりよい予後を求めて診察を求めている者がより多く含まれているのではないかと考えられる。すなわち、高齢者のうち外来に歩いて来られる高齢者というのは、高齢者の中でも選りすぐりの健康を有し、そもそも健康志向の高い、「選ばれし患者」が来院されているかの感を呈しているのである。

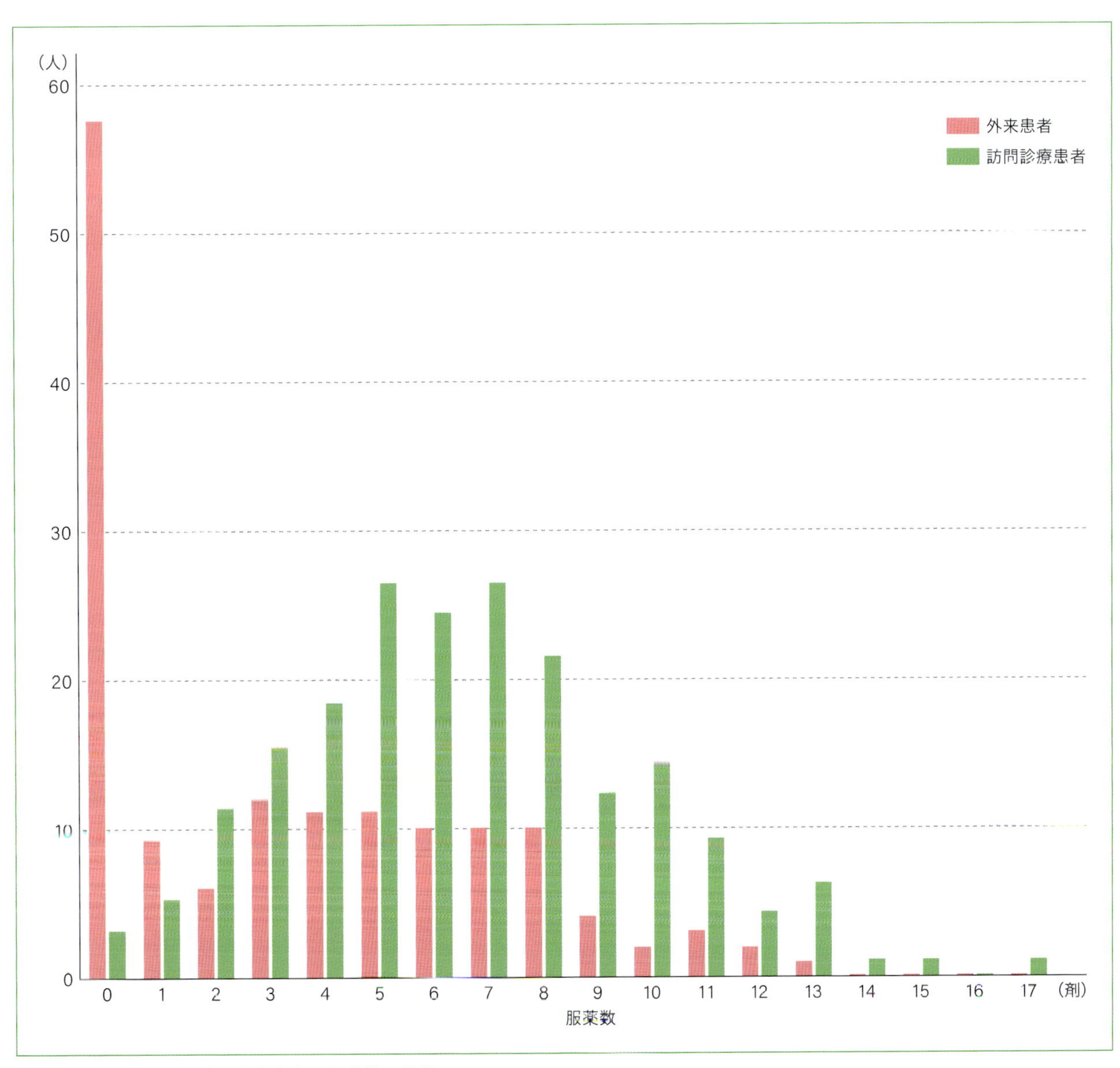

図4　外来高齢患者と訪問診療患者の服薬数の比較

4 歯科疾患実態調査で捕捉されない来院不能な高齢者の口腔状況

喪失歯数を指標として高齢者の口腔の状況を考えてみると、近年、高齢者の喪失歯数は急速に減少している。より多くの歯を有する高齢者が増えているのである（**図5**）[6)]。現在歯が増えるということは、その管理の需要も増えるということになる。そもそも、高齢者そのものが増えているため、高齢の治療対象者の自然増も期待できる。

しかし、歯科疾患実態調査の結果を今後の歯科患者の動向を推定するための指標として用いる際には、調査の対象者は国民健康・栄養調査で設定された地区内の世帯員を対象としたものであることに注意する必要がある。すなわち、地域在住の人のみを対象としており、施設入所者や入院者は含まれないところに限界がある。施設入所者の口腔の状況を示唆する情報は少ないが、杉並区の80歳の住民を対象として行われた調査[7)]では、男性では自立している者の現在歯数が16.98であったのに対し、要介護・要支援の者では14.77と低値を示している。女性では自立と要介護・要支援の間に顕著な差は見られなかったが、調査に補促されていない高齢者が増加しているところに注意を要する。現在のところ、要介護高齢者の口腔内の状況は正確には把握されておらず、同年代で比較したならば要介護の高齢者はより口腔状況が悪いことが予測される。その点においては、調査から漏れやすい多数の潜在患者の存在を忘れて医療の対象者の口腔内の実態を表していると考えると、歯科疾患実態調査だけでは今後の歯科患者の動向をアンダーエスティメートしてしまう可能性がある。

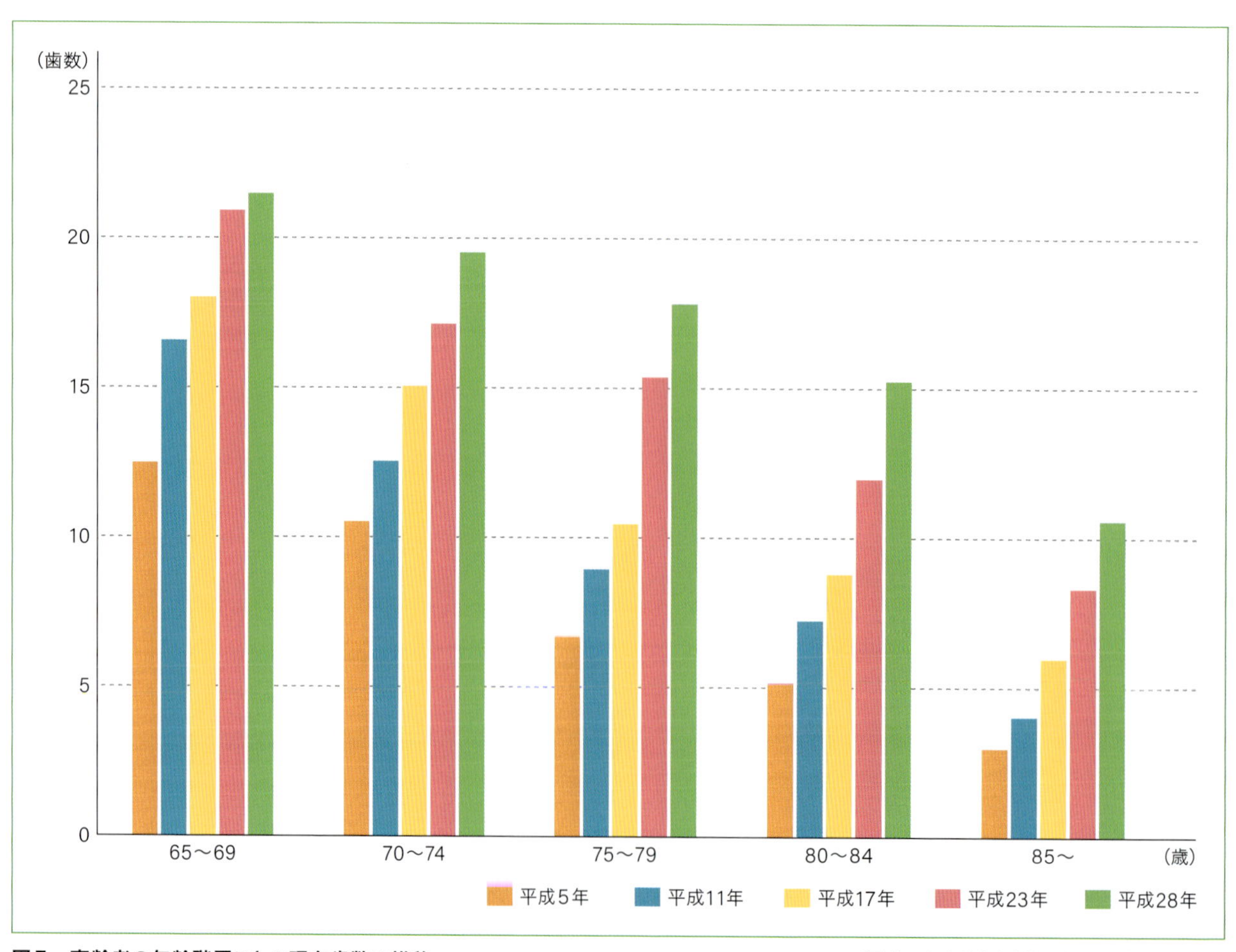

図5　高齢者の年齢階層ごとの現在歯数の推移

（平成28年歯科疾患実態調査より現在歯数を計算）

5 2極化する高齢者の歯科医療需要

限られた情報に基づいた推定ではあるが、歯科外来を受診する高齢者には、これといった常用薬を持たないような健康状態に優れた人、そしてより健康な口腔状況を求めて来院される人が、半数程度を占めている可能性がある。これまでの患者調査の推移を考えても、来院患者のボリュームゾーンを形成している高齢者は今後も増加するであろうことから、健康で健康志向の高い高齢者の歯科医療需要は今後も堅調に推移する可能性が高いと期待される。これに対して、メインテナンス主体の歯科医院を運営していくという方向性に間違いはないと思われる。

しかし同時に、健康寿命と平均寿命の差が男性ではおよそ10年、女性では13年となったいま*1、今後も外来での「健常者」に対する医療提供を中心とした歯科医療が続くならば、日本の超高齢社会の動向からは取り残される可能性も危惧される。

要介護認定者数は645万人（平成29年5月現在）と、今後もますますの増加が予想される。介護が必要になったおもな原因について見ると、「認知症」が24.8%と第1位であり、次いで18.4%の「脳血管疾患」、「高齢による衰弱」12.1%、「骨折・転倒」10.8%と続く。認知症の患者への対応や、脳血管疾患に伴う麻痺などの後遺障害のある患者への対応が今後ますます求められることになる。

2000年に介護保険が導入されて給付が始まった介護保険給付費を見てみると、導入当初は全歯科医療費と同程度の3兆円程度であったものの、2013年では9兆円超と、歯科医療費の3倍以上にまで至っている（**図6**）。

平成30年2月7日に報告された中医協答申では、今後の在宅医療へのシフトが明確に打ち出されている。これからの歯科医療は、要介護高齢者への対応力が問われることになると思われる。

＊1　2010年の男性の平均寿命はおよそ80歳であり、日常生活に制限のない期間である健康寿命は70歳である。女性ではそれぞれ86歳と73歳である。

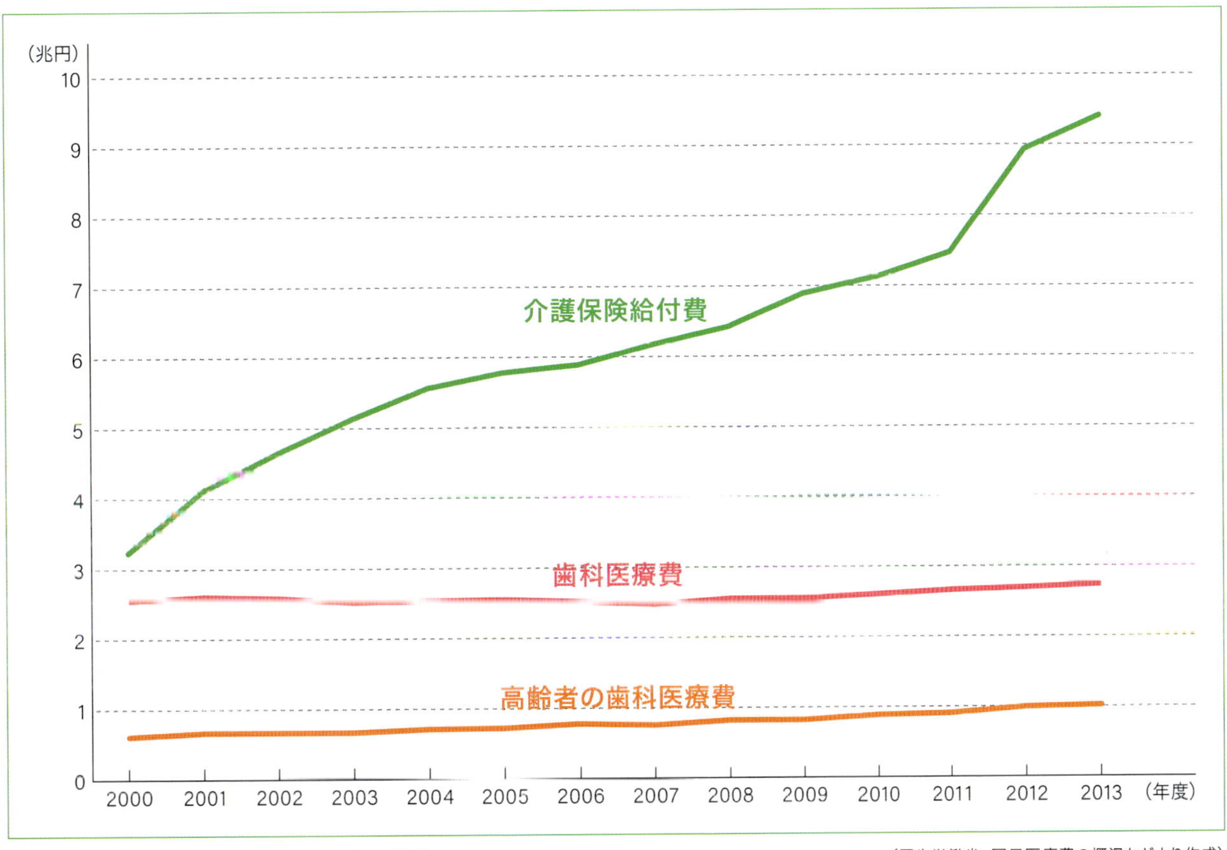

図6　歯科医療費・介護保険給付費の年次推移

（厚生労働省. 国民医療費の概況などより作成）

参考文献

PART 1　思い込みの歯科医療からの脱却

1.「う蝕と歯周病は完治する」という思い込みからの脱却（天野 敦雄）

1. Featherstone JD, White JM, Hoover CI, Rapozo-Hilo M, Weintraub JA, Wilson RS, Zhan L, Gansky SA. A randomized clinical trial of anticaries therapies targeted according to risk assessment (caries management by risk assessment). Caries Res 2012;46(2):118-129.
2. 天野敦雄. 歯周病の発症. In: 天野敦雄, 村上伸也, 岡賢二（編）. ビジュアル歯周病を科学する. 東京：クインテッセンス出版, 2012:12-32.
3. Eriksson L, Lif Holgerson P, Esberg A, Johansson I. Microbial Complexes and Caries in 17-Year-Olds with and without *Streptococcus mutans*. J Dent Res 2017.
4. Featherstone JD. CAMBRA. 日本初公演. ヨシダ.
5. 天野敦雄. 病因論の観点から. CAMBRAの利点と課題. ザ・クインテッセンス 2016;35(5):74-75.
6. Abusleme L, Dupuy AK, Dutzan N, Silva N, Burleson JA, Strausbaugh LD, Gamonal J, Diaz PI. The subgingival microbiome in health and periodontitis and its relationship with community biomass and inflammation. ISME J 2013;7(5):1016-1025.
7. Sakanaka A, Takeuchi H, Kuboniwa M, Amano A. Dual lifestyle of *Porphyromonas gingivalis* in biofilm and gingival cells. Microb Pathog 2016;94:42-47.
8. 天野敦雄. 歯科衛生士のための21世紀のペリオドントロジーダイジェスト. 東京：クインテッセンス出版, 2015:14-101.

2.「治さなければならない」という思い込みからの脱却（杉 政和）

1. 国立がん研究センターによるがん統計 http://www.ncc.go.jp/（2015年3月27日最終アクセス）
2. 厚生労働省報道発表資料（2012. 8. 24）. 認知症高齢者の日常生活自立度II以上の高齢者数について
3. 山根源之. 高齢者への歯科治療時に必要な基礎知識と注意事項. In: 日本口腔外科学会（編）. 口腔外科ハンドマニュアル'17. 東京：クインテッセンス出版, 2017:62-65.
4. 井部俊子, 箕輪良行（監修）. 看護・医学事典. 第7版. 東京：医学書院, 2015:157.
5. 櫻井 薫.「口腔ケア」に関する検討会の進捗と今後の展開. 日歯医師会誌 2016;69(4):16-17.
6. 杉 政和. あなたの歯科医院でもできる がん患者さんの口腔管理. 東京：インターアクション, 2017.

3.「コンピュータガイデッドサージェリーは安全」という思い込みからの脱却（髙橋 聡）

1. Tahmaseb A, Wismeijer D, Coucke W, Derksen W. Computer technology applications in surgical implant dentistry: a systematic review. Int J Oral Maxillofac Implants 2014;29 Suppl:25-42.
2. Van Assche N, Vercruyssen M, Coucke W, Teughels W, Jacobs R, Quirynen M. Accuracy of computer-aided implant placement. Clin Oral Implants Res 2012 Oct;23 Suppl 6:112-123.
3. 小久保裕司. コンピュータガイデッドサージェリーの基礎と現状を学び直す－利点・注意点に関する知識と技術のアップデート. QDI 2017;24(2):230-234.
4. Bornstein MM, Al-Nawas B, Kuchler U, Tahmaseb A. Consensus statements and recommended clinical procedures regarding contemporary surgical and radiographic techniques in implant dentistry. Int J Oral Maxillofac Implants 2014;29 Suppl:78-82.
5. Huynh-Ba G, Pjetursson BE, Sanz M, Cecchinato D, Ferrus J, Lindhe J, Lang NP. Analysis of the socket bone wall dimensions in the upper maxilla in relation to immediate implant placement. Clin Oral Implants Res 2010;21(1):37-42.
6. Schneider D, Marquardt P, Zwahlen M, Jung RE. A systematic review on the accuracy and the clinical outcome of computer-guided template-based implant dentistry. Clin Oral Implants Res 2009;20 Suppl 4:73-86.
7. Widmann G, Stoffner R, Schullian P, Widmann R, Keiler M, Zangerl A, Puelacher W, Bale RJ. Comparison of the accuracy of invasive and noninvasive registration methods for image-guided oral implant surgery. Int J Oral Maxillofac Implants 2010;25(3):491-498.
8. Hämmerle CH, Cordaro L, van Assche N, Benic GI, Bornstein M, Gamper F, Gotfredsen K, Harris D, Hürzeler M, Jacobs R, Kapos T, Kohal RJ, Patzelt SB, Sailer I, Tahmaseb A, Vercruyssen M, Wismeijer D. Digital technologies to support planning, treatment, and fabrication processes and outcome assessments in implant dentistry. Summary and consensus statements. The 4th EAO consensus conference 2015. Clin Oral Implants Res 2015;26 Suppl 11:97-101.
9. Chatzistavrianou D, Shahdad S. An Alternative Design to Overcome the Problem of Unfavorable Implant Angulations for a Screw-Retained, Implant-Supported Fixed Prosthesis: Two Clinical Reports. J Prosthodont 2015;24:589-593.
10. Rothman SL, Chaftez N, Rhodes ML, Schwarz MS. CT in the preoperative assessment of the mandible and maxilla for endosseous implant surgery. Work in progress. Radiology 1988;168(1):171-175.
11. Ewers R, Schicho K, Undt G, Wanschitz F, Truppe M, Seemann R, Wagner A. Basic research and 12 years of clinical experience in computer-assisted navigation technology: a review. Int J Oral Maxillofac Surg 2005;34(1):1-8.
12. Ross SB, Pette GA, Parker WB, Hardigan P. Gingival margin changes in maxillary anterior sites after single immediate implant placement and provisionalization: a 5-year retrospective study of 47 patients. Int J Oral Maxillofac Implants 2014;29(1):127-134.
13. Rosenfeld AL, Mecall RA. Use of prosthesis-generated computed tomographic information for diagnostic and surgical treatment planning. J Esthet Dent 1998;10(3):132-148.
14. Di Giacomo GA, Cury PR, de Araujo NS, Sendyk WR, Sendyk CL. Clinical application of stereolithographic surgical guides for implant placement: preliminary results. J Periodontol 2005;76(4):503-507.
15. dos Santos PL, Queiroz TP, Margonar R, de Souza Carvalho AC, Betoni W Jr, Rezende RR, dos Santos PH, Garcia IR Jr. Evaluation of bone heating, drill deformation, and drill roughness after implant osteotomy: guided surgery and classic drilling procedure. Int J Oral Maxillofac Implants 2014;29(1):51-58.
16. Migliorati M, Amorfini L, Signori A, Barberis F, Silvestrini Biavati A, Benedicenti S. Internal bone temperature change during guided surgery preparations for dental implants: an in vitro study. Int J Oral Maxillofac Implants 2013;28(6):1464-1469.
17. Van Assche N, Quirynen M. Tolerance within a surgical guide. Clin Oral Implants Res 2010;21(4):455-458.

4.「インプラント周囲炎は予防できない」という思い込みからの脱却（小濱忠一）

1. Fransson C, Wennström J, Tomasi C, Berglundh T. Extent of peri-implantitis-associated bone loss. J Clin Periodontol 2009;36(4):357-363.
2. Renvert S, Roos-Jansåker AM, Lindahl C, Renvert H, Rutger Persson G. Infection at titanium implants with or without a clinical diagnosis of inflammation. Clin Oral Implants Res 2007;18(4):509-516.
3. Berglundh T, Lindhe J, Ericsson I, Marinello CP, Liljenberg B, Thomsen P. The soft tissue barrier at implants and teeth. Clin Oral Implants Res 1991;2(2):81-90.
4. Berglundh T, Gislason O, Lekholm U, Sennerby L, Lindhe J. Histopathological observations of human periimplantitis lesions. J Clin Periodontol 2004;31(5):341-347.
5. Fransson C, Tomasi C, Pikner SS, Gröndahl K, Wennström JL, Leyland AH, Berglundh T. Severity and pattern of peri-implantitis-associated bone loss. J Clin Periodontol 2010;37(5):442-448.

6. Ericsson I, Berglundh T, Marinello C, Liljenberg B, Lindhe J. Long-standing plaque and gingivitis at implants and teeth in the dog. Clin Oral Implants Res 1992;3(3):99-103.
7. Berglundh T, Lindhe J, Marinello C, Ericsson I, Liljenberg B. Soft tissue reaction to de novo plaque formation on implants and teeth. An experimental study in the dog. Clin Oral Implants Res 1992;3(1):1-8.
8. Lindhe J, Berglundh T, Ericsson I, Liljenberg B, Marinello C. Experimental breakdown of peri-implant and periodontal tissues. A study in the beagle dog. Clin Oral Implants Res 1992;3(1):9-16.
9. Heitz-Mayfield LJ. Peri-implant diseases: diagnosis and risk indicators. J Clin Periodontol 2008;35(8 Suppl):292-304.
10. Renvert S, Giovannoli JL. Peri-implantitis. Quintessence Int 2012;83-127.
11. Apse P, Zarb GA, Schmitt A, Lewis DW. The longitudinal effectiveness of osseointegrated dental implants. The Toronto Study: peri-implant mucosal response. Int J Periodontics Restorative Dent 1991;11(2):94-111.
12. Botero JE, González AM, Mercado RA, Olave G, Contreras A. Subgingival microbiota in peri-implant mucosa lesions and adjacent teeth in partially edentulous patients. J Periodontol 2005;76(9):1490-1495.
13. Tabanella G, Nowzari H, Slots J. Clinical and microbiological determinants of ailing dental implants. Clin Implant Dent Relat Res 2009;11(1):24-36.
14. Shibli JA, Melo L, Ferrari DS, Figueiredo LC, Faveri M, Feres M. Composition of supra- and subgingival biofilm of subjects with healthy and diseased implants. Clin Oral Implants Res 2008;19(10):975-82.
15. Pye AD, Lockhart DE, Dawson MP, Murray CA, Smith AJ. A review of dental implants and infection. J Hosp Infect 2009;72(2):104-110.
16. Subramani K, Jung RE, Molenberg A, Hammerle CH.Biofilm on dental implants: a review of the literature. Int J Oral Maxillofac Implants 2009;24(4):616-626.
17. Koyanagi T, Sakamoto M, Takeuchi Y, Ohkuma M, Izumi Y. Analysis of microbiota associated with peri-implantitis using 16S rRNA gene clone library. J Oral Microbiol 2010;2.
18. Mombelli A, Lang NP. The diagnosis and treatment of peri-implantitis. Periodontol 2000 1998;17:63-76.
19. Schwarz F Sahm N, Schwarz K, Becker J. Impact of defect configuration on the clinical outcome following surgical regenerative therapy of peri-implantitis. J Clin Periodontol 2010;37(5):449-455.
20. Serino G, Turri A. Outcome of surgical treatment of peri-implantitis: results from a 2-year prospective clinical study in humans. Clin Oral Implants Res 2011;22(11):1214-1220.
21. Schwarz F, Bieling K, Latz T, Nuesry E, Becker J. Healing of intrabony peri-implantitis defects following application of a nanocrystalline hydroxyapatite (Ostim) or a bovine-derived xenograft (Bio-Oss) in combination with a collagen membrane (Bio-Gide). A case series. J Clin Periodontol 2006 ;33(7):491-499.
22. Schwarz F, Sahm N, Bieling K, Becker J. Surgical regenerative treatment of peri-implantitis lesions using a nanocrystalline hydroxyapatite or a natural bone mineral in combination with a collagen membrane: a four-year clinical follow-up report. J Clin Periodontol 2009;36(9):807-814.
23. Renvert S, Polyzois I, Maguire R. Re-osseointegration on previously contaminated surfaces: a systematic review. Clin Oral Implants Res 2009;20 Suppl 4:216-227.
24. Shiba T, Watanabe T, Kachi H, Koyanagi T, Maruyama N, Murase K, Takeuchi Y, Maruyama F, Izumi Y, Nakagawa I. Distinct interacting core taxa in co-occurrence networks enable discrimination of polymicrobial oral diseases with similar symptoms. Sci Rep 2016;6:30997.
25. Kreisler M, Kohnen W, Marinello C, Götz H, Duschner H, Jansen B, d'Hoedt B. Bactericidal effect of the Er:YAG laser on dental implant surfaces: an *in vitro* study. J Periodontol 2002;73(11):1292-1298.
26. Friedmann A, Antic L, Bernimoulin JP, Purucker P. *In vitro* attachment of osteoblasts on contaminated rough titanium surfaces treated by Er:YAG laser. J Biomed Mater Res A 2006;79(1):53-60.
27. Kreisler M, Kohnen W, Christoffers AB, Götz H, Jansen B, Duschner H, d'Hoedt B. *In vitro* evaluation of the biocompatibility of contaminated implant surfaces treated with an Er : YAG laser and an air powder system. Clin Oral Implants Res 2005;16(1):36-43.
28. Stübinger S, Henke J, Donath K, Deppe H. Bone regeneration after peri-implant care with the CO2 laser: a fluorescence microscopy study. Int J Oral Maxillofac Implants 2005;20(2):203-210.
29. Deppe H, Horch HH, Neff A. Conventional versus CO2 laser-assisted treatment of peri-implant defects with the concomitant use of pure-phase beta-tricalcium phosphate: a 5-year clinical report. Int J Oral Maxillofac Implants 2007;22(1):79-86.
30. Romanos GE, Nentwig GH. Regenerative therapy of deep peri-implant infrabony defects after CO2 laser implant surface decontamination. Int J Periodontics Restorative Dent 2008;28(3):245-255.
31. Takagi T, Aoki A, Ichinose S, Taniguchi Y, Tachikawa N, Shinoki T, Meinzer W, Sculean A, Izumi Y. Effective removal of calcified deposits on microstructured titanium fixture surfaces of dental implants with erbium lasers. J Periodontol 2018.
32. Madi M, Htet M, Zakaria O, Alagl A, Kasugai S. Re-osseointegration of Dental Implants After Periimplantitis Treatments: A Systematic Review. Implant Dent 2018;27(1):101-110.
33. Berglundh T, Gotfredsen K, Zitzmann NU, Lang NP, Lindhe J. Spontaneous progression of ligature induced peri-implantitis at implants with different surface roughness: an experimental study in dogs. Clin Oral Implants Res 2007;18(5):655-661.
34. Albouy JP, Abrahamsson I, Persson LG, Berglundh T. Spontaneous progression of peri-implantitis at different types of implants. An experimental study in dogs. I: clinical and radiographic observations. Clin Oral Implants Res 2008;19(10):997-1002.
35. Albouy JP, Abrahamsson I, Persson LG, Berglundh T. Spontaneous progression of ligatured induced peri-implantitis at implants with different surface characteristics. An experimental study in dogs II: histological observations. Clin Oral Implants Res 2009;20(4):366-371.
36. Albouy JP, Abrahamsson I, Berglundh T. Spontaneous progression of experimental peri-implantitis at implants with different surface characteristics: an experimental study in dogs. J Clin Periodontol 2012;39(2):182-187.
37. Carcuac O, Abrahamsson I, Albouy JP, Linder E, Larsson L, Berglundh T. Experimental periodontitis and peri-implantitis in dogs. Clin Oral Implants Res 2013;24(4):363-371.
38. Degidi M, Nardi D, Piattelli A. 10-year follow-up of immediately loaded implants with TiUnite porous anodized surface. Clin Implant Dent Relat Res 2012;14(6):828-838.
39. Albouy JP, Abrahamsson I, Persson LG, Berglundh T. Implant surface characteristics influence the outcome of treatment of peri-implantitis: an experimental study in dogs. J Clin Periodontol 2011;38(1):58-64.
40. Derks J, Håkansson J, Wennström JL, Tomasi C, Larsson M, Berglundh T. Effectiveness of implant therapy analyzed in a Swedish population: early and late implant loss. J Dent Res 2015;94(3 Suppl):44S-51S.
41. Derks J, Schaller D, Håkansson J, Wennström JL, Tomasi C, Berglundh T. Effectiveness of Implant Therapy Analyzed in a Swedish Population: Prevalence of Peri-implantitis. J Dent Res 2016;95(1):43-49.
42. Karl M, Albrektsson T. Clinical Performance of Dental Implants with a Moderately Rough (TiUnite) Surface: A Meta-Analysis

of Prospective Clinical Studies. Int J Oral Maxillofac Implants 2017;32(4):717-734.

43. Rupp F, Scheideler L, Olshanska N, de Wild M, Wieland M, Geis-Gerstorfer J. Enhancing surface free energy and hydrophilicity through chemical modification of microstructured titanium implant surfaces. J Biomed Mater Res A 2006;76(2):323-334.

44. Oates TW, Valderrama P, Bischof M, Nedir R, Jones A, Simpson J, Toutenburg H, Cochran DL. Enhanced implant stability with a chemically modified SLA surface: a randomized pilot study. Int J Oral Maxillofac Implants 2007;22(5):755-760.

45. Schwarz F, Sager M, Ferrari D, Herten M, Wieland M, Becker J. Bone regeneration in dehiscence-type defects at non-submerged and submerged chemically modified (SLActive) and conventional SLA titanium implants: an immunohistochemical study in dogs. J Clin Periodontol 2008;35(1):64-75.

46. Rausch-fan X, Qu Z, Wieland M, Matejka M, Schedle A. Differentiation and cytokine synthesis of human alveolar osteoblasts compared to osteoblast-like cells (MG63) in response to titanium surfaces. Dent Mater 2008;24(1):102-110.

47. Gallen ST. Switzerland protein and blood adsorption on Ti and TiZr implants as a model for osseointegration. EAO 22nd Annual Scientific Meeting, October 17–19, 2013.

48. Ogawa T. UV-photofunctionalization of titanium implants. Oral and Craniofacial Tissue Engineering 2012;2:151–158.

49. Att W, Ogawa T. Biological aging of implant surfaces and their restoration with ultraviolet light treatment: a novel understanding of osseointegration. Int J Oral Maxillofac Implants 2012;27(4):753-761.

50. Iwasa F, Hori N, Ueno T, Minamikawa H, Yamada M, Ogawa T. Enhancement of osteoblast adhesion to UV-photofunctionalized titanium via an electrostatic mechanism. Biomaterials 2010;31(10):2717-2727.

51. Ogawa T. Photofunctionalization of TiO2 for optimal integration of titanium with bone. In: Kamat P, Anpo M(eds). Environmentally Benign Photocatalysts. Applications of Titanium Oxide-based Materials. Springer US, 2010:699-713.

52. 小川隆広(編). 光機能化サミット事後抄録ならびにコンセンサスレポート. QDI 2012;19:359-366.

53. Berglundh T, Lindhe J. Dimension of the periimplant mucosa. Biological width revisited. J Clin Periodontol 1996;23(10):971-973.

54. Hermann JS, Schoolfield JD, Schenk RK, Buser D, Cochran DL. Influence of the size of the microgap on crestal bone changes around titanium implants. A histometric evaluation of unloaded non-submerged implants in the canine mandible. J Periodontol 2001;72(10):1372-1383.

55. Pontes AE, Ribeiro FS, Iezzi G, Piattelli A, Cirelli JA, Marcantonio E Jr. Biologic width changes around loaded implants inserted in different levels in relation to crestal bone: histometric evaluation in canine mandible. Clin Oral Implants Res 2008;19(5):483-490.

56. Weng D, Nagata MJ, Bell M, Bosco AF, de Melo LG, Richter EJ. Influence of microgap location and configuration on the periimplant bone morphology in submerged implants. An experimental study in dogs. Clin Oral Implants Res 2008;19(11):1141-1147.

57. Huang B, Meng H, Piao M, Xu L, Zhang L, Zhu W. Influence of placement depth on bone remodeling around tapered internal connection implant: a clinical and radiographic study in dogs. J Periodontol 2012;83(9):1164-1171.

58. Lazzara RJ, Porter SS. Platform switching: a new concept in implant dentistry for controlling postrestorative crestal bone levels. Int J Periodontics Restorative Dent 2006;26(1):9-17.

59. Vigolo P, Givani A. Platform-switched restorations on wide-diameter implants: a 5-year clinical prospective study. Int J Oral Maxillofac Implants 2009;24(1):103-109.

60. Luongo R, Traini T, Guidone PC, Bianco G, Cocchetto R, Celletti R. Hard and soft tissue responses to the platform-switching technique. Int J Periodontics Restorative Dent 2008;28(6):551-557.

61. Cappiello M, Luongo R, Di Iorio D, Bugea C, Cocchetto R, Celletti R. Evaluation of peri-implant bone loss around platform-switched implants. Int J Periodontics Restorative Dent 2008;28(4):347-355.

62. Rodríguez-Ciurana X, Vela-Nebot X, Segalà-Torres M, Calvo-Guirado JL, Cambra J, Méndez-Blanco V, Tarnow DP. The effect of interimplant distance on the height of the interimplant bone crest when using platform-switched implants. Int J Periodontics Restorative Dent 2009;29(2):141-151.

63. López-Marí L, Calvo-Guirado JL, Martín-Castellote B, Gomez-Moreno G, López-Marí M. Implant platform switching concept: an updated review. Med Oral Patol Oral Cir Bucal 2009;14(9):e450-454.

64. Serrano-Sánchez P, Calvo-Guirado JL, Manzanera-Pastor E, Lorrio-Castro C, Bretones-López P, Pérez-Llanes JA. The influence of platform switching in dental implants. A literature review. Med Oral Patol Oral Cir Bucal 2011;16(3):e400-405.

65. Renvert S, Lindahl C, Rutger Persson G. The incidence of peri-implantitis for two different implant systems over a period of thirteen years. J Clin Periodontol 2012;39(12):1191-1197.

66. Astrand P, Engquist B, Anzén B, Bergendal T, Hallman M, Karlsson U, Kvint S, Lysell L, Rundcranz T. A three-year follow-up report of a comparative study of ITI Dental Implants and Brånemark System implants in the treatment of the partially edentulous maxilla. Clin Implant Dent Relat Res 2004;6(3):130-141.

67. Teughels W, Van Assche N, Sliepen I, Quirynen M. Effect of material characteristics and/or surface topography on biofilm development. Clin Oral Implants Res 2006;17 Suppl 2:68-81.

68. Roos-Jansåker AM, Lindahl C, Renvert H, Renvert S. Nine- to fourteen-year follow-up of implant treatment. Part II: presence of peri-implant lesions. J Clin Periodontol 2006;33(4):290-295.

69. Adibrad M, Shahabuei M, Sahabi M. Significance of the width of keratinized mucosa on the health status of the supporting tissue around implants supporting overdentures. J Oral Implantol 2009;35(5):232-237.

70. Esper LA, Ferreira SB Jr, Kaizer Rde O, de Almeida AL. The role of keratinized mucosa in peri-implant health. Cleft Palate Craniofac J 2012;49(2):167-170.

71. Chung DM, Oh TJ, Shotwell JL, Misch CE, Wang HL. Significance of keratinized mucosa in maintenance of dental implants with different surfaces. J Periodontol 2006;77(8):1410-1420.

72. Bouri A Jr, Bissada N, Al-Zahrani MS, Faddoul F, Nouneh I. Width of keratinized gingiva and the health status of the supporting tissues around dental implants. Int J Oral Maxillofac Implants 2008;23(2):323-326.

73. Smith RB, Tarnow DP. Classification of molar extraction sites for immediate dental implant placement: technical note. Int J Oral Maxillofac Implants 2013;28(3):911-916.

74. 高橋聡, 小濱忠一. 臼歯部抜歯即時インプラント埋入の術式と予後に関する考察. Quintessence DENTAL Implantology 2016;23(5):53-62.

75. Abrahamsson I, Berglundh T, Glantz PO, Lindhe J. The mucosal attachment at different abutments. An experimental study in dogs. J Clin Periodontol 1998;25(9):721-727.

76. Welander M, Abrahamsson I, Berglundh T. The mucosal barrier at implant abutments of different materials. Clin Oral Implants Res 2008;19(7):635-641.

77. Brunot-Gohin C, Duval JL, Azogui EE, Jannetta R, Pezron I, Laurent-Maquin D, Gangloff SC, Egles C. Soft tissue adhesion of polished versus glazed lithium disilicate ceramic for dental applications. Dent Mater 2013;29(9):e205-212.

78. Wilson TG Jr. The positive relationship between excess cement and peri-implant disease: a prospective clinical endoscopic study. J Periodontol 2009;80(9):1388-1392.

79. Wadhwani C, Hess T, Faber T, Piñeyro A, Chen CS. A descriptive study of the radiographic density of implant restorative cements. J

Prosthet Dent 2010;103(5):295-302.

80. Korsch M, Obst U, Walther W. Cement-associated peri-implantitis: a retrospective clinical observational study of fixed implant-supported restorations using a methacrylate cement. Clin Oral Implants Res 2014;25(7):797-802.
81. Korsch M, Robra BP, Walther W. Predictors of excess cement and tissue response to fixed implant-supported dentures after cementation. Clin Implant Dent Relat Res 2015;17 Suppl 1:e45-53.
82. Linkevicius T, Puisys A, Vindasiute E, Linkeviciene L, Apse P. Does residual cement around implant-supported restorations cause peri-implant disease? A retrospective case analysis. Clin Oral Implants Res 2013;24(11):1179-1184.
83. Staubli N, Walter C, Schmidt JC, Weiger R, Zitzmann NU. Excess cement and the risk of peri-implant disease - a systematic review. Clin Oral Implants Res 2017;28(10):1278-1290.
84. Renvert S, Quirynen M. Risk indicators for peri-implantitis. A narrative review. Clin Oral Implants Res 2015;26 Suppl 11:15-44.
85. Nissan J, Narobai D, Gross O, Ghelfan O, Chaushu G. Long-term outcome of cemented versus screw-retained implant- supported partial restorations. Int J Oral Maxillofac Implants 2011;26(5):1102-1107.
86. Ferreiroa A, Peñarrocha-Diago M, Pradíes G, Sola-Ruiz MF, Agustín-Panadero R. Cemented and screw-retained implant-supported single-tooth restorations in the molar mandibular region: A retrospective comparison study after an observation period of 1 to 4 years. J Clin Exp Dent 2015;7(1):e89-94.

5.「う蝕は減っている」という思い込みからの脱却(福島 正義)

1. 厚生労働省. 平成28年歯科疾患実態調査結果の概要. www.mhlw.go.jp/toukei/list/dl/62-28-02.pdf (2018年5月5日検索)
2. 福島正義, 吉羽邦彦, 山賀雅裕, 佐々木裕道, 日向俊之, 大野 篤, 石崎裕子, 和泉裕子, 岩久正明. 成人の口腔疾患に関する疫学的調査(第2報). 高齢地域における疾病構造. 日歯保存誌 1994;37(5):1624-1634.
3. 小峰陽比古, 櫻井晋也, 三宅直子, 鈴木秀典. 根面う蝕重症度と歯周病重症度の関連性調査研究. 第147回日本歯科保存学会学術大会プログラム・抄録集 2017:206.
4. Fujita H. Historical change of dental carious lesions from prehistoric to modern times in Japan. Jpn J Oral Biol 2002;44(2):87-95.
5. Black GV. A Work on Operative Dentistry. Vol 2. Chicago: Medico-Dental Publishing Company, 1908:210-211.
6. Bignozzi I, Crea A, Capri D, Littarru C, Lajolo C, Tatakis DN. Root caries: a periodontal perspective. J Periodontal Res 2014;49(2):143-163.
7. Gluzman R, Katz RV, Frey BJ, McGowan R. Prevention of root caries: a literature review of primary and secondary preventive agents. Spec Care Dentist 2013;33(3):133-140.
8. 特定非営利活動法人日本歯科保存学会編. う蝕治療ガイドライン 第2版. 京都:永末書店, 2015:114-125.
9. 山賀禮一, 吉田定宏. フッ化ジアンミン銀応用の手びき. 東京:医歯薬出版, 1996.
10. 福島正義. Dd高齢者歯科保存セミナー. フッ化ジアンミン銀を活用した活動性根面う蝕マネジメント"SDF法". デンタルダイヤモンド 2017;8:49-57.

6.「予防 vs 治療」という思い込みからの脱却(藤木省三)

1. 阿部次郎, 天川由美子, 大野敦雄, 他. 31TOPICSで先取りする歯科臨床の羅針盤2017. 東京:インターアクション, 2017.
2. 岡賢二, 藤木省三. HOME DENTIST PROFESSIONAL 1. 歯周病の病因論と歯周治療の考え方. 東京:インターアクション, 2017.

PART 2 思い込みの歯科医院経営からの脱却

1.「補綴治療がなければ歯科医院経営は成り立たない」という思い込みからの脱却(相田 潤)

1. Marcenes W, Kassebaum NJ, Bernabé E, Flaxman A, Naghavi M, Lopez A, Murray CJ. Global burden of oral conditions in 1990-2010: a systematic analysis. J Dent Res 2013;92(7):592-597.
2. 相田潤, 小坂健. 歯科口腔保健の重要性:疾病の公衆衛生上の重要性の4基準からの考察. ヘルスサイエンス・ヘルスケア 2014;14:3-12.
3. 厚生労働省. 平成27年度 国民医療費の概況. http://www.mhlw.go.jp/toukei/saikin/hw/k-iryohi/15/index.html (2018年2月7日アクセス)
4. Broadbent JM, Thomson WM, Poulton R. Trajectory patterns of dental caries experience in the permanent dentition to the fourth decade of life. J Dent Res 2008;87:69-72.
5. Aida J, Ando Y, Akhter R, Aoyama H, Masui M, Morita M. Reasons for permanent tooth extractions in Japan. J Epidemiol 2006;16:214-219.
6. Douglass CW, Furino A. Balancing dental service requirements and supplies: epidemiologic and demographic evidence. J Am Dent Assoc 1990;121:587-592.
7. 晴佐久悟, 井貝亮太, 古田美智子. Ddフッ化物応用セミナー 水道水フロリデーションが変える歯科医療. 歯科疾患構造を変えるWF導入のインパクト. DENTAL DIAMOND 2016;41:53-56.
8. 社団法人日本歯科医師会. 歯科医療白書 2008年度版. 2008.
9. 恒石美登里. わが国の歯科医療費の50年間の推移. ヘルスサイエンス・ヘルスケア 2012;12:39-44.
10. 安藤雄一, 深井穫博, 青山旬. わが国における歯科診療所の受療率と現在歯数の推移の関連. 患者調査と歯科疾患実態調査の公表データを用いた分析. ヘルスサイエンス・ヘルスケア 2010;10:85-90.
11. 厚生労働省. 第15回社会保障審議会医療部会資料. 近藤委員提出資料. http://www.mhlw.go.jp/stf/shingi/2r9852000000zap2.html (2018年2月7日アクセス)
12. 相田潤, 深井穫博, 古田美智子, 佐藤遊洋, 嶋﨑義浩, 安藤雄一, 宮﨑秀夫, 神原正樹. 歯科医院への定期健診はどのような人が受けているのか―受診の健康格差:8020推進財団「一般地域住民を対象とした歯・口腔の健康に関する調査研究」. 口腔衛会誌 2017;67(4):270-275.
13. Hanibuchi T, Aida J, Nakade M, Hirai H, Kondo K. Geographical accessibility to dental care in the Japanese elderly. Community Dent Health 2011;28:128-135.
14. OECD. OECD. Stat. http://stats.oecd.org/index.aspx?queryid=30177# (2018年2月7日アクセス)
15. 角舘直樹, 須貝誠, 藤澤雅子, 森田学. 歯科医院における歯冠修復処置と定期歯科健診の歯科医業収支の比較. 口腔衛会誌 2007;57(5):640-649.
16. 石川昭. 開業歯科医師の歯周病診療に対する実態調査と歯周病診療に対する研修会の効果. 日歯周病会誌 2001;43(4):433-439.
17. Nishi M, Kumagai T, Whelton H. Access to personalised caries prevention (PCP) programmes was determined by their dentists: a cross-sectional study of current and potential PCP adopters in Japan and their knowledge of caries risk. J Dent Health 2016;66:399-407.

2.「提供する歯科医療の内容は不変である」という思い込みからの脱却(内藤 徹)

1. 内藤徹, 小島寛, 大星博明, 石川博之, 8大学連携口腔医学プロジェクトチーム. 口腔医学および口腔ケアに関する歯科医療関係者の認識について. 福岡歯科大学学会抄録集 2017.
2. 宮武光吉. 新たな歯科医療需要等の予測に関する総合的研究. 平成17年度総合研究報告書. 厚生労働科学研究研究費補助金医療技術評価総合研究事業 2006.
3. 内藤徹, 大星博明, 小島寛, 牧野路子, 米田雅裕, 敦賀英知. 歯学部における隣接医学教育の重要性に関するWeb調査. 日歯教誌 2012;28(1):12-17.
4. 厚生労働省. 平成26年 患者調査の概況. http://www.mhlw.go.jp/toukei/saikin/hw/kanja/14/ (2018年2月10日最終アクセス)
5. 牧野路子, 内藤徹, 円林彩子, 中倖香, 野田佐織, 武内哲二, 内田初美, 村上早苗, 大星博明, 山崎純, 廣藤卓雄. 高齢者歯科外来における疾患および服薬の実態に関する実態調査. 福岡歯科大学学会雑誌 2013;39(2):95-99.
6. 厚生労働省. 平成28年歯科疾患実態調査の概要. http://www.mhlw.go.jp/toukei/list/dl/62-28-02.pdf (2018年2月10日最終アクセス)
7. 長田斎, 椎名惠子, 安藤雄一. 大都市居住80歳高齢者の現在歯保有状況に関する記述疫学的研究. 2012年の東京都杉並区の調査から. 口腔衛会誌 2017;67(4):284-291.

歯科臨床の羅針盤 2
思い込みの歯科医療からの脱却

2018 年 12 月 17 日　第 1 版第 1 刷発行

監著　水上 哲也／長谷川 嘉昭
著　相田 潤／天野 敦雄／岩山 智明／小濱 忠一／杉 政和
高橋 啓／髙橋 聡／内藤 徹／蓮池 聡／福島 正義
藤木 省三／村上 伸也
発行人　畑 めぐみ
装丁・デザイン　鮎川 廉
発行所　インターアクション株式会社
東京都武蔵野市境南町 2-13-1-202
電話　070-6563-4151
FAX　042-290-2927
web　http://interaction.jp
印刷・製本　シナノ印刷株式会社

ISBN 978-4-909066-13-8 C3047
定価は表紙に表示しています